U0368857

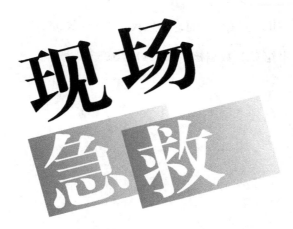

（第 2 版）

王小囝 主编

南京大学出版社

图书在版编目(CIP)数据

现场急救 / 王小团主编. —2 版. —南京:南京
大学出版社,2014.9(2021.1重印)
ISBN 978 - 7 - 305 - 13901 - 7

Ⅰ. ①现… Ⅱ. ①王… Ⅲ. ①急救 Ⅳ. ①R459.7

中国版本图书馆 CIP 数据核字(2014)第 195569 号

出版发行　南京大学出版社
社　　　址　南京市汉口路 22 号　　　邮　　编　210093
出 版 人　金鑫荣

书　　名　**现场急救(第 2 版)**
主　　编　王小团
责任编辑　单　宁　　　　　　　编辑热线　025 - 83596923

照　　排　南京理工大学资产经营有限公司
印　　刷　广东虎彩云印刷有限公司
开　　本　787×960　1/16　印张 15.25　字数 290 千
版　　次　2014 年 9 月第 2 版　2021 年 1 月第 9 次印刷
ISBN 978 - 7 - 305 - 13901 - 7
定　　价　37.00 元

网　　　址:http://www.njupco.com
官方微博:http://weibo.com/njupco
官方微信号:njupress
销售咨询热线:(025)83594756

前　言

　　无论是"5.12"汶川大地震还是"3.1"昆明暴力恐怖袭击,也无论是疾病突然发作或是遭遇蛇虫咬啮,都使我们明白:天有不测风云,人有旦夕祸福,漫长的一生中随时会遇到意外的危险,而能否及时采取正确有效的现场急救措施,将很大程度地决定生命的延续与否。同时掌握了现场急救的技能,也可以帮助周围的人摆脱险情,否则不仅无法救助落难者,有时甚至赔进了自己的性命,此类令人扼腕叹息的事件屡见不鲜!

　　据有关资料统计,目前我国各级各类医院中急诊的人数每年已达3.5亿人次,需要现场急救的全国年需求量达4000万人次。因此,对于每个人来说,了解和掌握现场急救的知识与技能是必需的。现场急救技能的相关教育不仅是学校和家长要给孩子们进行的,也是成年人不可或缺的。

　　广大公安干警常常是现场急救的最初目击者与处理者。与此同时,当前犯罪活动暴力化、恶性化程度的不断加剧,广大公安干警的执法环境日趋险恶,使他们已经成为和平时期伤亡最大的群体之一。实践证明,学习并掌握必备的现场急救技能,对于公安干警有效保护自己、减少流血牺牲、同时更好的为人民服务具有极其重要的作用与意义。

　　本书是针对目前广大公安干警现场急救知识比较缺乏,应付危急情况实际能力较弱的现状而专门编写的。该书内容简明扼要,深入浅出,通俗易懂,在内容翔实及图文并茂的基础上特别突出了现场情况下的实用性、可操作性,非常便于学习和掌握。对于广大普通读者也有较高的参考与实用价值。全书共七章,内容包括现场急救发展的历史,人体基本结构与功能,现场急救的基本技术,常见的急重症,严重损伤与意外,中毒及意外灾害事故的急救措施与方法等。

　　编写过程中参阅了相关的文献资料并得到众多专家学者及同事、朋友的指导与帮助,在此向他们一并致以诚挚的谢意!

　　由于时间与水平有限,书中的错误及不足之处,敬请读者不吝指正。

编　者

目录

第一章 绪　论

第一节　概　述

现代医学理论认为,疾病的及时治疗对于取得良好治疗效果、减少疾病对人体的损害、促进病人早日恢复健康至关重要。特别是突然发生的危重病和损伤,及时救治就显得更加重要。现场急救把抢救延伸到急、危、重伤病员身边,使他们在进入医院以前能得到及时的救治,最大限度地缩短了病人的无治疗期,大大降低了病员的伤残率与死亡率。

实际上,急、危、重伤病员的第一目击者就应该是第一个抢救者和呼救者,这是现代社会做人起码的行为准则和道德要求,任何有此能力的人都应该积极参与,任何能够利用的设备都应给予利用。在第一目击者抢救病人的同时,应呼叫周围的人给予帮助,及时向现场急救医疗机构进行呼救,使现场急救人员迅速赶赴现场,继续进行系统、正规的救治,并安全地运送到医院,进行高一级的救治和处理。

急、危、重伤病员的抢救是需要一定技能和设备的。目前急救中心(站)是我国从事急救医疗的专业机构,是以社会效益为主的公益性事业单位,也是本地区突发性意外灾害事故进行医疗救援的指挥中心。它配有先进的通讯设备、训练有素的院前急救医务人员、急救药品、医疗设备和快速的急救运输工具。

自1240年意大利佛罗伦萨建立世界上第一个急救站以来,随着社会进步,急救医学已在世界各国的医疗事业中发挥着越来越重要的作用。数百年来大量急救实践中失败的教训,以及由于工农业生产、交通运输的不断发展所造成的事故日益增多,以往的急救组织形式已不能适应需要,这就促使人们认识到必须建立一个比较完善的急救医疗体系。上世纪80年代以来,急救医疗体系在一些国家日趋完善,它使危重病人获得可能范围内最大的救治,使急救医学水平得到迅速的提高。

当前的急救医疗体系一般由下述单元组成。

1. 组织管理机构

组织管理机构制定国家、城市、地区的医疗体系总则,作宏观规划,当发生重大灾害伤亡事故时也可作具体指导、决策。

2. 总体规划

3. 院外急救

指对危重伤病员在进入确定性治疗单位以前,包括在现场、转运途中以及在非确定性治疗单位内转院前的急救。这段时间虽短,但往往是危重伤病员抢救能否取得成功的关键。

4. 急救通讯系统

急救通讯系统是急救反应的中枢,是急救工作的前哨。它负责所有急救信息的接收、传送、应召、指挥与协调等联络工作,使院内外急救工作各环节紧密结合、迅速反应、运行无阻。当发生重大灾害伤亡事故时,急救通讯系统自然成为国家、城市、地区的医疗急救指挥联络系统。

5. 急救医学专业与普及教育

从事专业急救工作的人员都必须经过一定时间的急救培训。教学内容主要包括有关基础课程,重点是基本的生命急救技术和高级的生命急救技术。在普及急救方面,以美国、日本、挪威等国家较为突出。对一般市民的普及教育重点是基本的生命急救技术,即维持气道的通畅、口对口的人工呼吸、胸外心脏挤压、创伤止血、包扎、骨折固定、搬运等。

6. 划区急救

为缩短急救半径,同时也为避免病人集中送到某一"闻名"医院而致负担过重,实行划区急救可使伤病员都能获得迅速有效的救治。我国目前大多数城市均设立了若干个急救分站,在急救运输上采取"就近就医"原则。

7. 医院内急救

8. 急救科研与情报刊物

现场急救学是一门综合性医学学科,包括现场急救通讯、急救运输、急救医疗、公众急救知识普及教育等。就现场急救的实践来看,只有既重视现场急救的管理又重视现场急救的业务技术,才能使现场急救快速、全面、健康地发展。现场急救学涉及到医学、运输、通讯等各学科,这些学科都有较长的历史,并且依然快速地向前发展着。因此,从事现场急救工作的各级各类人员,应努力学习所涉及的各学科业务技术,并了解这些学科的新发展,借鉴它们的先进技术和经验,灵活地运用于现场急救的管理和技术建设中,促进现场急救的发展。

第二节　急救医学简史

一、国外急救发展简史

最早的现场急救开始于对战争中负伤的人员的救护。战争的组织者为了减少战争的伤亡,增加参战人员的安全感,提高参战人员的士气,对在战争中负了伤的伤员给予及时的现场急救处理,并运送到战地医院进一步救治,其历史相当悠久。从1240年意大利佛罗伦萨建立了世界上第一个以伤员的救护和转运为主的急救医疗服务组织开始,迄今已有770多年历史。在770年中,现场急救从仅为战场伤员服务到为全民服务并具有法律约束力的现场急救医疗体系,从当初的人抬、马拉到今天的救护汽车、汽艇、直升飞机,从奔走相告到用电话和无线电台进行呼救,从单纯运输到急救医疗、途中监护与运输相结合的现代化急救,现场急救组织的体制、通讯、运输、医疗等方面都发生了巨大的变化。这些变化不仅改善了伤病员的救治环境和条件,使伤病员能得到及时的救治,而且大大降低了伤残率和死亡率,从而真正体现了急救的意义。

法国菲利普四世(1268—1314年)把理发师和外科医师编入了陆军,最早将移动医疗急救服务引入战争。亨利二世(1550年)为治疗战伤军人创立了世界上第一个移动医院。1811年拿破仑一世将巴黎的消防员组成"巴黎 Sapeurs-Pompiers 大队",为现场急救归属于消防部门奠定了基础。1865年,美国出现了为市民服务的四轮急救马车。1883年,法国巴黎创建了用二匹马拉的救护车队,用于运输传染病人,该系统具备医疗监护能力。第二年,全法国消防队员加入现场急救服务体系,但火警服务仍在医疗急救中占有重要地位,尤其是发生在公共场所和高速公路上的火灾事故。1895年,美国首次出现了专门用于急救的救护汽车。1898年,莫斯科成立了世界上第一个城市流动医疗队,专门从事交通事故伤员的救护工作。

1894—1904年间,香港鼠疫流行,各医院都不能收治,只可由洁净局的工役用手推帆布车将病人送往隔离医院救治。这种运送病人的车子是在手推车上架上铁的支架,扪上白帆布,以防病人日晒雨淋。因为白色的车上印有红十字,所以也称为"十字车",这就是香港最早出现的救护车。1919年,香港救护车有了新的突破,有了第一部机动救护车。从这时起,救护组织也正式归于消防部门管理。进入20世纪中叶以后,随着社会经济的发展,运输工具、通讯、医疗技术的提高及人们急救意识的增强,现场急救事业得到了快速发展。50年代中期,德国的海德堡和梅因斯出现了移动的救护单元,比利时、意大利、澳大利亚和非洲出现了移动的健康单元,并且在救护车上配备了大量的抢救设备。1955 年,英国成立了以医院为依托的 Dcby 飞行急救组,负责对城乡各种危重伤病员、特别是工矿事故伤员提供服务。飞机上有精良的急救设备,犹如一所空中急救医院,必要时可以进行外科手术。与此同时,以色列、日本、美国也相继出现了飞行医疗急救服务。

1955—1956 年间,法国暴发流行脊髓灰质炎,由 M. Cara 教授建立了运输脊髓灰质炎病人的系统——急救医疗服务部(SAMU)巴黎救护单元。它具有医疗监护和通风设备,负责将病人护送到 Clande Bermard 医院。同年 P. Bourre 教授(移动救护车和复苏系统的先驱)为了救护普罗旺斯到沙龙之间道路上的交通事故受害者,建立了移动外科急救单元。1960 年,法国卫生部推广了上述服务系统,1965 年建立了以医院为基础的移动急救单元(包括急救处理和复苏单元),该移动单元配备一名司机和一个护士或医生,交通工具上装备有无线通讯设备和各种复苏药品。

日本的现场急救服务最早是从 1933 年横滨消防署配备了第一辆救护车开始的,但真正成为一般市民都能享受的急救服务还是在第二次世界大战之后。从 1963 年开始,现场急救走向法制化,体制和设备也日趋完善。日本具有 3 个急救网络:① 1958 年成立的健康保险网络,属免费医疗系统;② 1960 年在大城市设立以消防队为主的消防站体制,目前该系统在全日本现场急救的覆盖率达98.5%;③ 急、危、重病运输系统,负责不同的医疗单位协调危重病人的抢救。

到 60 年代后期,美国提出了救护车的标准和要求,在设计、制造、装备上已基本能满足院前急救的需求。1968 年成立了美国急诊医师协会,1970 年成立了急诊护士协会。同年全世界在多数发达国家如美国、德国、瑞典、丹麦等相继成立了空中救护站,在一般发展中国家也形成了空运救护配合地面救护的局面。美国洛杉矶加州大学成立了急诊医学进修学院,各医学院校把急诊医学定为必修课程。1979 年急诊医学正式成为一门独立的医学专业。

70 年代初,澳大利亚在较大城市设立了较现代化的急救站,如墨尔本、悉尼等城市。急救站包括四个部分:运输、救护、活动 ICU(危重症监护病房)和管理(即行政管理、无线通讯、财务和培训)。1977 年在救护人员研究所之下设立了国家教育委员会,由一名主任和一名高级医学顾问组成,负责培训全国现场急救医师。高级救护时使用的活动 ICU,由受过专业训练的医务人员负责操作。

1971 年美国国会举行了一次听证会来支援急诊医疗法案的开展。1993 年第 93 届国会上该法案得到通过,1994 年第 94 届国会上修订,完成了立法程序,为该国发展急诊医疗工作提供了法律依据。

1973 年日本成立了日本急诊医师协会(JAAM)。同年 9 月法国定义了急

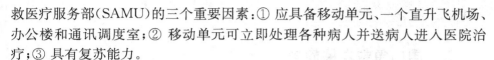

救医疗服务部(SAMU)的三个重要因素：① 应具备移动单元、一个直升飞机场、办公楼和通讯调度室；② 移动单元可立即处理各种病人并送病人进入医院治疗；③ 具有复苏能力。

1975 年 5 月，国际红十字会在前联邦德国召开了现代急诊医疗会议，提出了急救事业国际化、国际互助和标准化的方针，建议急救人员至少要接受 2 年专业教育，救护车要有一定的装备，世界要统一急救呼救的电话号码。同年，德国正式颁布了急诊法律条文。

1983 年 9 月在美国华盛顿由世界卫生组织联合召开了急诊医疗组织会议，讨论了急救工作社会化问题，分析由于社会经济结构型式和基本保健机构发展水平给急诊医疗工作带来的问题，从而展示了当今世界急诊医学事业发展之迅速及其广阔的前景。

到 1983 年止，前苏联已设有 4 627 个急救站，急诊医师达 4 万人，急救队员10 万人，全国每年救护约 8 000 万人次，急救反应时间约 15 分钟。1984 年，全日本共有 3 593 个急救站，平均每 33 400 人有 1 个急救站。1991 年 3 月 26 日和 4 月 18 日，日本参议院和众议院通过并颁布了《急救人员法》。他们根据此法，把急诊医疗体系分为院内急救和院前急救，建立急救人员制度，并指出了院前急救是今后急救人员开展活动的重点。

为了适应快速反应战略和救灾的需要，各国加强了野战医院装备的研究，并获得了进展。例如美军研制的德梅斯(DEPMEDS)型野战医院，曾在海湾战争中使用，机动性很强，运到目的地后 3～4 小时就可救治伤病员。法军研制的移动方舱医院，由 10 个大帐篷组成，可展开 12 个科室，全套装备可用 2 架波音747 型飞机运往世界各地。法国 CDFRAS 公司为美军、法军后勤部门研制了由87 个医疗箱组成的野战外科移动医院，1 小时内即可在帐篷展开，可容纳 11 人的医疗队工作，一天可做 15 例手术。英军研制的集装箱可装 32 吨医疗设备，以全铝材和聚氨酯新材料开展医院，用房面积可超过原集装箱的 4 倍，全部设备由12 部拖车运行，故也称拖车移动野战医院。此外，各国军队后勤部门研制的各种救护车、消毒车、卫生直升飞机、医院船等高级装备，都完全适用于灾害的医疗急救和保健的需求。由于在实际的救灾工作中采用了上述高新技术和装备，灾区医疗卫生保健的现代化水平大大提高灾害中受伤人员能得到高水准的医疗救治。

现场急救发展到今天遍及全球的急诊医疗体系已有 770 多年的历史。由于各国经济情况不一，现场急救事业的发展也各不相同。但发达国家已建立较系统的现场急救体系和网络，从培训专业人员、普及急救知识教育、配备现代化交通工具(如设备齐全的救护车、救护直升飞机、救护船只等)，到精良的通讯和医疗设备，都给发展中国家提供了很好的参考依据，也为现场急救事业的发展奠定了基础。

二、国内急救发展简史

急救医学在我国的发展,如同中华民族悠久的历史一样,源远流长。"神农尝百草,日遇七十毒"的传说,即反映了劳动人民应用草药防治疾病的丰富实践经验。公元200年左右,名医华佗已经采用了人工呼吸和心脏挤压的方法抢救呼吸心跳停止的病人。

隋唐时期,蔺道人所著的《仙授理伤续断秘方》是我国现存最早的创伤专著,对骨折处理步骤和治疗方法做了科学的论述。到了宋元时代,伤科更有了很大发展,其中对脊柱骨折的复位,第一次应用了悬吊复位法,这在伤科发展史上是一个创举,比现代医学家英国的戴维斯于1927年提出此法要早600多年。

我国伟大的医学家、药物学家李时珍所编写的巨著《本草纲目》,从急救学角度看,是一部对有毒动植物、矿物的毒理以及如何救治进行研究的极有价值的参考书。

对垂危病人以及一些创伤、意外伤害的救治,在古时候也有了一些较正确的方法,如用树叶、草茎涂裹伤口,用烧热的石块、沙土做局部热敷,用"角法"治病及排脓等等。

我国在50年代中期,参照前苏联的模式,在一些大中城市相继建立"急救站",从事现场救护和病人转运工作。日常的急救业务主要有五项:1. 急性伤害,2. 急性中毒,3. 急性大出血,4. 难产及产道出血不止,5. 在生产现场、街头,突然发生昏迷。当前,急救站已成为城市居民必不可少的医疗机构。

有些城市不设立急救站,其现场急救传统地沿用"以固定医院为中心,分片分科负责出诊"的急救医疗管理模式。广州市20所医院的平均急救半径为5~30公里,从接到呼叫、把病人转送到医院,平均约5~30分钟(不含现场抢救)。无论是设立急救站还是急救分片负责,都说明了我国一些城市已较早将社会急救事业列入医院管理范围。

几十年来我国的急救医学事业已有了长足的发展,在某些方面目前已处于较先进的水平,如大面积烧伤、断肢再植、心肺复苏等。我国还重视急救医学的科研与普及,值得一提的是,急救部门重视与有关生产部门的密切合作,使研究课题既为生产服务也发展了急救医学。医学和非医学的众多部门共同进行课题研究,是当代科学研究尤其是急救医学研究的一个基本特点。

第三节　普及现场急救教育的重要意义

人类空间活动的扩大,寿命的增长,生活节奏的加快,现代化程度的提高,以及交通运输的多样化等,使急症和各种意外事故的发生有了明显增高的趋势。对这些急症和事故如不及时采取有效的现场急救和途中医疗监护,就有可能导致一些可以挽救的生命丧失救治的机会。然而,上述需要急救的情况大多发生在医院以外的场所,现场一般都没有专业急救人员和设备,按我国目前的国情,在较长时期内还不可能普遍实现专业急救人员在短时间内到达现场实施急救。因此,发病或事故现场最早目击者对急重症伤病人员救护在急重症伤病人员的急救中占有重要的地位。

我国目前除了少数的几个大城市外,绝大部分地区的急救事业并不发达,尤其是非专业人员的现场生命支持急救能力非常欠缺。由于急救知识与技能的不普及,常有因最初的目击者(包括家属)不懂得急救方法、在寻求专业救护的过程中耽误了抢救时间和时机,或因最初目击者做了错误的处置等原因而使抢救失败的情况出现。如果广大群众学会基本的急救知识与技能,就可以避免耽误宝贵的急救时间,大大提高急救的成功率。在国外很多国家、地区已普及开展非专业人员急救能力培训并取得极大成果的情况下,为了使现场急救能及时有效地实施,需要对群众进行急救的宣传教育,普及急救知识,增强广大群众的急救意识和自救互救的能力。

现场急救不仅仅是急救中心(站)的任务,而且应是全社会的一项任务。特别是大型灾害事故时的医疗救援,仅凭急救中心(站)的力量是远远不够的,还要动员社会各界力量,如军队、公安、消防、交通及卫生系统的参与。而公安、消防、交通的紧急事件处理、社会大型活动的预防和急救的实施,也需要急救服务系统的密切配合。现场急救是一项公益事业,是为广大人民群众服务的,因此,需要政府和社会各界的重视、支持和赞助。

第二章　　　　　　　　　　　人体概述

要掌握现场急救的基本知识、技能,首先必须了解人体的基本结构组成与正常生理功能,只有在此基础上,才能掌握有关的急救知识技能。现结合日常生活工作中常见急救情况的特点,对人体结构及功能作简要介绍。

第一节　常用标准与术语

人体是由很多组织、器官、系统等复杂结构组成的。现场拨打120急救电话时,大多需要描述被救者的情况。为了能正确地描述受伤部位的形态结构,避免不必要的误解,耽误急救工作的进行,必须有一些众所公认的统一标准和术语。

一、解剖学姿势

为了说明人体各部或各结构的位置关系,特规定一种标准姿势,称为解剖学姿势见图2-1所示。特定的解剖学姿势规定如下:身体直立,面向前,两眼向正前方平视,两足并立,足尖向前,上肢下垂于躯干两侧,手掌向前。现场描述患者情况时,无论其处于何种体位,均先假想为此姿势再进行描述,以免发生上下、前后等方位的颠倒混乱。

二、人体的分部

从外形上,通常可以将人体分成5大部分见图2-2所示即头部、颈部、躯干部、左右上肢、左右下肢。每一部分又可分成若干小的部分,即头部的颅、面部,颈部的颈、项部,躯干的胸、背、腹、盆、会阴部,上肢的肩、上臂、前臂和手以及下肢的髋、大腿(股)、小腿和足。上下肢合称为四肢。

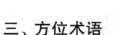

三、方位术语

按照上述解剖学姿势又规定了一些相对的方位名词见图2-3所示，这些名词都是一组组相应成对：

① 上和下，是描述部位高低的名词。按照解剖学姿势，头在上足在下。

② 前或腹侧和后或背侧，凡距身体腹面近者为前，距背面近者为后。

③ 内侧和外侧，是描述各部位或器官结构与正中矢状面相对关系的名词，如眼位于鼻的外侧，而在耳的内侧。

④ 内和外，是表示与空腔器官相互位置关系的名词。管或腔壁的结构距腔近者为内，远者为外，如胸壁的肌肉分为肋间内肌与肋间外肌两层。

⑤ 浅和深，是指与皮肤表面的相对距离关系的名词，即近皮者为浅，远者为深。如皮下脂肪为浅，脂肪下的肌肉为深。

此外还有近侧与远侧，尺侧与桡侧，胫侧与腓侧，左与右，垂直与水平等。

四、轴和面

见图2-4所示。

1. 轴

人体有互相垂直的三条轴，即上下、前后和左右三条轴，分别称为：

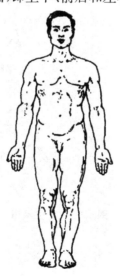

图2-1　解剖学姿势

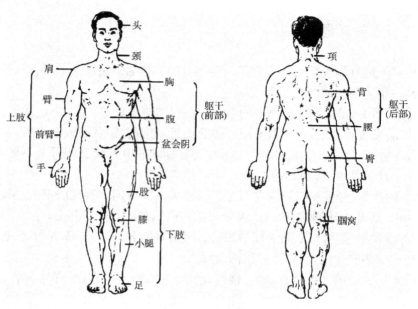

图 2-2　人体的分部示意图

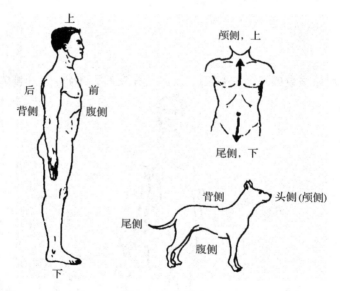

图 2-3　方位术语

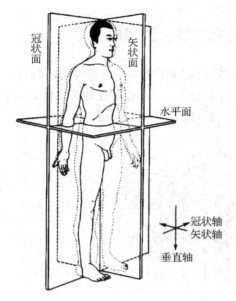

图 2－4　轴和面示意图

（1）垂直轴

自上而下与地平面垂直，与身体长轴平行的轴。

（2）矢状轴

由前向后与地平面平行，与身体长轴垂直的轴。

（3）冠状轴

或称额状轴。由左向右与地平面平行，与前两条轴垂直的轴。

2. 面

按上述三条轴，人体可有互相垂直的三个面：

（1）矢状面

按矢状轴方向，将人体分成左右两部的纵切面，这个面与地平面垂直。正中矢状面将人体分成左右二等份。

（2）冠（额）状面

按冠（额）状轴方向将人体分成前后两部的纵切面，这个面与地平面及矢状面相垂直。

（3）水平面

或称横切面。即与水平面平行，与上述两平面相垂直，将人体分成上下两部分。

五、胸腹部的标志线和腹部的分区

内脏各器官在胸腹腔内的位置是相对固定的,因此熟悉内脏器官的正常位置十分重要。为了便于描述和学习,通常在胸腹部体表,确定若干标志线和分区见图2-5所示,以便于描述脏器的相对位置。

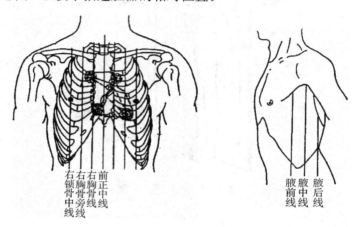

右锁骨中线　右胸骨旁线　右胸骨线　前正中线　　　　腋前线　腋中线　腋后线

图2-5　胸背及腋部的标志线(1)

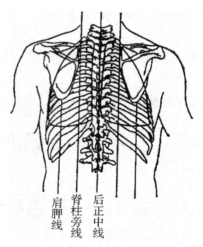

肩胛线　脊柱旁线　后正中线

图2-5　胸背及腋部的标志线(2)

1. 胸部的标志线

(1) 前正中线

沿身体前面正中线所做的垂线。

（2）胸骨线

沿胸骨外侧缘最宽处所做的垂线。

（3）锁骨中线

通过锁骨中点的垂线。

（4）胸骨旁线

在胸骨线与锁骨中线之间的中点所做的垂线。

（5）腋前线

通过腋前襞所做的垂线。

（6）腋后线

通过腋后襞所做的垂线。

（7）腋中线

通过腋前、后线之间中点的垂线。

（8）肩胛线

通过肩胛骨下角的垂线。

（9）后正中线

沿身体后面中线（通过椎骨棘突）所做的垂线。

2. 腹部的标志线和分区

通常用两条横线和两条垂线将腹部划为九区,用以标示各脏器的大体位置。通过两侧肋弓最低点和两侧髂结节,做两条横线,将腹部分为上、中、下三部。再由两侧腹股沟韧带中点做两条垂线,将腹部分为左、中、右三部。以上四条线将腹部分为九区见图2-6所示。

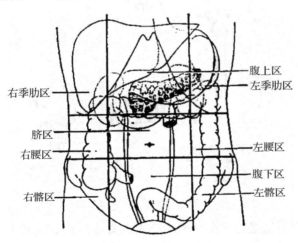

右季肋区　腹上区　左季肋区

脐区　右腰区　左腰区　腹下区

右髂区　左髂区

图2-6　腹部的标志线和分区

第二节　主要系统与器官

一、运动系统

运动系统由骨、骨连结和骨骼肌三部分组成,它们的主要功能是对人体起支持、保护和运动作用。人体以骨骼为支架,构成骨骼的骨通过骨连结而彼此相连,骨骼肌附着在骨面,当骨骼肌收缩时,即可牵引骨通过骨连结而产生运动。

1. 骨

人在出生前骨即开始发育,直到 25 岁左右发育才算完成。骨的表面有一层纤维薄膜,血管和神经经骨膜进入骨内,骨膜有保护和营养骨的作用,并有形成新骨的能力。骨由有机物和无机盐类构成。成人骨中两者比例适当,使骨具有很大的硬度和一定的韧性。小儿骨因其生长发育的需要,含有机质相对较多;相反老年人骨含有机质少,而无机盐类相对较多,遇有暴力容易发生骨折。

按骨的形态,可分为长骨、短骨、扁骨和不规则骨四类见图 2-7 所示。骨按其在体内的位置,可分为颅骨、躯干骨和四肢的附肢骨三类见图 2-8 所示。

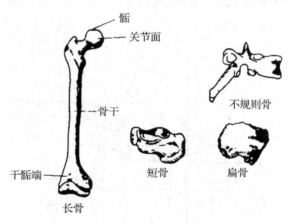

图 2-7　骨的形态

长骨的典型构造是由骨干和两端膨大的骨骺所组成。骨干主要为密质骨,骨骺的内部为松质。骨干中空形成骨髓腔,骨髓充填于髓腔和松质的网眼内。在胎儿和幼儿时期,骨髓腔内都是红骨髓,红骨髓能产生血红细胞,是造血器官。

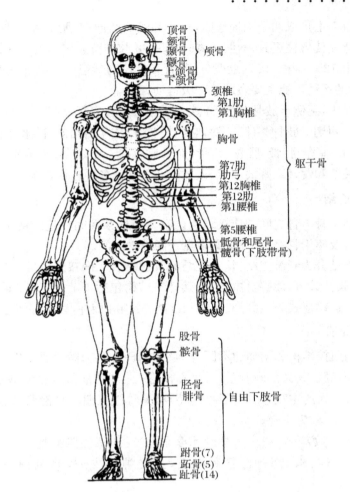

图2-8　全身正面骨骼

随着年龄的增长,骨髓腔内的红骨髓逐渐被含大量脂肪组织的黄骨髓所替代,失去造血能力,但是长骨的骨骺以及短骨和扁骨的松质内,终生都有红骨髓。

颅由23块颅骨组成,包括脑颅骨8块,面颅骨15块。除下颌骨和舌骨外,其余各骨彼此间没有活动。颅形成各种腔洞,容纳、支持、保护脑和感觉器等。

躯干骨51块,包括两组骨,一为脊柱,另一为胸廓,两者共同占有胸椎骨。

脊柱由7块颈椎、12块胸椎、5块腰椎、1块骶骨和1块尾骨组成。其中骶骨和尾骨分别在成年以后由5块骶椎和4块尾椎融合而成。脊柱各椎骨间借椎间盘、韧带和椎间关节等连结起来,中有椎管容纳脊髓及其被膜。脊柱两侧面,相邻上、下两椎弓根之间形成椎间孔,椎间孔内有脊神经和血管出入。整个脊柱在前后方向上形成四个生理弯曲,颈曲和腰曲凸向前,胸曲和骶曲凸向后,脊柱的生理弯曲使脊柱更具弹性,可减轻震荡,并与维持人体的重心有关。

胸廓由12块胸椎、12对肋骨、肋软骨和1块胸骨组成。胸廓有保护内脏的作用,胸廓的运动功能主要表现为呼吸运动。

四肢骨中,两侧上肢骨共计64块,它们是锁骨、肩胛骨、肱骨、尺骨、桡骨、掌骨和指骨。两侧下肢骨共计62块,它们是髋骨(成年后由髂骨、坐骨和耻骨融合而成)、股骨、髌骨、胫骨、腓骨、跗骨、跖骨和趾骨。上、下肢骨分别组成肩、肘、腕、掌、指关节和髋、膝、踝关节等,人体因此而能做各种自由运动。

2. 骨连结

骨连结是骨与骨之间的连接结构。有直接连结和间接连结两种形式,前者多位于颅骨及躯干骨之间,后者则多见于四肢骨之间。

直接连结分为纤维连结、软骨连结和骨性结合。间接连结即一般所谓的关节,是指滑膜性关节,能够自由运动,其基本结构包括关节面、关节囊和关节腔。关节的基本运动形式是屈和伸、内收和外展、旋内和旋外,以及环转运动。

3. 骨骼肌

人体的肌按结构和功能的不同分为平滑肌、心肌和横纹肌。横纹肌主要分布于躯干和四肢,其大部附着于骨,也称骨骼肌。骨骼肌具有收缩迅速、有力、容易疲劳和可随人的主观意志而舒缩的特点,又称随意肌。平滑肌和心肌不随人的意志而舒缩,称为不随意肌。

骨骼肌块数甚多,约占人体总重量的40%。每块肌都是一个器官,均具有一定的形态结构,富有血管和淋巴,接受神经支配,并执行一定的生理功能。

骨骼肌的形态多种多样,可概括为长肌、短肌、阔肌和轮匝肌。长梭状的肌肉多位于四肢,分肌腹和肌腱两部;起止于两块或两块以上的骨面,中间跨过一个或多个关节,收缩时牵引骨产生关节运动。扁平的阔肌多见于胸腹壁,对内脏有支持保护作用。轮匝肌环行于孔裂的周围,收缩时可关闭孔裂。

二、循环系统

循环系统是使血液和淋巴液在其内循环的密闭管腔系统,亦即体内的运输系统。根据管内流动的液体成分不同,分为血管系和淋巴系。心脏是循环系统的中心动力器官。本处仅介绍心血管系。

1. 大循环和小循环

血液循环按其途径的不同,分为大循环和小循环,见图2-9所示。

大循环也叫体循环。动脉血自左心室输出后,经主动脉及其各级动脉分支,达于全身的毛细血管,把氧和营养物送给组织细胞,并带走新陈代谢的产物和二氧化碳,成为静脉血,再经各级静脉分支,最后经上、下腔静脉返回右心房。

小循环也叫肺循环。从右心房流入右心室的静脉血,经肺动脉入肺,在肺泡部毛细血管排除二氧化碳、吸收氧气,暗红色的静脉血变成鲜红色的动脉血,后经四条肺静脉返回左心房。

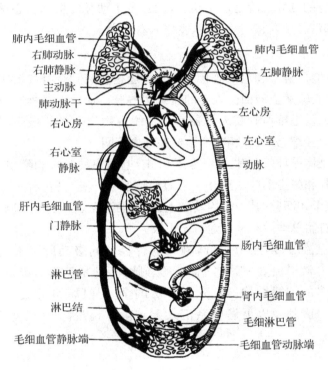

图2-9 血液循环示意图

2. 心脏

心脏位于胸腔中部略偏左,在两肺之间、膈肌之上,前面是胸骨和肋软骨,后面是食管和脊柱,被心包包裹。心脏呈前后略扁的圆锥体,心底朝向后上方,心尖朝向左前下方,对着左前胸第五肋间隙,此区可扪及心尖搏动。心壁主要由心肌构成,内衬以心内膜,外包以心外膜。心外膜即心包的脏层,心包的脏层和壁层之间的腔隙称心包腔,内含少量浆液,有润滑和减少摩擦作用。

心脏内有四个腔,分别为左心房、左心室、右心房和右心室。左、右心房之间和左、右心室之间,分别有房间隔和室间隔分隔;左右心房、室之间分别有房室口连通。左房室口上有二尖瓣,右房室口上有三尖瓣,可阻止心脏收缩时血液从心室逆流入心房。左心室的主动脉口边缘和右心室的肺动脉口边缘,均有三个半月状瓣膜,即主动脉瓣和肺动脉瓣,当心室舒张时,可阻止血液逆流入心室。

心脏自动地、有节律地跳动,由心传导系统传导兴奋和调整节律。

心脏本身的营养血管是冠状动脉,发自升主动脉的根部。心壁各层的静脉网,最后大都汇合于冠状窦,经冠状窦口入右心房。

3. 血管

血管分动脉、静脉和毛细血管。从心脏运送血液到全身各器官的血管叫动脉;从毛细血管输送血液回流入心的血管叫静脉。动脉常与静脉、神经伴引,组成血管神经束。毛细血管是人体器官和组织内物质交换的场所,分布广、数量多、管壁薄、口径细、分支互相吻合形成毛细血管网。

主动脉是体循环的动脉主干,包括升主动脉、主动脉弓和降主动脉,后者又分为胸主动脉和腹主动脉。离开主干的动脉各级分支,呈左右对称性分布于身体的头颈、躯干和四肢,其中颈内动脉上行入颅腔,左、右锁骨下动脉有分支走行于上肢,左、右髂总动脉有分支走行于下肢。

静脉内血流缓慢,压力较低,静脉的管径较同级动脉为大,而属支亦较多。为防止血液逆流,一般中等管径的静脉,特别是受重力影响较大的四肢静脉具有较多的瓣膜结构。汇入右心房的全身静脉,可分成上腔静脉系和下腔静脉系。胸部及以上静脉系汇入上腔静脉,腹部及以下静脉系汇入下腔静脉。

三、呼吸系统

呼吸系统,见图 2-10,2-11 所示,由肺和呼吸道组成。肺是人体与外界进行气体交换的器官,鼻、咽、喉、气管和支气管是气体的通道。一般称气管、支气管为下呼吸道,鼻、咽、喉为上呼吸道。呼吸道的特点是具有软骨支架,粘膜上皮具有纤毛,以保证气流畅通和排除尘埃或异物。位于甲状软骨与环状软骨之间的环甲正中韧带亦称为环甲膜,是现场急救气管切开或穿刺术时的首选部位。

口腔、鼻腔与咽、喉相通,故人工呼吸时可酌情采取口对口、口对鼻、口对口鼻的方式予以吹气。

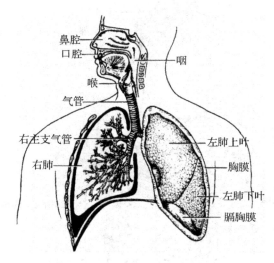

图 2-10　呼吸系统

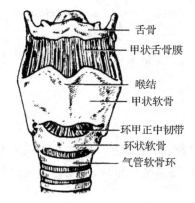

图 2-11　喉的软骨及连结正面观

四、消化系统

消化系统包括消化管和消化腺两部分,见图 2-12 所示。消化管起自口腔,延续为咽、食管,穿膈入腹腔膨大为胃,再向下延续为十二指肠、小肠(空肠、回肠),在回盲部转为大肠(盲肠、升结肠、横结肠、降结肠、乙状结肠、直肠)入盆腔,终于肛门。消化腺包括 3 对唾液腺、肝、胰,以及消化管壁上的无数小腺体。消化系统的功能是摄食、消化、吸收和排便。

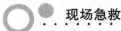
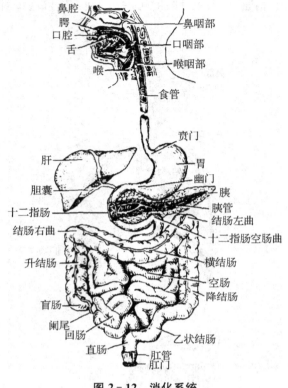

鼻腔
腭
口腔
舌
喉
鼻咽部
口咽部
喉咽部
食管
贲门
胃
幽门
胰
胰管
结肠左曲
十二指肠空肠曲
横结肠
空肠
降结肠
乙状结肠
肛管
肛门
肝
胆囊
十二指肠
结肠右曲
升结肠
盲肠
阑尾
回肠
直肠

图 2 - 12　消化系统

五、泌尿系统

泌尿系统由肾、输尿管、膀胱和尿道组成,见图 2 - 13 所示。人体的代谢终产物如尿酸、尿素、无机盐及多余的水分,主要通过泌尿器官以尿的形式排出。

1. 肾

左、右肾位于腰部脊柱的两侧,紧贴腹后壁,右肾位置略低于左肾。肾自内向外包裹着三层被膜,即肾纤维膜、肾脂肪囊和肾筋膜。

肾是泌尿系统的重要器官,对于维持人体内环境的相对恒定起着重要作用。肾的主要功能包括:维持体内水分平衡,维持血液的碱性,排出毒素和药物。

2. 输尿管

输尿管是一对细长的肌性管道,上端接肾盂,下端终于膀胱,长 25～30

厘米。有三个狭窄，一个在与肾盂移行处，一个在越过小骨盆入口，即跨过髂总动、静脉处，另一个在贯穿膀胱壁后段。这些狭窄处常是结石滞留的部位。

3. 膀胱

膀胱是贮尿的肌性囊状器官，成人平均容量为 300～500 毫升，最大容量可达 800 毫升。成人的膀胱位于骨盆腔的前部，空虚时呈锥体形，膀胱底膨大朝向后下方，膀胱尖细小朝向前上方。在膀胱底部有一三角形区，为膀胱三角，由两侧输尿管口与尿道内口围成，是结石和肿瘤的好发部位。

4. 尿道

男性尿道见"生殖系统"。

女性尿道短而宽，易于扩张，长约 4 厘米，开口于阴道口前上方。在通过尿生殖膈时，尿道和阴道周围有尿道阴道括约肌环绕，为骨骼肌，受意志支配。

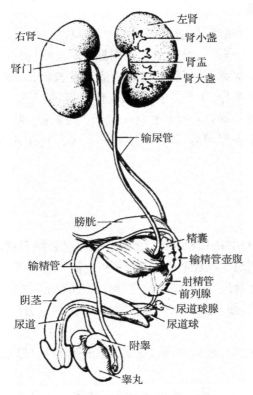

图 2-13 男性泌尿生殖系统

六、生殖系统

生殖系统包括男性生殖器和女性生殖器。男、女生殖系统不同,但基本由四部分组成,即生殖腺、生殖管道、附属腺体和外生殖器。前三者因其位于身体内部,又称内生殖器。生殖系统的主要功能是产生和输送生殖细胞,借以繁衍后代,延续种族;此外,还兼有分泌激素的功能。

1. 男性生殖器

男性内生殖器包括睾丸、输精管道(附睾、输精管、射精管和尿道)及附属腺(前列腺、精囊腺和尿道球腺)。睾丸产生的精子先贮存于附睾内,射精时在输精管道内与附属腺分泌的液体组成精液,排出体外。男性外生殖器包括阴囊和阴茎。阴茎具有排尿和排精的双重功能。

2. 女性生殖器

女性内生殖器包括卵巢、输卵管、子宫。卵巢左右成对,位于子宫的两侧,于性成熟期体积最大。卵巢一般一个月经周期(28 天)只排一个卵子。卵巢主要分泌雌激素和孕酮,雌激素可刺激子宫、阴道和乳腺生长,以及维持女性第二性征;孕酮使子宫内膜增厚,为受孕卵的植入作准备,同时使乳腺发育以备授乳。女子青春期以后、绝经期以前有月经这一重要生理特征,为子宫内膜的周期性剥落和出血所致,其平均周期为 28 天,经期 3～5 天。女性外生殖器包括阴道、外阴、乳房。

七、神经系统

神经系统按所在的位置和功能,分为中枢神经系统和周围神经系统。前者包括脑和脊髓,分别位于颅腔和椎管内;后者包括与脑相连的 12 对脑神经和与脊髓相连的 31 对脊神经,是人体内起主导作用的系统。它一方面协调人体内部各器官、系统的活动,使其成为一个完整的统一体;另一方面还调整人体,以与外界环境保持平衡。

人脑由大脑(端脑)、间脑、小脑、中脑、脑桥和延髓六部分组成,其中延髓、脑桥和中脑合称脑干。

脑的动脉来自颈内动脉和椎动脉—基底动脉。脑的重量虽只占全身体重的 2%,但其血流量约占心排出血流量的 15%,耗氧量约占全身耗氧量的 20%。因此,脑组织对缺血缺氧非常敏感,耐受性最差。

1. 大脑

大脑占脑的大部分，由大脑纵裂分成左右大脑半球。每个半球的表层称大脑皮质。皮质由神经细胞体（或灰质）构成。皮质的深部称髓质，由纵横于大脑内部的许多神经（形成白质）所构成。连结左右大脑半球的一群白质位于大脑的深部，称为胼胝体。

大脑半球的髓质中有一些功能相同的灰质团块，称之为神经节或神经核，或称为中枢。重要的神经核包括基底核、丘脑和下丘脑。基底核可以修饰大脑皮层运动区所引发的动作，并可降低肌肉的紧张度；丘脑和下丘脑按其位置属于间脑。内囊分隔基底核和丘脑，是上下行投射纤维通过的部位。

大脑半球表面凹凸不平，布满深浅不同的沟和裂，沟、裂之间的隆起称为脑回。大脑半球以三条主要的沟和裂分为5叶。这三条沟、裂是中央沟、外侧裂和顶枕裂，5个脑叶是额叶、顶叶、枕叶、颞叶和岛叶。额叶的脑回中有司对侧半躯体运动的主要运动区、运动前区、运动性语言中枢、书写中枢和眼球协调运动中枢等；顶叶有司对侧半躯体感觉的感觉区和视觉性语言中枢；听区和听觉性语言中枢位于颞叶；视区位于枕叶。人脑不仅是感觉和运动的高级神经中枢，更是思维和意识的器官，有语言、记忆和学习等功能。

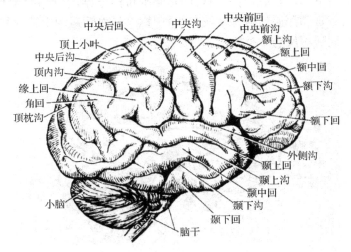

图 2 - 14　脑的右侧面

2. 间脑

间脑的前、上、外方为左右大脑半球所覆盖，后下方连于中脑。间脑的主体是背侧丘脑，自成两个大的卵圆形团块，简称丘脑，是身体各种感觉（除了嗅觉）传到大脑皮层的交换站。下丘脑是植物神经系统皮质下高级调节中枢,有相当重要的内分泌调节和内脏调节机能,如体温的调节、脑下垂体激素的分泌调节、维持水分的平衡、控制饮食行为以及管制生殖机能、肠胃蠕动等。

3. 中脑

中脑围绕中脑水管的灰质称中央灰质。其背侧为两对小丘:上丘和下丘,又称中脑顶盖,是视听反射的中枢。腹侧大部分为大脑脚,其上邻接间脑的视束,下界为脑桥上缘。

4. 脑桥

脑桥分腹侧的基底部和背侧的被盖部,脑桥基底部较大,是大脑皮质与小脑之间联系的中继站,其腹面正中线上有纵行的浅沟,称基底沟,容纳基底动脉。

5. 小脑

小脑在脑桥和延髓的后上方,位于颅后窝内,由中央的蚓部分成左右两个半球,表层为灰质,称小脑皮质,深层为白质,称小脑髓体。它主要是一个运动调节中枢,其主要功能是维持身体平衡、调节肌张力和协调随意运动。

6. 延髓

延髓上粗下细,与脑桥有一横行的延髓脑桥沟分界,下方在平枕骨大孔处与脊髓相延续。延髓深层包含许多的"生命中枢",如血管运动中枢、呼吸中枢和呕吐、咳嗽、打喷嚏等反射中枢。

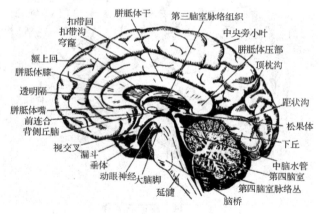

图 2 - 15　脑的正中矢状面

7. 脊髓

脊髓占有椎管长度的 2/3,成人约平齐第一腰椎下缘。脊髓呈前后稍扁的圆柱状,下端逐渐变细,称脊髓圆锥。脊的中央有一纵行小管,叫中央管,内含脑脊液,向上通第四脑室,中央管的周围是呈"H"形的灰质,灰质的外周是白质。脊髓具有重要的传导功能,并可完成许多简单的反射活动。

脊髓和脑由外向内有三层被膜包裹,即硬膜、蛛网膜和软膜,它们对脑、脊髓具有支持、保护和营养的作用。

8. 周围神经

(1)脑神经

12 对脑神经除嗅神经连于端脑、视神经连于间脑外,其余 10 对皆连于脑干。它们的具体名称和连属部位是:动眼神经和滑车神经连于中脑,三叉神经、展神经、面神经和位听神经连于脑桥,舌咽神经、迷走神经、副神经和舌下神经连于延髓。长期精神紧张、压力过大等因素可导致脑神经功能紊乱,出现循环、消化、内分泌代谢失调、大脑功能紊乱等症状。

(2)脊神经

31 对脊神经包括颈神经 8 对、胸神经 12 对、腰神经 5 对、骶神经 5 对和尾神经 1 对。每一对脊神经皆由与脊髓相连的前根和后根在椎间孔处合并而成。脊神经都是混合性的,含有四种纤维:躯体感觉纤维、躯体运动纤维、内脏感觉纤维和内脏运动纤维。脊神经主要功能是将人体大部分的器官与脊髓连结起来。受损时,会出现相应的感觉、运动障碍症状。

(3)植物神经

周围神经若按其分布,可分为躯体神经和内脏神经。前者支配骨骼肌、皮肤和感觉器,后者支配内脏和血管壁上的平滑肌、心肌和腺体。两者均含感觉纤维(传入纤维)和运动纤维(传出纤维)。内脏神经中的运动纤维又称植物性神经。

植物神经依其形态和动能的不同,分为交感神经和副交感神经。两者形成对内脏器官的双重支配,但是对同一器官所起的作用不同。交感神经兴奋,可使心跳加快、血压升高、支气管扩张、瞳孔放大、消化道蠕动减弱等;副交感神经兴奋则使心跳减慢、血压降低、支气管收缩、瞳孔缩小、消化道蠕动增强等。两者的作用既对立又统一,可保持机体内部各器官的动态平衡,以适应机体内外环境的变化。

八、内分泌系统

内分泌系统实际上是一些散在的内分泌器官,无形态结构上的关联,但有某些共同特点:腺体小、无排泄管、腺细胞常集合成团索或网状、腺内血管丰富、分泌的激素直接进入血液或淋巴。

人体的内分泌器官或内分泌腺包括脑垂体、甲状腺、甲状旁腺、肾上腺,以及胰腺中的胰岛、性腺或生殖腺(卵巢内的卵泡和黄体、睾丸内的间质细胞)等。它们所分泌的激素对机体的代谢、生长、发育和生殖起着重要的调节作用。内分泌腺的机能活动与神经系统的机能活动互相调节、互相制约,共同组成神经体液调节系统。

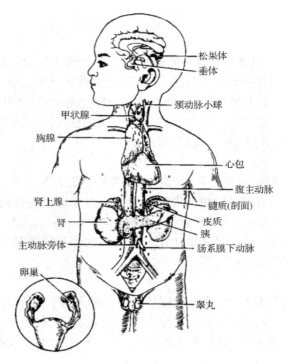

图 2 - 16　内分泌系统

九、免疫系统

免疫系统是机体执行免疫应答及免疫功能的重要系统,由免疫器官、免疫组织、免疫细胞和免疫分子组成,是机体防卫病原体入侵最有效的武器。

免疫器官包括中枢免疫器官(胸腺、骨髓)与外周免疫器官(脾脏、淋巴结、黏膜相关淋巴组织、皮肤相关淋巴组织)。

免疫系统的功能与作用主要有:1. 保护,使人体免于病毒、细菌、污染物质及疾病的攻击;2. 清除,新陈代谢后的废物及免疫细胞与"敌人"打仗时遗留下来的病毒死伤"尸体",都必须藉由免疫细胞加以清除;3. 修补,免疫细胞能修补受损的器官和组织,使其恢复原来的功能。

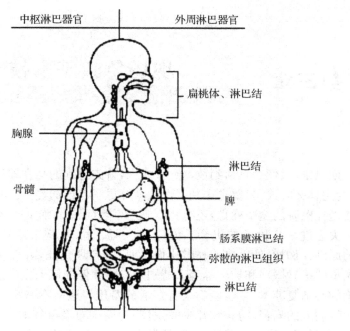

中枢淋巴器官　　外周淋巴器官

扁桃体、淋巴结

胸腺

淋巴结

骨髓

脾

肠系膜淋巴结

弥散的淋巴组织

淋巴结

图 2 - 17　免疫系统

第三章　　现场急救基本技术

　　长期以来,人们一旦遇到危、急、重病人,首先想到的是立即送病人去医院救治,不管用什么方式,只要是送到了医院就算尽了自己的责任。其中有些病人在现场或送往医院的途中死亡,还有些因搬运不当而致残,使许多本来有希望存活的病人失去进一步抢救的机会。因此,对于急、危、重病人应该遵循先"救"再"送"的原则。例如,外出血的临时止血,创口的合理包扎,骨折病人的初步固定和伤病员的正确搬动和护送等等。特别是心跳骤停的病人更应该在现场立即实施正确的心肺复苏术,才能使病人有存活的希望。这些看来简单的措施却可大大地减轻病人的痛苦,防止和减少并发症,为院内急救赢得时间,创造较好的救治条件,降低死亡率和致残率,使院外发生的急、危、重病人具有更多挽救的希望和可能。因此,急救技术在现场急救中占有很重要的地位。

　　现场急救技术的基本要求有以下四个方面:

① 急救技术应尽量是徒手操作或尽量少借助于器械和仪器;

② 操作要求简单易行,容易掌握;

③ 效果必须确实可靠;

④ 需要的救护人员尽量要少。

　　现场急救技术不仅是院前急救医务人员必须具备的技术,还须对广大群众进行急救知识的普及教育,让更多的人掌握急救技术,那么即使在没有医务人员的情况下,也有人对危重伤病员进行急救。

第一节　　现场急救的初步处置

一、初步处理

　　一般而言,实施急救之前,先要观察伤者的状况,以评估对方需要何种救援,如此才能给予伤者最有效的急救,将伤害降至最低点。

1. 步骤一

观察伤者的生命迹象是否存在,意识是否清楚,以决定急救方式。

(1)意识

首先观察伤者的意识是否清楚,见图3-1所示。如清楚,试着安慰伤者,给予心理支持。如不清楚,迅速查看心跳呼吸等生命体征。

(2)呼吸

以看、听、感觉的方式,观察是否仍有呼吸。若伤者已停止呼吸,则再查看其呼吸道有无被舌头、异物或分泌物阻塞。若有,应立即清除,让呼吸道保持畅通,再予以实施人工呼吸。

(3)脉搏

将食指及中指二指并拢,按压于伤者之颈动脉处,切勿以拇指按压,以免将自己的脉动误认为伤者有脉搏。若已探不到伤者之脉搏,则立即实施心肺复苏术。

(4)血压

若伤者仍有脉搏,现场有条件时可测量其血压及观察有无出血现象,提供最适当的止血方法。

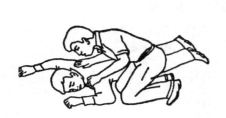 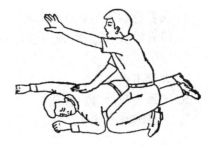

图3-1 轻拍病人肩部"喂!你怎么啦?" 图3-2 呼救,"来人呀!救命啊!"

2. 步骤二

在施行急救的同时,应高声呼救,寻求帮助,见图3-2所示。可请旁人速联络120,寻求医疗协助,最好能告知急救专业人员伤者目前的状况、询问该如何急救最为恰当,并问明急救人员抵达时间,以预作准备。

意外灾害发生时,定会使人慌乱而措手不及,但在这分秒必争的危急时刻,施救者的机智反应可能会是伤者能够存活的一线希望。因此,除了必须熟记急救方法外,施救者更要注意以下数点:

① 如非必要,请不要任意移动伤者,但若不移动伤者就会使之造成更大伤害,则注意尽可能不要移动伤者颈部或其他受重创的地方。

② 如果伤者有呕吐现象,在判断无颈椎骨折现象后,可轻轻将其头部侧向

一边，以防止呕吐物堵住气管。

③ 检视伤处的动作应轻慢，以防不当使力造成伤者痛苦，必要时可剪开衣服。

④ 不可给予伤者任何食物，以免堵塞气管，但若急救需要则可例外（如化学药品中毒、低血糖等情况之急救）。

⑤ 寻找伤者身上有无任何资料可联络其家属，或有无任何说明病症的紧急救助卡，以提供更正确的急救方式。

⑥ 患者如无意识，但有呼吸有心跳，则需将患者摆成昏睡体位，但如为受伤的患者则不必此动作。

二、呼叫"120"

发生意外状况之后，当务之急是判断伤者的情况是否需要叫救护车？为使救护车发挥最大功能，应详加判断是否需要救护，以免浪费无谓的人力物力；如果真的需要，应尽早打电话向"120"求援。

1. 必须呼叫"120"的 7 个状况

① 伤者意识不清，长时间痉挛。

② 没有呼吸及脉搏，或伤者呼吸浅短，意识模糊。

③ 呼吸困难。

④ 大量出血。

⑤ 严重头痛、胸痛、腹痛。

⑥ 严重呕吐或腹泻。

⑦ 休克。

基本上，当人们有了急性的伤害或病痛时，都可以打"120"，但如果是慢性病或伤风感冒之类的小毛病，就请不要打"120"，以免浪费了宝贵的资源。

2. 事故发生后，呼叫救护车的顺序

① 先判断病人的情形，如果病人所在的位置不会造成二次伤害，则尽量不要去移动他；反之，则必须将他搬到安全的位置再叫救护车。

② 确定需叫救护车后，立刻打电话求救（如果你是现场唯一一个懂急救的人，最好请旁人帮你打电话）。

③ 以最简洁的方式说明病人现在的情形，最主要的病情如意识状况和呼吸心跳状况一定要报告。最好能询问有无最妥善的急救可以在救护车到达之前先做。

④ 告知联系方式、正确的地址，如果附近有显著的建筑物，最好一并告知；如果是社区或住宅，则务必说清楚栋号、楼层；如果是交通意外，最好说清楚所处

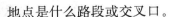

地点是什么路段或交叉口。

⑤ 一旦听到救护车的鸣笛声,最好能有人前去带引。

3. 救护车抵达前需做些什么

① 仔细检查伤者的情况,或搜寻伤者身上有无医疗救助卡,如有必要应立即施救。

② 如果病人有呕吐物或吃过的食物、药物,应保留下来供医师参考。

③ 如果病人有断肢,应妥善处理以便施行断肢再植手术接回。

④ 如果病人是痼疾引发,应尽快通知其主治大夫。

⑤ 准备所需费用及医疗卡等医疗证件。

4. 救护车抵达后要做什么

① 向医护人员告知曾施行过何种急救及处理以及伤势有何变化。

② 如果是痼疾,应说明其病名、病史及用药情形。

③ 问明病人将被送到哪家医院,以便通知其家属前往处理。

三、判断意识

判断伤者的意识清醒与否,是施救时很重要的环节。

1. 呼叫伤者观察其反应

① 在伤者耳边呼叫或轻拍其双肩。

② 切勿摇动伤者身体。

2. 测试伤者的意识清晰度

① 如果耳边呼叫有反应,可询问一些简单的问题,如姓名、住家电话等。

② 如果询问一些简单的问题有回答,并且回答正确,则判定为意识清楚。

③ 如果询问一些简单的问题有回答,但回答一下子又陷入昏迷,则判定为意识模糊。

④ 如果耳边呼叫没反应,则可轻拍双肩部或轻掐人中部位观察其反应。

⑤ 如果轻拍或轻掐后有反应,再问其一些简单的问题,如果仅能回答部分,则判定为意识模糊。

⑥ 如果轻拍或轻掐后没有反应,则判定为意识不清。

注意:时间应在5秒钟以内,不可太长。病人出现眼球活动、四肢活动及疼痛感后应立即停止掐压穴位。拍动肩部不可用力过重,以防加重骨折等损伤。

3. 昏迷

昏迷是指患者生命体征存在,但对外界环境和机体内在活动毫无感知,对内外环境刺激的反应性完全丧失，不能作出有意识的反应活动。昏迷常为意识障碍最严重的阶段，是伤病的危险信号，必须充分认识，进行积极的救治。根据昏迷的不同表现可分为：

（1）浅昏迷

意识丧失，但对疼痛可出现退缩反应或痛苦表情，生理反射（如瞳孔、角膜、吞咽、咳嗽等反射）减弱或消失，有时可出现病理反射。

（2）深昏迷

对任何刺激均无反应，各种生理反射均消失，尚可出现生命体征不稳。此外，尚可出现几种特殊类型的意识障碍，其临床表现不一，但均无意识反应。

（3）去皮层状态

即醒状昏迷。患者睁眼凝视，貌似清醒，但无任何意识活动，二上肢屈曲内收，二下肢伸展，由大脑皮层广泛性病变所致。

（4）去脑强直状态

神志不清，四肢强直伸展，颈后仰，甚至出现角弓反张，因皮质与皮质下中枢（红核）联系中断所致。

（5）无动性缄默症

患者缄默不语，四肢不动，睁眼若视，与去皮层状态很相似，二者常难以区别，有人统称为持续性植物神经状态。

（6）脑死亡

指全脑功能不可逆性丧失，其表现主要为：① 意识丧失，呈深度昏迷；② 自主呼吸完全停止；③ 所有脑干反射均消失；④ 脑电活动消失。

4. 注意事项

① 判断确为意识不清后，立刻请别人呼叫救护车并开始必须的急救动作。

② 判断病人所处位置是否安全，是否需要搬移。原则上，能不搬移伤者最好别搬。

③ 如果伤者受伤时的姿势是面朝下，则必须极小心地将其翻过来。

四、判断脉搏

在确定伤者无意识后，应立刻观察有无脉搏，以判断是否要施行心脏按压术。

1. 检查成人脉搏

① 以食指及中指二指轻压喉头任一后外侧约 2 厘米处，可触摸到颈动脉，见图 3 - 3 所示。

② 不可以拇指来测伤者的脉动，否则易把自己的脉动当做伤者的脉搏

跳动。

③ 不要压得太用力。

④ 不要同时按压两侧颈动脉。

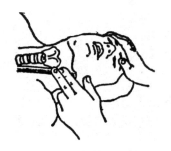
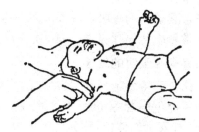

图 3 - 3　触摸颈动脉　　　　　图 3 - 4　触摸肱动脉

2. 检查婴幼儿脉搏

① 由于婴儿的颈动脉较不易触摸到,可触摸上臂肱动脉或摸心尖的跳动。肱动脉位于上臂内侧、肘和肩之间。抢救者大拇指放在上臂外侧,食指和中指轻轻压在内侧即可感觉到脉搏,见图 3 - 4 所示。

② 如果触摸不到任何脉动,则应立即施行心脏按压术。

五、判断呼吸

检查过伤者的脉搏后,必须先畅通伤者的呼吸道,然后检视伤者的呼吸。

1. 检查呼吸的方法

① 施救者的脸颊贴近伤者的口鼻,感受一下有无气息呼出。

② 可用耳朵听听看有无呼气的声音。

③ 当施救者的脸颊贴近伤者的口鼻时,可用眼角余光观察伤者的胸部有无起伏。

④ 如果能感受到正常的呼吸,且呼吸规律,速度没有过快或过慢,则判定为呼吸正常。

⑤ 如果能感受到呼吸,但频率不规则,则判定为呼吸不规则。

⑥ 呼吸时有打鼾声,通常提示气管有堵塞物,以致呼吸困难。

2. 呼吸不规则的定义

① 呼吸时头部及肩膀剧烈伏动,此现象称为喘气。

② 呼吸时鼻翼动得很快,此现象称为鼻翼呼吸。

③ 呼吸时嘴巴张开,下腭剧烈抖动,此现象为下腭呼吸。

④ 呼吸时颈部肌肉凹陷,此现象为陷没呼吸。

⑤ 呼吸次数过多或过少,或呼吸太浅或太深。

⑥ 正常成人的呼吸:12～20 次/分钟

⑦ 正常儿童的呼吸:20～25 次/分钟

⑧ 正常婴幼儿的呼吸:25～30 次/分钟

⑨ 正常新生儿的呼吸:30～45 次/分钟

3. 伤者有呼吸时的处置

① 让伤者保持昏睡,等待救护车的到来。

② 为了避免伤者昏迷时,呕吐物或是舌后根后坠阻塞住呼吸道,必须将伤者调整到一种安全的体位,称为昏睡体位。

4. 调整昏睡体位

① 蹲于伤者右侧,将其左手向身体靠拢。见图 3-5 所示。

② 慢慢将伤者朝其右手方向翻转。

③ 抬起伤者下腭。

④ 将伤者左臂曲肘,左前臂与地面充分接触,右面颊部轻枕于左手背上。

⑤ 右侧躯体有严重损伤时,可反方向调整昏睡体位。

⑥ 怀疑有颈椎损伤时,应注意保护,避免勉强调整昏睡体位。

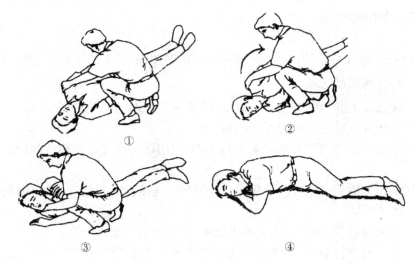

图 3-5　调整昏睡体位

5. 伤者无呼吸时的处置

① 先检查气管是否有堵住,可将伤者的头部后仰让气管畅通。

② 如果确定伤者的气管确无阻塞物,但仍无呼吸则立即施行人工呼吸。

第二节　心肺复苏术

一、概述

心肺复苏术指当任何原因所引起的呼吸和循环功能衰竭时,在体外所实施的基本急救操作和措施,其目的在于保护脑和心脏等重要脏器,并尽快恢复自主呼吸和循环功能。

古老复苏法起源于人们朴素的思维方法和对自然现象的朴素认识。当时人们发现生命结束所表现的外部现象是体温降低,如同睡眠状态,因而产生了加温法、刺激法和唤醒法等,18世纪初溺水死亡人数增多,人们认为溺水死亡主要是由于吸入的水太多所致,因而产生了震荡法和倒灌法等。

1958年美国Peter Safar发明了口对口呼吸法,经实验证实此法简单易行,可产生较大的潮气量,被确定为呼吸复苏的首选方法。1960年Kouwenhoven等发表了第一篇有关胸外心脏按压的文章,被称为心肺复苏(Cardiopulmonary Resuscitation,CPR)的里程碑。口对口呼吸法和胸外按压法的结合,配以1956年Zoll提出的体内电击除颤法,构成了现代复苏的三大要素。

脑的功能和生命力决定人的生命质量和寿命。心脏骤停后,主要损害依次为微循环、脑、心肺系统、肾脏和内分泌系统。脑影响身体其他器官功能,全身器官反过来影响脑功能。脑本身和全身器官系统的衰竭,最后均涉及到脑功能障碍。任何复苏抢救的目的均应是保持脑功能和全身器官的平衡和稳定。在此认识的基础上,心肺复苏于70年代扩展到心肺脑复苏,强调保持完善的脑功能,心肺脑复苏是现代急救医学的重要组成部分。

第一届全美复苏会议是由美国国家科学院在1966年发起举行的,对CPR技术加以标准化。1985年7月,也就是现代CPR诞生25年之际,美国在达拉斯召开了第四届全美复苏会议,对过去的CPR标准进行了评价和修改,从而诞生了心肺脑复苏(Cardiopulmonary cerebral resuscitation,CPCR)的新标准。

古老复苏到现代CPR经历了几个世纪的发展过程,并日趋完善。尤其近年来,胸泵学说、心泵学说和脑复苏概念的产生与发展,使复苏在辅助方法和药物治疗等方面都有了很多更新,将CPR又推向了一个新阶段,进而发展为复苏学(resuscitatology)。

为提高现场急救复苏的成功率,美国心脏病协会(AHA)在1992年提出"生存链"概念。主要内容是四个早期,即早期通路、早期CPR、早期心脏除颤、早期高级 CPR。四个早期中最关键的是"早期心脏除颤",故简易自动心脏除颤器（AED）近年广泛使用,逐步普及到公共场所、巡逻警察等。2007 年,美国心脏病协会组织了全球二十余国家的三百多名专家,历时三年多对四百余份心肺复苏方面的研究报告及最新进展进行了审阅,于 2010 年 10 月 18 日向全球公布了最新的心肺复苏标准(2010 版)。

我国近年来,对 CPR 的工作也十分重视,成立了全国复苏学专业组,并在 CPR 技术的普及训练、"心肺脑复苏术操作训练规范"的制订等方面,取得了一定的成绩。

二、心肺复苏术

1. 时间就是生命

心跳呼吸突然停止后,循环呼吸立即终止。脑细胞由于对缺血缺氧十分敏感,一般在循环停止后 4～6 分钟即发生严重损害,以致不可能恢复。心跳停止 10 分钟后,脑组织基本死亡。

在常温情况下,心跳停止 3 秒钟时病人感头晕,10～20 秒钟即发生昏厥,40 秒钟左右出现抽搐,30～40 秒后瞳孔散大,60 秒后呼吸停止、大小便失禁,4～6 分钟后脑细胞发生不可逆损害。因此,为使病人得救、避免脑死亡,以便心跳呼吸恢复后,神志意识也能恢复,就必须在心跳停止后 4～5 分钟内进行有效的 CPR。复苏开始越早,存活率越高。大量实践表明,4 分钟内复苏者可能有一半人救活;4～6 分钟开始进行复苏者,仅 10％可以救活;超过 6 分钟者存活率仅 4％;10 分钟以上开始复苏者,几无存活可能。

近年来我国各种心脏突然停搏(猝死)病人有日益增多趋势。冠心病是心脏猝死最常见原因,其中 70％死于医院外,40％死于发病后 15 分钟内,30％死于发病后 15 分钟至 2 小时。心脏猝死大多是一时性严重心律失常,并非病变已发展到了致命的程度,只要抢救及时、正确、有效,多数病人是可望救活的。如广大群众掌握了正确的 CPR,则一旦有人心脏突然停搏,就能立即得到正确的急救复苏,将能挽救许多心脏突然停搏的病人。关键在于要有众多的人学会正确的 CPR,分秒必争地投入抢救。

2. CPR 原理

现场 CPR 主要为徒手抢救操作,这在许多场合下是唯一实用的有效方法,如应用器械操作或等待"120"急救人员的到来,则往往浪费许多宝贵时间,导致患者失去生命。

心跳停止后,全身血液循环亦立即停止,脑组织及许多重要脏器得不到新鲜氧气及血液的供应,数分钟后就会相继出现细胞坏死。因此,首先必须迅速进行心脏按压,用人工的方法促使血液在血管内流动,维持血液循环,将血液内残留的氧气及人工呼吸后带有新鲜氧气的血液经动脉供给全身主要脏器,以维持重要脏器的生命。

胸外按压是利用人体胸腔及心血管系统的解剖特点来起作用的。胸外心脏按压的机制有两方面因素:

(1)心泵机制

通过外界施加的压力,将心脏后压于坚硬的脊柱上,使心内血液被排出。加以心脏瓣膜的作用,使血液向动脉流去。按压松弛时,心脏恢复原状,静脉血被动吸回心脏内。此种机制称为"心泵机制",见图3-6所示。

(2)胸泵机制

按压时胸内压增高,主动脉、左心室、大静脉及食管所受压力基本相同,主动脉收缩压明显升高,血液向胸腔外动脉流去。在胸腔入口处的大静脉被压陷(由于静脉壁比动脉壁薄),颈静脉瓣阻止返流。动脉对抗血管萎陷的抗力大于静脉,且动脉管腔相对较小,等量血液在动脉中可产生较大抗力,因而动脉管腔在胸外按压时保持开放。于是在按压时血液只能从动脉向前流,不能向静脉返流。放松时,胸内压可降至零,因而静脉壁不受压,管腔开放,血液可从静脉返回心脏。当动脉血返回心脏时,由于受主动脉瓣阻挡,血液不能返流入心脏,部分可从冠状动脉开口流入心脏营养血管(冠状动脉)。此种机制称为"胸泵机制",见图3-6所示。

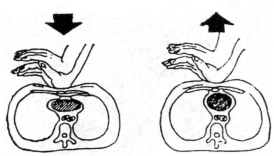

图3-6　心泵机制与胸泵机制示意图

在不同体型的人群中,心泵机制与胸泵机制发挥作用的比例可能不同,体格瘦小者可能以心泵机制为主,肥胖者或成年人可能以胸泵机制为主。

病人心跳呼吸停止后,全身肌肉松弛,口腔内的舌肌也松弛下堕,因此阻塞了呼吸道通路。采取头后仰,抬举下颌或下颏,可使舌根部向上提起,从而使呼吸道畅通,见图3-7所示。

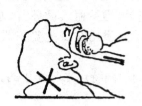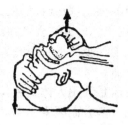

图 3-7　病人舌肌松弛下堕,阻塞呼吸道,仰头举颏畅通呼吸道

病人呼吸停止后,应设法给病人肺部吹入新鲜空气。在畅通呼吸道之后,就能用口向病人肺内顺利吹气。正常人吸入的空气中含氧气量为 21%,二氧化碳为 0.04%,肺脏吸收 20% 的氧气,其余 80% 的氧气按原样呼出。因此,我们正常人给病人吹气时,只要吹出气量较多(大于 800 毫升),则进入病人肺内的氧气量基本上是足够的。

3. CPR 步骤

① 迅速确定病人是否存在意识(判断神志);

② 高声呼叫其他人前来帮助抢救(呼救);

③ 迅速使病人处于仰卧位(放置体位);

正确的抢救体位是仰卧位。病人头、颈、躯干平卧无扭曲,双手放于两侧躯干旁。如病人摔倒时面部向下,应在呼救同时小心转动病人,使病人全身各部成一个整体。尤其要注意保护颈部,可以一手托住颈部,另一手扶肩部,使病员平稳地转动至仰卧位,见图 3-8 所示。

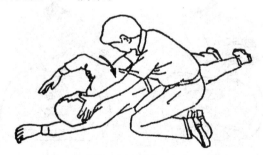

图 3-8　将病人翻动至仰卧位

④ 判定心脏是否停搏(触摸颈动脉);

判断应综合审定,如无意识、无呼吸、瞳孔散大、面色紫绀或苍白,再加上触不到脉搏,可以判定心跳已经停止。

⑤ 胸外心脏按压 30 次,建立循环;

⑥ 畅通呼吸道(开放气道);

⑦ 判断呼吸是否存在；

⑧ 人工呼吸 2 次；

⑨ 持续进行 CPR 操作,有条件转送医院,继续复苏。

4. 现场 CPR 的操作方法

(1) C (compressions) 心脏按压

心脏按压的方法有两种:第一,胸外心脏按压;第二,开胸心脏按压。在现场急救中,主要应用胸外按压术,其方法如下:

① 按压体位:患者应仰卧于硬板床或地上,如为弹簧床,则应在患者背部垫一硬板。硬板长度及宽度应足够大,以保证按压胸骨时,能形成有效挤压。

② 按压部位:胸骨中 1/3 与下 1/3 交界处,见图 3-9 所示。

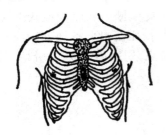

图 3-9 胸外心脏按压部位

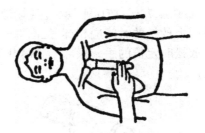

图 3-10 沿肋弓确定胸骨下切迹

快速测定按压部位:首先触及病人上腹部,以食指及中指沿病人肋弓处向内上方移滑。在两侧肋弓交点处寻找胸骨下切迹。以切迹作为定位标志(不要以剑突下定位!),见图 3-10 所示。然后将食指及中指两指横放在胸骨下切迹上方,食指上方的胸骨正中部即为按压区,见图 3-11 所示。

③ 按压手法:以另一手的掌根部紧贴食指上方,放在按压区,见图 3-12 所示。再将定位之手取下,将掌根重叠放于另一手背上,两手手指交叉向上勾起,使手指脱离胸壁,仅掌根部与胸骨平行接触,见图 3-13 所示。

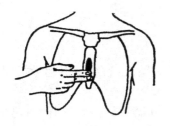

图 3-11 胸骨下切迹上方置两横指

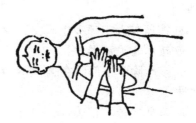

图 3-12 另一手的掌根部放在按压区

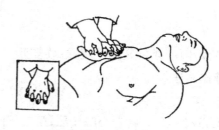

图 3-13　两手手指交叉勾起,使手指脱离胸壁

④ **按压姿势**:抢救者双臂应绷直,双肩在患者胸骨上方正中,垂直向下用力按压,不要左右摆动。按压利用上半身体重和肩、臂部肌肉力量,见图 3-14 所示。

⑤ **按压方式**:按压平稳、有规律地进行,不能间断。不能冲击式的猛压,下压及向上放松的时间应相等,见图 3-15 所示,按压至最低点处,应有一短暂停顿。放松时定位的手掌根部不要离开胸骨定位点,但应尽量放松,务使胸骨不受任何压力。

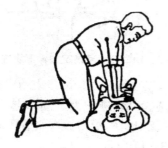

图 3-14　抢救者按压姿势,双臂应绷直　　　图 3-15　下压及向上放松的时间应相等

⑥ **按压频率**:至少 100 次/分钟。

⑦ **按压深度**:成人病员至少 5 厘米,幼儿至少 2.5～3.5 厘米,婴儿至少 1.5～2.5 厘米。

⑧ **按压与人工呼吸比例**:30∶2。

⑨ **按压常见错误**:

a. 按压除掌根部贴在胸骨外,手指也压在胸壁上,这容易引起骨折(肋骨或肋软骨)。

b. 按压定位不正确,向下易使剑突受压折断而致肝破裂,向两侧易致肋骨或肋软骨骨折,导致气胸、血胸。

c. 抢救者按压时肘部弯曲,因而用力不够,按压深度达不到 5 厘米(图 3-16)。按压用力不垂直,导致按压无效或肋软骨骨折,特别是摇摆式按压更易出现严重并发症(图 3-17)。

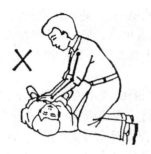
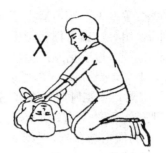

图 3-16 按压时肘部弯曲　　　　图 3-17 按压用力不垂直

d. 按压冲击式、猛压,其效果差,且易导致骨折。放松时抬手离开胸骨定位点,造成下次按压部位错误,引起骨折。

e. 放松时未能使胸部充分松弛,胸部仍承受压力,使血液难以充分回流到心脏。

f. 按压频率不自主地加快或减慢,影响按压效果。

g. 两手掌不是重叠放置,而呈交叉放置,见图 3-18 所示。

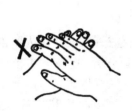
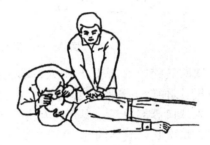

图 3-18 两手掌呈交叉放置　　　　图 3-19 双人 CPR 操作

⑩ 现场 CPR 可一人独立操作,也可两人配合进行,见图 3-19 所示。

(2) A(airway)畅通呼吸道

仰头举颏法:一手置于前额使头部后仰,另一手的食指与中指置于下颌骨近下颏或下颌角处,举起下颏,见图 3-20 所示。

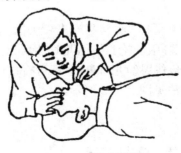

图 3-20 仰头举颏法

注意:手指不要压迫病人颈前部、颏下软组织,以防压迫气管;颈部上抬不要过度伸展,用力过猛易损伤颈椎。有假牙托者取出,清除口腔异物及呕吐物。儿童颈部易弯曲,过度抬颈反会使气管闭塞,因此儿童不要抬颈牵张过甚。

(3) B(breathing)人工呼吸

① 口对口人工呼吸。在畅通呼吸道、判断病人不存在呼吸后,即应做口对口人工呼吸,见图3-21所示。方法:在保持呼吸道畅通的位置下进行;用按于前额的手的拇指与食指,捏闭病人的鼻孔(捏紧鼻翼下端);抢救者深吸一口气后,张开口贴紧病人的嘴(要把病人的口部完全包住,并且病人的口应该开着);用力向病人口内吹气(吹气要求快而深);吹气的同时,用眼睛的余光观察病人胸部有无上抬。

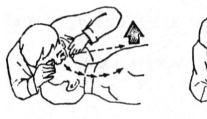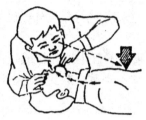

图3-21　口对口人工呼吸

一次吹气完毕后,应即与病人口部脱离,轻轻抬起头部,面向病人胸部,吸入新鲜空气,以便做下一次人工呼吸。同时使病人的口张开,捏鼻的手也可放松,以便病人从口鼻部通气。观察病人胸部向下恢复,有气流从病人口内排出。

成人每次吹入气体约为800～1 200毫升。人工呼吸时应观察病人胸部有无起伏,有起伏者人工呼吸有效,效果良好;无起伏者气道通畅不够,吹气不足,气道有梗阻。

注意:

每次吹气量不要过大,大于1 200毫升可造成胃扩张;吹气时不要按压胸部;儿童吹气时在800毫升左右,以胸廓上抬为准;有脉搏无呼吸者,大约每5秒钟吹气一口(12～16次/分)。

② 口对鼻及口对口鼻人工呼吸。当病人牙关紧闭不能张口或口腔有严重损伤时可改用口对鼻人工呼吸。抢救婴幼儿时,因婴幼儿口鼻开口均较小,位置又很靠近,抢救者可用口包住婴幼儿口鼻部,即可行口对口鼻呼吸。

A. 口对鼻人工呼吸法见图3-22所示:

a. 开放病人气道;

b. 使病人口部紧闭;

c. 深吸气后,用力向病人鼻孔吹气;

d. 呼气时,使病人口部张开,以利气体排出;

e. 观察及其他方面注意点同口对口呼吸。

B. 口对口鼻人工呼吸法见图 3-23 所示:

a. 将婴幼儿头后仰,下颌部略向上轻轻抬起;

b. 使患儿口及鼻孔均开放;

c. 吸气后,用口包住婴幼儿口鼻,向下吹气,同时观察胸部有无抬起;

d. 其余注意点同口对口呼吸。

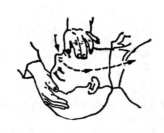 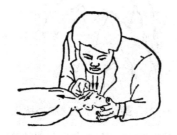

图 3-22　口对鼻人工呼吸法　　图 3-23　口对口鼻人工呼吸法

(4) 双人 CPR 操作步骤

一人进行心脏按压,另一人进行人工呼吸。

① 方法:两人必须协调配合,吹气必须在胸外按压的松弛时间内完成。为达到配合默契,可由按压者数口诀:01、02、03、04、05……30,当"30"按压完毕后,由人工呼吸者吹气两次。人工呼吸者除需畅通呼吸道、吹气外,还应经常触摸颈动脉、观察瞳孔等。

② 注意:吹气不能与向下行心脏按压同时进行。数口诀的速度应均衡,避免快慢不一。人工呼吸者与心脏按压者可以互换位置,互换操作,但中断时间不超过 5 秒。

第二抢救者到现场后应首先检查颈动脉搏动,然后再开始做人工呼吸。如心脏按压有效,则应触及搏动。如不能触及,应观察心脏按压者的技术操作是否正确,必要时应增加按压深度及重新定位。

可以由第三抢救者及更多的抢救人员轮换操作,以保持精力充沛、姿势正确。

(5) 婴幼儿心肺复苏要点

1 岁以内的小儿称为婴儿,1～3 岁为幼儿。其心肺复苏处理基本同成年人,但有以下几点特殊之处。

① 判断意识:婴幼儿对言语如不能反应,可以用手拍击其足跟部,或捏掐其合谷穴,如能哭泣,则为有意识。

② 检查肱动脉:婴幼儿因颈部肥胖,颈动脉不易触及,可检查肱动脉。

③ 胸外按压部位及方法：婴儿按压部位是两乳头连线与胸骨正中线交界点下一横指处。按压多采用环抱法（又称后托法），双拇指重叠下压，见图 3-24 所示。新生儿也可用单手法，见图 3-25 所示。

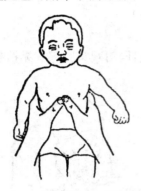 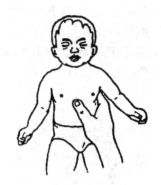

图 3-24　婴幼儿环抱法胸外按压　　　图 3-25　新生儿单手法胸外按压

④ 人工呼吸：以仰头举颏法畅通呼吸道，见图 3-26 所示，口对口鼻人工呼吸为主，见图 3-27 所示。因婴幼儿韧带、肌肉松弛，故头不可过度后仰，以免气管受压，影响气道通畅，亦可用一手托颈，以保持气道平直。

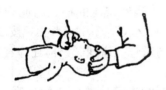 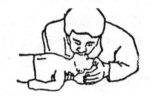

图 3-26　仰头举颏法畅通呼吸道　　　图 3-27　口对口鼻人工呼吸

（6）CPR 有效指标和终止操作的标准

是否终止复苏，应以病员对复苏有无心血管效应为根据。复苏持续时间的久暂，则不能作为依据。

① CPR 有效的指标：在急救中判断复苏是否有效，可以根据以下四个方面综合考虑：

a. 颈动脉搏动。按压有效时，每一次按压可以摸到一次搏动，如若停止按压，搏动亦消失，应继续进行心脏按压。如若停止按压后，脉搏仍然跳动，则说明病人自主心跳已恢复。

b. 面色（口唇）。复苏有效，可见面色由紫绀转为红润。如若变为灰白，则说明复苏无效。

c. 瞳孔。复苏有效时，可见瞳孔由大变小。如瞳孔由小变大、固定、角膜混浊，则说明复苏无效。

d. 神志。复苏有效,可见病人有眼球活动,睫毛反射与对光反射出现,甚至手脚开始抽动,肌张力增加。自主呼吸出现,并不意味可以停止人工呼吸,如果自主呼吸微弱,仍应坚持人工呼吸。

② 终止 CPR 的指标:现场 CPR 应坚持连续进行,在现场抢救中不轻易作出停止复苏的决定。如有条件确定下列指标时可考虑终止 CPR。

a. 常温下心跳呼吸停止 30 分钟以上,且未给予 CPR 抢救者。

b. 经过 30 分钟 CPR 及相关抢救措施后,心肌活动仍毫无反应。

c. 脑死亡。许多国家以法律形式肯定脑死亡即为死亡,一旦确诊脑死亡,即不再进行任何抢救。

现场抢救人员停止 CPR 的条件:自主呼吸及心跳已有良好恢复;有其他人接替抢救,或有医师到场承担了复苏工作;有医师到场,确定病人已死亡。

第三节　现场外伤急救技术

现场外伤急救技术主要指止血、包扎、固定及搬运技术。在现场特殊条件下,不管是什么性质的外伤,也不管是什么部位的外伤,最基本的急救处理都要靠这些技术,这些技术若能得到及时、正确、有效的应用,往往在挽救伤员生命、防止病情恶化、减少伤员痛苦以及预防并发症等方面均有良好作用。因此,止血、包扎、固定及搬运技术是每一个急救人员必须熟练掌握的技术,而且应该在群众中大规模普及教育此类技术。

一、止血术

血液是维持生命的重要物质,成年人血容量约占体重的 8%,50～75 公斤体重的人,血容量约 4 000～6 000 毫升。如出血量为总血量的 20%（800～1 200 毫升）时,会出现头晕、脉搏增快、血压下降、出冷汗、肤色苍白、少尿等症状,如出血量达总血量的 40%（1 600～2 400 毫升）时,就有生命危险。出血伤员的急救,只要稍拖延几分钟就会造成危及生命的祸害。因此,外伤出血是最需要急救的危重症之一,止血术是外伤急救技术之首。

外伤出血分为内出血和外出血。内出血主要到医院救治,外出血是现场急救重点。理论上将出血分为动脉出血、静脉出血、毛细血管出血。动脉出血时,血色鲜红,有搏动,量多,速度快;静脉出血时,血色暗红,缓慢流出;毛细血管出血时,血色鲜红,慢慢渗出。若当时能鉴别,对选择止血方法有重要价值,但有时受现场的光线等条件的限制,往往难以区分。

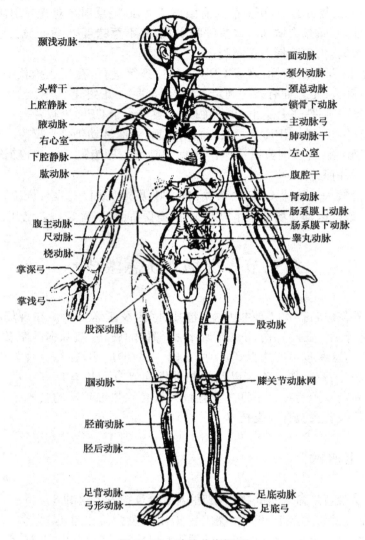

图 3-28　动脉分布概况

现场止血术常用的有 5 种,使用时要根据具体情况选择,可选用一种,也可以把几种止血法结合一起应用,以达到最快、最有效、最安全的止血目的。

1. 指压动脉止血法

适用于头部和四肢某些部位的大出血。方法为用手指压迫伤口近心端动脉,将动脉压向深部的骨头,阻断血液流通。这是一种不要任何器械、简便、有效的止血方法,但因为止血时间短暂,常需要与其他方法结合进行。

（1）头面部指压动脉止血法（头面部的浅动脉如图 3-29 所示）

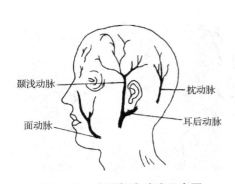

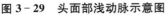

颞浅动脉

面动脉

枕动脉

耳后动脉

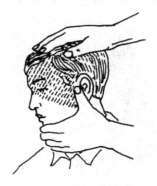

图 3-29 头面部浅动脉示意图　　图 3-30 指压颞浅动脉

① 指压颞浅动脉：适用于一侧头顶、额部、颞部的外伤大出血，方法如图 3-30 所示。在伤侧耳前，用一只手的拇指对准下颌关节压迫颞浅动脉，另一只手固定伤员头部。

② 指压面动脉：适用于颜面部外伤大出血，方法如图 3-31 所示。用一只手的拇指和示指或拇指和中指分别压迫双侧下颌角前约 1 厘米的凹陷处，阻断面动脉血流。因为面动脉在颜面部有许多小支相互吻合，所以必须压迫双侧。

③ 指压耳后动脉：适用于一侧耳后外伤大出血，方法如图 3-32 所示。用一只手的拇指压迫伤侧耳后乳突下凹陷处，阻断耳后动脉血流，另一只手固定伤员头部。

④ 指压枕动脉：适用于一侧头后枕骨附近外伤大出血，方法如图 3-33 所示。用一只手的四指压迫耳后与枕骨粗隆之间的凹陷处，阻断枕动脉的血流，另一只手固定伤员头部。

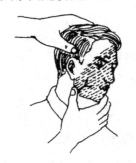
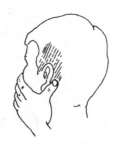
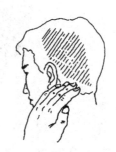

图 3-31 指压面动脉　　图 3-32 指压耳后动脉　　图 3-33 指压枕动脉

（2）四肢指压动脉止血法

① 指压肱动脉：适用于一侧肘关节以下部位的外伤大出血，方法如图 3-34

所示。用一只手的拇指压迫上臂中段内侧,阻断肱动脉血流,另一只手固定伤员手臂。

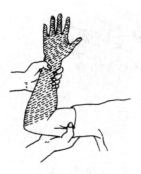 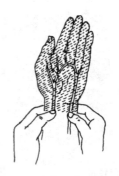 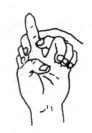

图 3-34　指压肱动脉　　图 3-35　指压桡、尺动脉　　图 3-36　指压指(趾)动脉

② 指压桡、尺动脉:适用于手部大出血,方法如图 3-35 所示。用两手的拇指和示指分别压迫伤侧手腕两侧的桡动脉和尺动脉,阻断血流。因为桡动脉和尺动脉在手掌部有广泛吻合,所以必须同时压迫双侧。

③ 指压指(趾)动脉:适用于手指(脚趾)大出血,方法如图 3-36 所示。用拇指和示指分别压迫手指(脚趾)根部内外两侧的指(趾)动脉,阻断血流。

④ 指压股动脉:适用于一侧下肢的大出血,方法如图 3-37 所示。用两手的拇指用力压迫伤肢腹股沟中点稍下方的股动脉,阻断股动脉血流。伤员应该处于坐位或卧位。

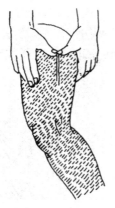 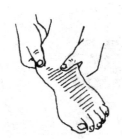

图 3-37　指压股动脉　　　　图 3-38　指压胫前、后动脉

⑤ 指压胫前、后动脉:适用于一侧脚的大出血,方法如图 3-38 所示。用两手的拇指和示指分别压迫伤脚踝关节前侧中部稍偏外约 1 厘米处搏动的胫前动脉及内踝后下方凹陷处的胫后动脉。

2. 直接压迫止血法

适用于较小伤口的出血,方法如图 3-39 所示。用无菌纱布直接压迫伤口处,压迫约 10 分钟。

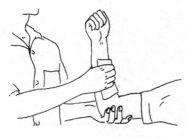
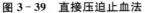

图 3-39 直接压迫止血法

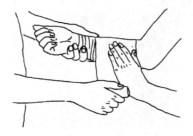

图 3-40 加压包扎止血法

3. 加压包扎止血法

适用于各种伤口,是一种比较可靠的非手术止血法,方法如图 3-40 所示。先用无菌纱布覆盖压迫伤口,再用三角巾或绷带用力包扎,包扎范围应该比伤口稍大。这是一种目前最常用的止血方法,在没有无菌纱布时,可使用消毒卫生巾、餐巾等替代。

4. 填塞止血法

适用于颈部和臀部等处较大而深的伤口,方法如图 3-41 所示。先用镊子夹住无菌纱布塞入伤口内,如一块纱布止不住出血,可再加纱布,直至塞满为止最后用绷带或三角巾绕颈部至对侧臂根部包扎固定。

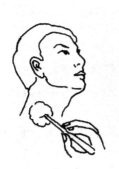
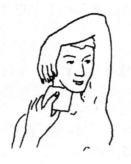
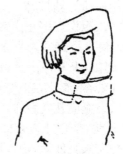

图 3-41 填塞止血法

5. 止血带止血法

止血带止血法只适用于四肢大出血,当其他止血法不能止血时才用此法。止血带有橡皮止血带(橡皮条和橡皮带)、布制止血带和气性止血带(如血压计袖带)。其操作方法各不相同。

（1）橡皮止血带

方法如图 3－42 所示。左手在离带端约 10 厘米处由拇指、食指和中指紧握，使手背向下放在扎止血带的部位，右手持带中段绕伤肢两圈，然后把带塞入左手的食指与中指之间，左手的食指与中指紧夹一段止血带向下牵拉，使之成为一个活结，外观呈 A 字型。

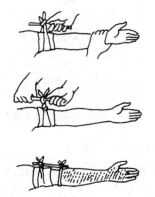

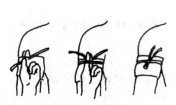

图 3－42　橡皮止血带止血法　　　图 3－43　布制止血带止血法

（2）布制止血带

方法如图 3－43 所示。将三角巾折成带状或将其他布带绕伤肢一圈，打个蝴蝶结；取一根小棒穿在布带圈内，提起小棒拉紧，将小棒依顺时针方向绞紧，将绞棒一端插入蝴蝶结环内，最后拉紧活结并与另一头打结固定。

（3）气性止血带

常用血压计袖带，操作方法比较简单，只要把袖带绕在扎止血带的部位，然后打气加压至伤口停止出血。

（4）使用止血带的注意事项

① 部位：上臂外伤大出血应扎在上臂上 1/3 处，前臂或手大出血应扎在上臂下 1/3 处，不能扎在上臂的中 1/3 处，因该处神经走行贴近肱骨，易被损伤；下肢外伤大出血应扎在股骨中下 1/3 交界处。

② 衬垫：使用止血带的部位应该有衬垫，否则会损伤皮肤及其他组织。止血带可扎在衣服外面，把衣服当衬垫。

③ 松紧度：应以出血停止、远端摸不到脉搏为合适。过松达不到止血目的，过紧会损伤组织。

④ 时间：一般不应超过 3～5 小时，原则上每小时要放松 1 次，以免因缺血时间过久引发肢体坏死等损伤，放松时间为 1～2 分钟。

⑤ 标记：使用止血带者应有明显标记贴在前额或胸前易发现部位，写明时间。如立即送往医院，可以不写标记，但必须当面向值班人员说明扎止血带的时

间和部位。

二、包扎术

伤口包扎在急救中应用范围较广,可起到保护创面、固定敷料、防止污染和止血、止痛作用,有利于伤口早期愈合。包扎应做到动作轻巧,尽量不要碰撞伤口,以免增加出血量和疼痛。现场急救时,接触伤口面的敷料应尽可能洁净,以免增加伤口感染的机会;包扎要快且牢靠,松紧度要适宜,打结避开伤口和不宜压迫的部位。

1. 包扎材料

(1) 三角巾

用边长为 1 米的正方形白布或纱布,将其对角剪开即分成两块三角巾,90°角称为顶角,其他两个角称为底角,外加的一根带子称为顶角系带,斜边称为底边。为了方便不同部位的包扎,可将三角巾在顶角附近与底边中点折叠成燕尾式,称为燕尾式三角巾,或将三角巾折叠成带状,称为带状三角巾见图 3 - 44 所示。

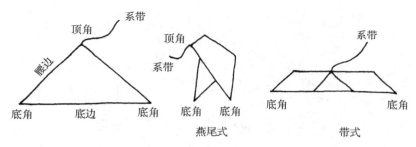

图 3 - 44　三角巾及其不同折法

(2) 袖带卷

也称绷带,是用长条纱布制成,长度和宽度有多种规格。常用的有宽 5 厘米、长 300 厘米和宽 8 厘米、长 300 厘米两种。

2. 包扎方法

(1) 头部包扎

① 三角巾帽式包扎:适用于头顶部外伤,方法如图 3 - 45 所示。先在伤口上覆盖无菌纱布(所有的伤口包扎前均先覆盖无菌纱布,以下不再重复),把三角巾底边的正中放在伤员眉间上部,顶角经头顶拉到枕部,将底边经耳上向后拉紧压住顶角,然后抓住两个底角在枕部交叉反回到额部中央打结。

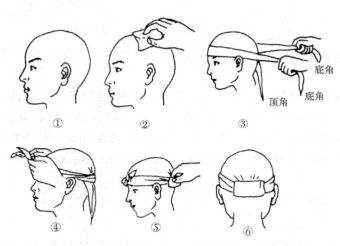

图 3-45　三角巾帽式包扎（图中①~⑥表示操作步骤）

② 三角巾面具式包扎：适用于颜面部外伤，方法如图 3-46 所示。把三角巾一折为二，顶角打结放在头正中，两手拉住底角罩住面部，然后双手持两底角拉向枕后交叉，最后在额前打结固定。可以在眼、鼻处提起三角巾，用剪刀剪洞开窗。

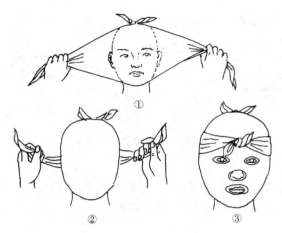

图 3-46　三角巾面具式包扎

③ 双眼三角巾包扎：适用于双眼外伤，方法如图 3-47 所示。将三角巾折叠成三指宽带状，中段放在头后枕骨上，两旁分别从耳上拉向眼前，在双眼之间交叉，再持两端分别从耳下拉向头后枕下部打结固定。

④ 头部三角巾十字包扎：适用于下颌、耳部、前额、颞部小范围伤口，方法如图 3-48 所示。将三角巾折叠成三指宽带状放于下颌敷料处，两手持带巾两底

角分别经耳部向上提,长的一端绕头顶与短的一端在颞部交叉成十字,然后两端水平环绕头部经额、颞、耳上、枕部,与另一端打结固定。

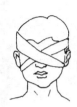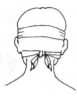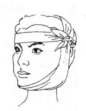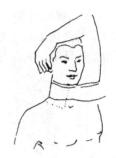

图3-47　双眼三角巾包扎　　图3-48　头部三角巾十字包扎　　图3-49　颈部三角巾包扎

（2）颈部包扎　适用于颈部外伤

① 三角巾包扎:方法如图3-49所示。嘱伤员健侧手臂上举抱住头部,将三角巾折叠成带状,中段压紧覆盖的无菌纱布,两端在健侧手臂根部打结固定。

② 绷带包扎:方法基本与三角巾包扎相同,只是改用绷带,环绕数周再打结。

（3）胸、背、肩、腋下部包扎

① 胸部三角巾包扎:适用于一侧胸部外伤,方法如图3-50所示。将三角巾的顶角放于伤侧的肩上,使三角巾的底边正中位于伤部下侧,将底边两端绕过下胸部至背后打结,然后将三角巾顶角的系带穿过三角底边与其固定打结。

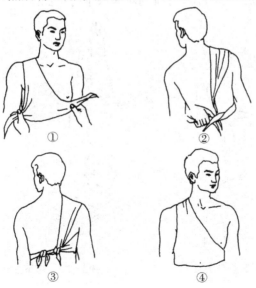

图3-50　胸部三角巾包扎

② 背部三角巾包扎:适用于一侧背部外伤。方法与胸部包扎相似,只是前后相反。

③ 侧胸部三角巾包扎:适用于单侧侧胸外伤,方法如图3-51所示。将燕尾式三角巾的夹角正对伤侧腋窝,双手持燕尾式底边的两端,紧压在伤口的敷料上,利用顶角系带环绕下胸部与另一端打结,再将两个燕尾角斜向上拉到对侧肩部打结。

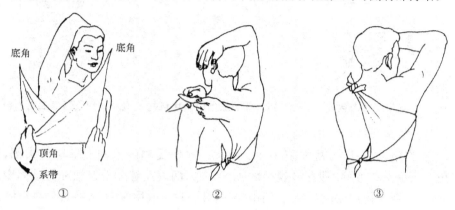

图3-51　侧胸部三角巾包扎

④ 肩部三角巾包扎:适用于一侧肩部外伤,方法如图3-52所示。将燕尾三角巾的夹角对着伤侧颈部,巾体紧压伤口的敷料上,燕尾底部包绕上臂根部打结,然后两个燕尾角分别经胸、背拉到对侧腋下打结固定。

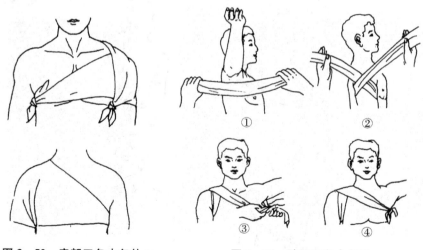

图3-52　肩部三角巾包扎　　　　图3-53　腋下三角巾包扎

⑤ 腋下三角巾包扎:适用于一侧腋下外伤,方法如图3-53所示。将带状三角巾中段紧压腋下伤口敷料上,再将巾的两端向上提起,于同侧肩部交叉,最

后分别经胸、背斜向对侧腋下打结固定。

（4）腹部包扎

腹部三角巾包扎适用于腹部外伤，方法如图3-54所示。双手持三角巾两底角，将三角巾底边拉直放于胸腹部交界处，顶角置于会阴部，然后两底角绕至伤员腰部打结，最后顶角系带穿过会阴与底边打结固定。

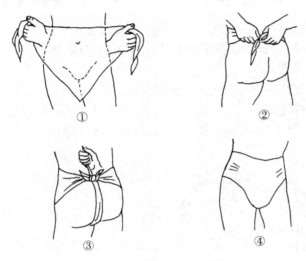

图3-54　腹部三角巾包扎

（5）四肢包扎

① 臀部三角巾包扎：适用于臀部外伤，方法与侧胸外伤包扎相似。只是燕尾式三角巾的夹角对着伤侧腰部，紧压伤口敷料上，利用顶角系带环绕伤侧大腿根部与另一端打结，再将两个燕尾角斜向上拉到对侧腰部打结。

② 上肢、下肢绷带螺旋形包扎：适用于上、下肢除关节部位以外的外伤，方法如图3-55所示。先在伤口敷料上用绷带环绕两圈，然后从肢体远端绕向近端，每缠一圈盖住前圈的1/3～1/2成螺旋状，最后剪掉多余的绷带，然后胶布固定。

③ 8字肘、膝关节绷带包扎：适用于肘、膝关节及其附近部位的外伤，方法如图3-56所示。先用绷带的一端在伤口的敷料上环绕两圈，然后斜向经过关节，绕肢体半圈再斜向经过关节，绕向原开始点相对应处，再绕半圈回到原处。这样反复缠绕，每缠绕一圈覆盖前圈的1/3～1/2，直到完全覆盖伤口。

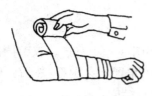

图 3-55 螺旋形包扎

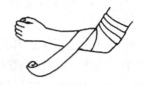

图 3-56 肘关节 8 字包扎

④ 手部三角巾包扎:适用于手外伤,方法如图 3-57 所示。将带状三角巾的中段紧贴手掌,将三角巾在手背交叉,三角巾的两端绕至手腕交叉,最后在手腕绕一周打结固定。

⑤ 脚部三角巾包扎:方法与手包扎相似。

⑥ 手部绷带包扎:方法与肘关节包扎相似,只是环绕腕关节 8 字包扎。

⑦ 脚部绷带包扎:方法与膝关节相似,只是环绕踝关节 8 字包扎。

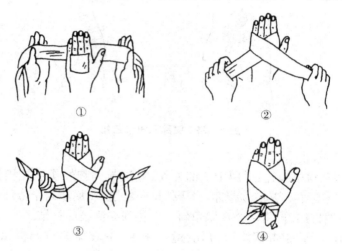

图 3-57 手部三角巾包扎

三、固定术

固定术是针对骨折的急救措施,可以防止骨折部位移动,具有减轻伤员痛苦的功效,同时能有效地防止因骨折断端的移动引起的血管、神经等组织的损伤而造成的严重并发症。

实施骨折固定先要注意伤员的全身状况,如心脏停搏要先复苏处理,如有休克要先抗休克或同时处理休克,如有大出血要先止血包扎,然后固定。急救固定的目的不是让骨折复位,而是防止骨折断端的移动,所以刺出伤口的骨折端不应该送回。固定时动作要轻巧,固定要牢靠,松紧要适度,皮肤与夹板之间要垫适量的软物,尤其是夹板两端骨突出处和空隙部位更要注意,以防局部受压引起缺血坏死。

1. 固定材料

(1) 木制夹板

有各种长短规格,以适合不同部位的需要,外包软性敷料,是以往最常用的固定器材。

(2) 钢丝夹板

一般有 7 厘米×100 厘米、10 厘米×100 厘米、15 厘米×100 厘米等规格,携带方便,可按需要任意弯曲,以适应各部位,使用时应在钢丝夹板上放置软性衬垫。

(3) 充气夹板

为筒状双层塑料膜,使用时把筒膜套在骨折肢体外,使肢体处于需要固定的位置,然后向进气阀吹气,双层内充气后立刻变硬,达到固定作用。

(4) 负压气垫

为片状双层塑料膜,膜内装有特殊高分子材料,使用时把片状膜包裹骨折肢体,使肢体处于需要固定的位置,然后向气阀抽气,气垫立刻变硬,达到固定作用。

(5) 塑料夹板

可在摄氏 60 度以上热水中软化,塑形后托住骨折部位包扎,冷却后塑料夹板变硬,达到固定作用。

(6) 其他材料

如特制的颈部固定器,股骨骨折的托马固定架,现场急救时就地取材的竹棒、木棍、树枝等。

2. 固定方法

这里主要介绍木制夹板和三角巾固定法。

(1) 头部固定

下颌骨折固定的方法同头部十字包扎法。

(2) 胸部固定

① 锁骨骨折固定:方法如图 3-58 所示。将两条四指宽的带状三角巾分别环绕两个肩关节,于背部打结;再分别将三角巾的底角拉紧,在两肩过度后张的情况下,在背部将底角拉紧打结。

② 肋骨骨折固定:方法同胸部外伤包扎。

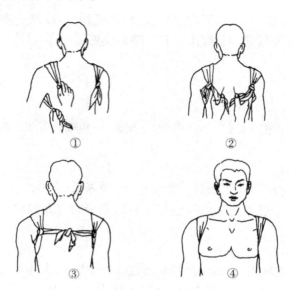

图 3－58　锁骨骨折固定

（3）四肢骨折固定

① 肱骨骨折固定：方法如图 3－59 所示。用两条三角巾和一块夹板先将伤肢固定，然后用一块燕尾式三角巾中间悬吊前臂，使两底角向上绕颈部后打结，最后用一条带状三角巾分别经胸背于健侧腋下打结。

② 肘关节骨折固定：当肘关节弯曲时，方法如图 3－60 所示。用两条带状三角巾和一块夹板把关节固定。当肘关节伸直时，可用一卷绷带和一块三角巾把肘关节固定。

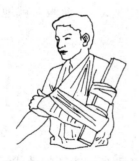

图 3－59　肱骨骨折固定

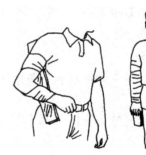

图 3－60　肘关节骨折固定

③ 桡、尺骨骨折固定：方法如图 3－61 所示。用一块合适的夹板置于伤肢下面，用两块带状三角巾或绷带把伤肢和夹板固定，再用一块燕尾三角巾悬吊伤肢，最后再用一条带状三角巾的两底边分别绕胸背于健侧腋下打结固定。

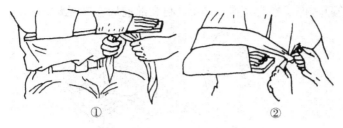

① ②

图3-61 桡、尺骨骨折固定

④ 手指骨骨折固定：方法如图3-62所示。利用冰棒棍或短筷子作小夹板，另用两片胶布作粘合固定。若无固定棒棍，可以把伤指粘合固定在健指上。

⑤ 股骨骨折固定：方法如图3-63所示。用一块长夹板（长度为伤员的腋下至足跟）放在伤肢外侧，另用一块短夹板（长度为会阴至足跟）放在伤肢内侧，至少用4条带状三角巾，分别在腋下、腰部、大腿根部及膝部环绕伤肢包扎固定，注意在关节突出部位要放软垫。

若无夹板时，可以用带状三角巾或绷带把伤肢固定在健侧肢体上。

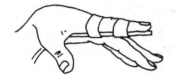

图3-62 手指骨骨折固定

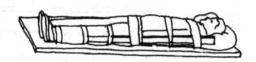

图3-63 股骨骨折固定

⑥ 胫、腓骨骨折固定：方法如图3-64所示。与股骨骨折固定相似，只是夹板长度稍超过膝关节即可。

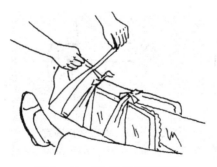

图3-64 胫、腓骨骨折固定

（4）脊柱骨折固定

① 颈椎骨折固定：方法如图3-65所示。伤员仰卧，在头枕部垫一薄枕，使头颈部成正中位，头部不要前屈或后仰，再在头的两侧各垫枕头或衣服卷，最后

用一条带子通过伤员额部固定头部，限制头部前后左右晃动。

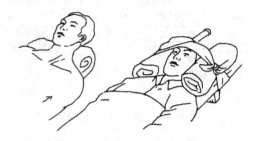

图 3-65　颈椎骨折固定

　　② 胸椎、腰椎骨折固定：方法如图 3-66 所示。使伤员平直仰卧在硬质木板或其他板上，在伤处垫一薄枕，使脊柱稍向上凸，然后用几条带子把伤员固定，使伤员不能左右转动。

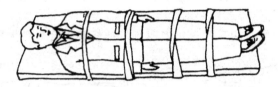

图 3-66　胸椎、腰椎骨折固定

　　（5）骨盆骨折固定

　　方法如图 3-67 所示。将一条带状三角巾的中段放于腰骶部，绕髋前至小腹部打结固定，再用另一条带状三角巾中段放于小腹正中，绕髋后至腰骶部打结固定。

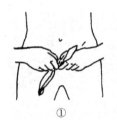
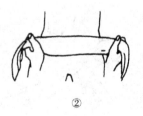
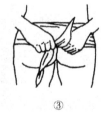

①　　　　　　　　②　　　　　　　　③

图 3-67　骨盆骨折固定

四、搬运术

　　伤病员在现场进行初步急救处理和在随后送往医院的过程中，必须经过搬运这一重要环节。规范、科学的搬运术对伤病员的抢救、治疗和预后都是至关重要的。从整个急救过程看,搬运是急救医疗不可分割的重要组成部分,仅仅将搬运视作简单体力劳动是一种极其错误的观念。

1. 一般伤病员的搬运

有徒手搬运和器械(工具)搬运两种方法。现代各种灵巧、实用搬运工具的问世、住房和道路交通条件的改善,为正确、规范和科学的现场急救搬运创造了良好的条件。

（1）徒手搬运

是指在搬运伤病员过程中仅凭人力和技巧,不使用任何器具的一种搬运方法。该方法常适用于狭窄的阁楼和通道等担架或其他简易搬运工具无法通过的地方。此法虽实用,但因其对搬运者来说比较劳累,有时容易给伤病员带来不利影响。

① 搀扶。由一位或两位救护人员托住伤病员的腋下,也可由伤病员一手搭在救护人员肩上,救护人员一手拉住伤病员的手,另一手扶伤病员的腰部,然后与伤病员一起缓慢移步,见图3-68所示。搀扶法适用于病情较轻、能够站立行走的伤病员,作用是不仅给伤病员一些支持,更主要能体现对伤病员的关心。

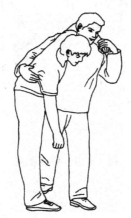

图3-68　单人搀扶

② 背驮。救护人员先蹲下,然后将伤病员上肢拉向自己胸前,使伤病员前胸紧贴自己后背,再用双手反托伤病员的大腿中部,使其大腿向前弯曲,然后救护人员站立后上身略向前倾斜行走,见图3-69所示。呼吸困难的伤病员,如心脏病、哮喘、急性呼吸窘迫综合征等,以及胸部创伤者不宜用此法。

③ 手托肩捎。有两种方法:A. 将伤病员的一上肢搭在自己肩上,然后一手抱住伤病员的腰,另一手托起大腿,手掌托其臀部;B. 将伤病员捎在肩上,伤病员的躯干绕颈背部,其上肢垂于胸前,搬运者一手压其上肢,另一手托其臀部,见图3-70所示。

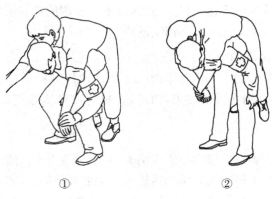

①　　　　　　　　②

图3-69　背　驮

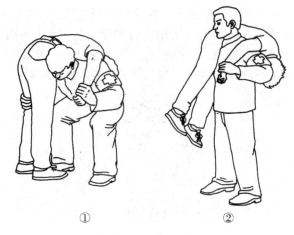

①　　　　　　　　②

图3-70　手托肩搊

　　④ 双人搭椅。由两个救护人员对立于伤病员两侧,然后两人弯腰,各以一手伸入伤病员大腿下方而相互十字交叉紧握,另一手彼此交替支持伤病员背部;或者救护人员右手紧握自己的左手手腕,左手紧握另一救护人员的右手手腕,以形成口字形。这两种不同的握手方法,都因形成类似于椅状而命名,见图3-71所示。此法要点是两人的手必须握紧,移动步子必须协调一致,且伤病员的双臂都必须搭在两个救护人员的肩上。

　　⑤ 拉车式。由一个救护人员站在伤病员的头部,两手从伤病员腋下抬起,将其头背抱在自己怀内,另一救护员蹲在伤病员两腿中间,同时夹住伤病员的两腿面向前,然后两人步调一致慢慢将伤病员抬起,见图3-72所示。

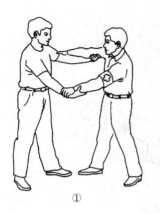
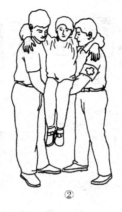

图 3-71 双人搭椅

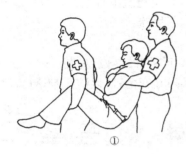
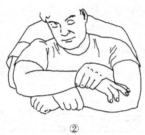

图 3-72 拉车式

（2）器械搬运

是指用担架（包括软担架）、移动床（轮式担架）等现代搬运器械或者因陋就简利用床单、被褥、竹木椅、木板等作为搬运器械（工具）的一种搬运方法。

① 担架搬运。担架搬运是现场急救最常用的方法，目前最经常使用的担架有普通担架和轮式担架等，见图 3-73 所示。

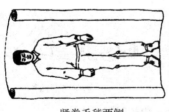
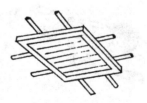

紧卷毛毯两侧　　　　　　　　　利用门板

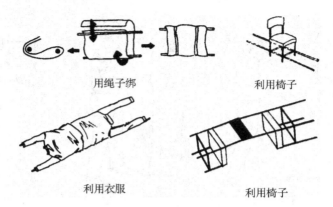

用绳子绑　　　　　　　　利用椅子

利用衣服　　　　　　　　利用椅子

图 3 - 73　担架的做法

我国目前大多数住宅的楼道狭窄,高层建筑虽有电梯,但难以容纳平放的普通担架或轮式担架,给搬运伤病员带来了困难。

用担架搬运伤病员必须注意:

a. 对不同病(伤)情的伤病员要求有不同的体位,见图 3 - 74 所示。

b. 将伤病员抬上担架后必须为其扣好安全带,以防止翻落(或跌落)。

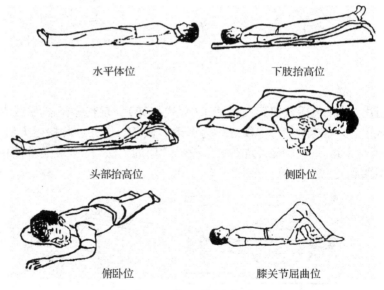

水平体位　　　　　　　　下肢抬高位

头部抬高位　　　　　　　侧卧位

俯卧位　　　　　　　　　膝关节屈曲位

图 3 - 74　转运中的不同体位

c. 搬运途中注意防雨、防暑、防寒,担架上应备有雨布、棉被、斗蓬、热水袋、化学产热袋等以便在冬季保暖防冻、夏季防晒防雨,否则会使伤员冻伤、感染、病情恶化。

d. 伤员在担架上一般应取平卧位,有恶心、呕吐的伤病员,应取侧卧位以利呕吐,防止仰卧时呕吐物吸入气管引起咳嗽或阻塞呼吸道造成窒息。对有颅脑损伤昏迷的病人,应将头转向一侧,以防舌根后缩或分泌物阻塞咽喉与气道。胸、肺部损伤有呼吸困难时,可用被褥将背部垫起呈半卧位,以减轻症状。

e. 担架在行进中,伤员头部在后,下肢在前,以便随时观察病情变化,如伤病员的面色、表情是否正常,呼吸是否平稳、有无缺氧等。

f. 使用止血带的伤员,应1小时松解1次,每次1~2分钟,松解止血带时要用力按压住出血的伤口,以防发生大出血造成休克。

g. 对于颅脑损伤者,应注意观察双侧瞳孔是否等大同圆,对光反射是否灵敏。如有异常,并出现头痛、恶心、呕吐、颈部抵抗、心率变慢等,说明有脑出血或脑水肿、颅压增高征象,应及时采取止血、脱水、降颅压等措施。

h. 担架在行进途中,担架员步调力求协调一致、平稳,防止前后左右摆动、上下颠簸,以防伤员摔下。

i. 搬运途中,为防止压伤和褥疮发生,每隔3~4小时翻身或调整体位一次,在骨突部适当地加以拍打按摩,以促进血液循环。

j. 护送带有输液管、气管插管及其他引流管道的伤员,必须保证这些管道引流通畅,防止坠入、脱出、移位、扭曲、受压和阻塞等。

② 床单、被褥搬运。遇有窄梯、狭道,担架或其他搬运工具难以搬运,且天气寒冷,徒手搬运会使伤病员受凉的情况下所采用的一种方法。搬运步骤为:取一条牢固的被单(被褥、毛毯也可)平铺在床上,将伤病员轻轻地搬到被单上,然后半条被单盖在伤病员身上,露出其头部(俗称半垫半盖)。搬运者面对面紧抓被单两角,脚前头后(上楼则相反)缓慢移动,搬运时有人托腰则更好。这种搬运方式容易造成伤病员肢体弯曲,故胸部创伤、四肢骨折、脊柱损伤以及呼吸困难等伤病员不宜用此法。

③ 椅子搬运。楼梯比较狭窄和陡直时,可用牢固的竹木椅作为工具搬运伤病员。伤病员采用坐位,并用宽带将其固定在椅背和凳上。两位救护人员一人抓住椅背,另一人紧握椅脚,然后以45度角向椅背方向倾斜,缓慢地移动脚步。一般来说,失去知觉的伤病员不宜用此法。

2. 危重伤病员的搬运

(1) 脊柱、脊髓损伤

遇有脊柱、脊髓损伤或疑似损伤的伤病员,不可任意搬运或扭曲其脊柱部。在确定性诊断治疗前,按脊柱损伤原则处理。搬运时,顺应伤病员脊柱或躯干轴线,滚身移至硬担架上,一般为仰卧位,有铲式担架搬运则更为理想,见图3-75所示。搬运时,原则上应有2~4人同时进行,且用力均匀,动作一致。切忌一人抱胸,另一人搬腿的双人拉车式搬运法,因它会造成脊柱的前屈,使脊椎骨进一步压缩而加重损伤。遇有颈椎受伤的伤病员,首先应注意不轻易改变其原有体位,如坐位不行,立即让其躺下,应用颈托固定其颈部。如无颈托,则头部的左右两侧可用软枕或衣服等物固定,然后一人托住其头部,其余人协调一致用力将伤病员平直地抬到担架上。搬运时注意用力一致,以防止因头部扭动和前屈而加重伤情。

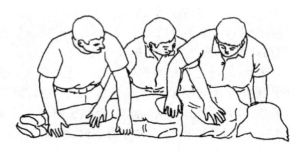

图 3-75　脊柱、脊髓损伤的搬运方法

(2) 头颈部损伤

头颈部损伤的伤员,可能伴有不同程度的高位截瘫或偏瘫、意识障碍或昏迷等症状,应列为重点观察对象。伤员上下担架时头颈部绝对不能再因搬动而造成损伤。先用一头盔或头罩(内壁垫上海绵或棉花),罩好头面部,然后在枕后、头部左右两侧用夹板固定于胸背部,使头部保持平直位,慢慢放入担架上再加固定。

(3) 颅脑损伤

颅脑损伤者常有脑组织暴露和呼吸道不畅等表现。搬运时应使伤病员取半仰卧位或侧卧位,易于保持呼吸道通畅;脑组织暴露者,应保护好其脑组织,并用衣物、枕头等将伤病员头部垫好,以减轻震动。注意颅脑损伤常合并颈椎损伤。

(4) 胸部伤

胸部受伤者常伴有开放性血气胸,需包扎。搬运已封闭的气胸伤病员时,以坐椅式搬运为宜,伤病员取坐位或半卧位。有条件时最好使用坐式担架、折叠椅或担架调整至靠背状。

(5) 腹部伤

伤病员取仰卧位,屈曲下肢,防止腹腔脏器受压而脱出。注意脱出的肠段要包扎,不要回纳。此类伤病员宜用担架或木板搬运。

(6) 休克病人

病人取平卧位,不用枕头,或脚高头低位,搬运时用普通担架即可。

(7) 呼吸困难病人

病人取坐位,不能背驮。用软担架(床单、被褥)搬运时注意不能使病人躯干屈曲。如有条件,最好用折叠担架(或椅)搬运。

(8) 昏迷病人

昏迷病人咽喉部肌肉松弛,仰卧位易引起呼吸道阻塞。此类病人宜采用平卧头转向一侧或侧卧位。搬运时用普通担架或活动床。

3. 搬运技术

(1) 保持正确的提抬姿势

在提抬担架时,应该用强壮的腿部、背部和腹肌的力量。在背部和腹肌同时收缩时,背部就会"锁"在正常的前凸位,以保证整个提抬过程中脊柱处于前凸位。在升高或降低担架和伤病员时,腰、背部及大腿正处于工作状态,担架或伤病员离搬运者越远,其肌肉的负荷就越大。因此,提抬时应使担架和伤病员与自己靠近。

(2) 搬运时互相协调

当担架和伤病员总重量大于30公斤时,应由两人提抬,并尽可能将其放在轮式担架上滚动,既可节省体力,又可减少受伤的机会。搬运者在提抬担架或伤病员过程中,应用语言沟通并保持协调,尤其是当担架和伤病员离地小于70厘米开始提抬时要特别注意这一点,例如可同时叫"一、二、三,抬!",以保持协调。

(3) 搬运的几项原则

① 了解伤病员的体重和搬运器械(工具)的大致重量,了解自己的体力限制。若估计两人能抬起,即可提抬;若不能则应召唤别人帮忙。一般来说,抬担架总是两人,两人成对地工作,以保持平衡。

② 开始抬担架时,首先应摆好腰背部前凸位姿势,再使担架和伤病员靠近自己的身体,然后腿、腰及背肌一起用力。

③ 救护人员在搬运时,应清楚地、经常地交谈,以保持协调一致。

(4) 安全抬起的两种类型

① 半蹲位:膝或股四头肌弱的人可采用半蹲位抬起方式,因为半蹲位时两膝呈部分弯曲。方法是将双足放在舒适分开的距离,然后背部及腹肌拉紧,将身体稍向前倾,重心分配到两脚中间或稍向后。当站立抬起时,也要保证背部位置稍向前倾,保持双足平稳。若重心向后仰超过足跟的话,就会造成不平衡。半蹲位抬起方式要求穿的鞋子要合适,鞋跟不能过高,在整个提抬过程中应能使足跟保持平稳。

② 全蹲位:有两种。一种是搬运者两腿均强壮,与半蹲位一样,全蹲位两腿呈舒适分开距离,除下蹲的程度与半蹲位不同外(膝关节弯曲90度),其他同半蹲位。另一种是搬运者有一足的足力稍弱或腿疼痛,此足的位置应稍向前,抬起时,重力要落在另一较强的腿上。

（5）上下楼梯的正确搬运

运送伤病员上下楼梯时需要两人合作或多人合作。正确的方法是，保持脊柱前凸位，髋部弯曲而不是腰部弯曲，并保持身体和手臂紧靠伤病员。用折叠椅比担架在力学上更容易操作。通过拉紧腹肌，从膝向后倾斜，可以比较省力。这种技术虽然难以学习和应用，但对避免腰背部损伤十分有利。

第四节　催吐洗胃术

呕吐是人体排除胃内毒物的本能自卫反应，大多数毒物本身可引起呕吐，如果自发性呕吐不发生，则应采用各种催吐措施。患者神志清醒而能合作时，催吐法简便易行。

洗胃是指将一定成分的液体灌入胃腔内，混合为内容物后再抽出，如此反复多次。其目的是为了清除胃内未被吸收的毒物或清洁胃腔，为胃部手术检查作准备。催吐可与洗胃结合进行，先给病人温水或适量灌洗液，再使之呕出，如此再饮再吐，反复进行，直至呕吐液与灌洗液的颜色澄清度相似为止。因催吐洗胃术简便易行，对于服毒物不久、且意识清醒的急性中毒患者是一种极其重要的现场抢救措施。

一、适应症

① 意识清醒、具有呕吐反射，且能合作配合的急性中毒者，应首先鼓励口服洗胃。
② 口服毒物时间不久，2小时以内效果最好。
③ 在现场自救无胃管时。

二、禁忌症

① 昏迷者，催吐不易成功，且可能将呕吐物吸入气管引起窒息或肺部感染。
② 内服腐蚀性毒物者，催吐可能引起出血或食管、胃穿孔。
③ 石油蒸馏物如汽油、煤油等中毒，催吐时如误吸入肺可致肺炎。
④ 惊厥、休克、肺水肿者，催吐可使病情加剧。
⑤ 心脏病者，催吐易致虚脱。
⑥ 妊娠者，可引起流产。
⑦ 门脉高压者，催吐可能引起食管曲张静脉破裂出血。
⑧ 抽搐、惊厥未控制之前。

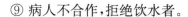

⑨ 病人不合作,拒绝饮水者。

三、方法

① 首先做好患者思想工作,具体说明要求和方法,以取得配合,有利于操作顺利进行。

② 患者取坐位,频繁口服大量洗胃液约 400～700 毫升,至患者感胀饱为度。

③ 随即取压舌板或竹筷子(均用纱布包裹)刺激患者咽后壁,即可引起反射性呕吐,排出洗胃液或胃内容物。如此反复多次,直至排出的洗胃液清晰无味为止。

四、常用的洗胃液

洗胃液的温度一般为摄氏 35～38 度,温度过高可使血管扩张,加速血液循环,而促使毒物吸收。用量一般为 2 000～4 000 毫升。

(1) 温水或者生理盐水

对毒物性质不明的急性中毒者,应抽出胃内容物送检验,洗胃液选用温开水或生理盐水,待毒物性质确定后,再采用对抗剂洗胃。

(2) 碳酸氢钠溶液

一般用 2%～4% 的溶液洗胃,常用于有机磷农药中毒,能使其分解失去毒性。但敌百虫中毒时禁用,因敌百虫在碱性环境中能变成毒性更强的敌敌畏。砷(砒霜)中毒也可用碳酸氢钠溶液洗胃。

(3) 高锰酸钾溶液

为强氧化剂,一般用 1：2 000～1：5 000 的浓度,常用于急性巴比妥类药物、阿托品及毒蕈中毒的洗胃液。但有机磷农药对硫磷(1605)中毒时,不宜用高锰酸钾,因能使其氧化成毒性更强的对氧磷(1600)。

(4) 茶叶水

含有丰富鞣酸,具有沉淀重金属及生物碱等毒物的作用,且来源容易。

(5) 乳类

用于硫酸铜、巴豆油、氯酸盐等中毒。

五、注意事项

① 洗胃多是在危急情况下的急救措施,急救人员必须通过迅速、准确、轻

柔、敏捷的操作来完成洗胃的全过程,以尽最大努力来抢救病人生命。

② 在洗胃过程中应随时观察病人生命体征的变化,如病人感觉腹痛、流出血性灌洗液或出现休克现象,应立即停止洗胃。

③ 要注意每次灌入量与吸出量的基本平衡。每次灌入量不宜超过 500 毫升。灌入量过多可引起急性胃扩张,使胃内压上升,增加毒物吸收。

④ 洗胃前应检查生命体征,凡呼吸停止、心脏停搏者,应先作 CPR,再行洗胃术。

⑤ 口服毒物时间过长(超过 6 小时以上者),一般不宜再在现场催吐洗胃,应立即送医院采用血液透析治疗。

第五节　环甲膜切开(穿刺)术

紧急气管切开术常用以解除上呼吸道阻塞或呼吸困难。近年来紧急气管切开术更广泛地应用于灾难发生时昏迷患者及预防呼吸功能不全。受现场条件所限,这里主要介绍环甲膜切开(穿刺)术。

一、适应症

① 年老体弱、多处肋骨骨折及严重胸部挤压伤患者因疼痛而有呼吸幅度限制、有效呼吸量减少及分泌物阻塞呼吸道,以致引起呼吸困难和缺氧者。

② 上呼吸道灼伤而有进行性咽喉和支气管水肿者。

③ 破伤风患者因喉头痉挛引起呼吸困难和咳嗽反射障碍时。

④ 气管内插管麻醉引起喉头水肿者。

⑤ 吞服强酸强碱所致喉头水肿和呼吸困难者。

⑥ 严重颅脑损伤和昏迷患者而有呼吸道内分泌物增多或积聚时。

在上述适应范围中,凡患者已有严重呼吸困难,面色苍白、口唇紫绀、神志不清时,或因各种原因导致呼吸急性机械性梗阻,以致窒息者,更应争分夺秒,紧急进行环甲膜切开(穿刺)术以挽救患者的生命。

二、方法

环甲膜切开(穿刺)术是一种抢救性的快速手术,大多应用于危急万分的呼吸道阻塞,要求在极短时间内切开气管以维持呼吸道通畅。因此,敏捷的操作尤为重要。

（1）术前准备

大多病情紧急，不能从容准备，可仅做简单的皮肤消毒工作。

（2）手术体位

患者取仰卧位头向后仰，助手用两手将头部扶正，使气管居中。

（3）麻醉

患者大多处于濒死状态，对疼痛和外界刺激已不敏感甚至无反应，此外，现场条件有限，故不需麻醉即可进行切开（穿刺）术。

（4）环甲膜切开（穿刺）术

扶正头部并使其后仰，显露甲状软骨及环状软骨。以手指摸准二者之间的隐窝即环甲膜部，术者的左手固定患者喉头，右手持刀于环状软骨上缘正中切入环甲膜约 1 厘米深，左右横行约 1.5 厘米宽即可进入喉腔内。气管内分泌物由此切口射出，气体交换由此出入。此时术者应以刀柄分开切口以免伤及血管、神经等组织，并立即插入气管套管或硬质导管以维持呼吸道，见图 3 - 76 所示。如情况特殊，现场没有刀时，可用有锋利尖端的物品代替进行穿刺，以挽救生命。

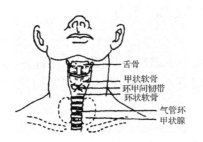

1. 穿刺部位的解剖结构，
　"x"处为穿刺或切开部位

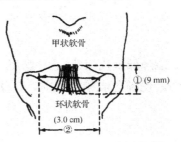

2. 环甲间隙正面

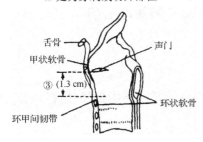

3. 环甲间隙侧面

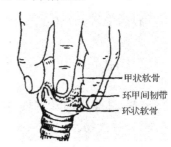

4. 穿刺时先用手固定甲状软骨部位

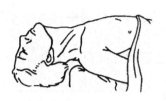

5. 穿刺切开时体位

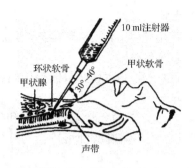

6. 穿刺用针具和进针方向,针进入气管
可吸出空气,固定针头后可经针头
吸氧或高频(喷射)人工呼吸

图 3－76　环甲膜穿刺法

第六节　低温疗法

低温能降低脑代谢、降低颅内压、减少组织耗氧量,减轻或制止脑缺氧引起的脑损伤。现场急救有条件时,应及时开展,对病员的恢复及预后具有重要价值。

一、适应症

高热、中暑、严重创伤、休克及脑缺氧,心肺复苏时及其后获得初步成功者。

二、用品

冰袋、冰囊、胶布、冰块、盆、木槌,现场急救时可用布袋、塑料袋、冷饮等物品作为相关替代物。

三、方法

（1）冷气降温法

利用空调或以电扇吹冰块散放冷气,或利用自然冷空气对流降温。此法用于轻度降温治疗,多与其他方法配合使用。

（2）冰敷及乙醇擦浴

适用于防止和减轻高热。

（3）冰袋降温法

患者周身包裹冰袋，特别是在颈部、腹股沟、腋窝等大血管附近。冰袋位置应经常变动。

（4）冰帽法

利用特制的冰帽行头部降温，对保护脑组织有好处，见图3-77所示。

四、注意事项

① 降温过程中随时测量体温，降温不应低于摄氏30度。

② 冰袋放置部位应经常更换，防止冻伤。

③ 加强监护，随时观察降温过程中生命体征变化。

④ 防止寒战，寒战不仅阻碍体温下降，且增快心率，使氧耗增加。

⑤ 终止降温应逐步进行，复温速度不宜过快。

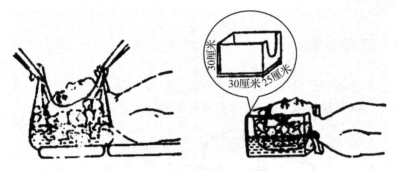

图3-77　冰帽法头部降温

第七节　胸腔穿刺抽气术

一、适应症

① 各种原因引起的张力性气胸。

② 自发性气胸引起呼吸困难者。

二、方法

① 半坐位或斜坡卧位。

② 穿刺部位取患侧锁骨中线第二肋间。

③ 手术者须戴口罩及无菌手套,穿刺部位常规消毒,局部麻醉应达胸膜(受现场条件所限,可酌情取舍)。

④ 进针应沿下位肋骨之上缘缓慢刺入。

⑤ 先简易测定胸腔内压力,用2毫升注射器吸入1毫升普鲁卡因(或等渗盐水1毫升)溶液,加一粗大的针头,在进针的部位水平刺入胸膜腔,如胸腔无大量气体或张力性气胸,则溶液自动滴入胸膜腔,反之则有气体进入注射器。

⑥ 明确有气胸存在即可用50毫升注射器抽气,直到胸膜腔内压力明显下降,全身状况有明显改善为止。

⑦ 在紧急情况下,为了快速减压可用粗针头胸腔穿刺排气。为了转送途中安全,在针头缚一个带裂口的橡皮指套,形成单向活门,见图3-78所示。可在途中持续排气。

三、注意事项

① 在胸腔抽气的过程中,严密注意病人的情况。

② 在行胸腔排气减压时,要注意排气针的固定。

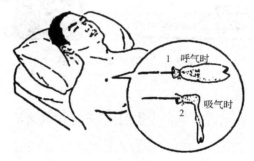

图3-78 针头上缚一个带裂口的橡皮指套,形成单向活门,持续排气

第四章 常见急重症的急救

在现场急救中,常常遇到有各种急诊症状的病人,要在设备有限、时间短的情况下确定病因,往往很困难,这就需要现场急救的人员熟知常见的各种急症,综合分析,尽量明确病因,有针对性地采取有效急救措施。在不能明确病因的情况下,要针对急诊症状进行对症处理,维持病人的生命,把病人安全地送入医院,为院内抢救治疗创造条件。

第一节　呼吸道异物

一、原因

① 成年人大多发生在进餐时,因进食急促、过快,尤其在摄入大块的、咀嚼不全的食物时,若同时又大笑或说话,很易使一些肉块、鱼团、菜梗等滑入呼吸道。

② 大量饮酒时,由于血液中酒精浓度升高,使咽喉部肌肉松弛而吞咽失灵,食物团块极易滑入呼吸道。

③ 个别老年人因咳嗽、吞咽功能差,或不慎将假牙或牙托误送入呼吸道。

④ 婴幼儿和儿童常有嬉弄和口含异物的习惯,且因防御咳嗽力弱、反射功能差,一旦嬉笑或啼哭时,可因深吸气而将口腔中的物品吸入呼吸道。如异物不能咳出,则病情严重,预后也较差。

⑤ 昏迷病人,因舌根坠落,胃内容物和血液等返流入咽部,也可阻塞呼吸道入口处。

⑥ 企图自杀或精神病患者,故意将异物送入口腔而插进呼吸道。

常见的呼吸道异物有糖果、话梅、花生米、药片、西瓜子以及纽扣等。值得注意的是,因为这类意外事故常发生在餐馆进餐时,尤其是原来患有冠心病者,易误诊为冠心病发作,所谓"餐馆冠心病"的名称就由此而来。

二、常见表现

呼吸道异物可造成呼吸道部分和完全阻塞。前者又可分为换气良好和换气不良两种类型。

换气良好者，常能强力咳嗽，可闻及咳嗽间有喘鸣音和嘈杂的空气流动声；换气不良者，咳嗽微弱无力，吸气末带有高调喘鸣音，出现呼吸困难并逐渐加重，口唇和面色发绀或苍白。

最严重的是呼吸道完全阻塞，患者突然不能说话、咳嗽或呼吸，不能回答询问，脸色迅速发绀或苍白，呼吸极度困难，可发生缺氧性昏迷（肺内残氧耗尽）而死亡。

异物阻塞呼吸道时，患者出现一种特有的"窒息痛苦样表情"。患者表情十分痛苦，用拇指、示指掐住颈部，以示痛苦和求救，见图 4-1 所示。

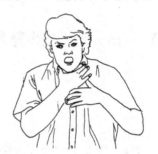

图 4-1　异物阻塞气道示意图

三、现场判断

① 一个意识清楚的人，尤其在进食时，突然强力咳嗽，呼吸困难，或无法说话和咳嗽，并出现痛苦的表情和用手掐住自己的颈部。

② 亲眼目睹异物被吸入者。

③ 凡昏迷患者在呼吸道被打开后，仍无法将空气吹入肺内时。

四、现场急救

1. 自救法

（1）咳嗽

异物仅造成不完全性呼吸遭阻塞，患者尚能发音、说话、有呼吸和咳嗽时，应鼓励患者自行咳嗽和尽力呼吸,不应干扰患者自己力争排出异物的任何动作。自主咳嗽所产生的气流压力比人工咳嗽高4～8倍,通常用此方法排除呼吸道异物的效果较好。

（2）腹部手拳冲击法

患者一手拳置于自己上腹部,相当于脐上远离剑突处,另一手紧握该拳,用力向内、向上作4～6次快速连续冲击。

（3）上腹部倾压椅背

患者将上腹部迅速倾压于椅背、桌角、铁杆或其他硬物上,然后做迅猛向前倾压的动作,以造成人工咳嗽,驱出呼吸道异物,见图4-2所示。

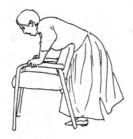

图4-2　上腹部倾压椅背驱出呼吸道异物

2. 互救法

（1）拍背法

① 意识尚清楚的患者,可取立位或坐位,急救者站在患者的侧后位,一手置患者胸部以围扶患者,另一手掌根在患者肩胛区脊柱上给予6～8次连续急促拍击,见图4-3所示。拍击时应注意,患者头部要保持在胸部水平或低于胸部水平,充分利用重力使异物驱出体外;拍击时应快而有力。

② 意识欠清或不清的患者,应使患者屈膝蜷身,面向急救者侧卧,头低于胸部水平,急救者以膝和大腿抵住患者胸部,然后迅速、用力地拍背6～8次,见图4-4所示。

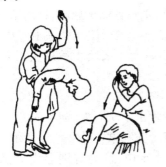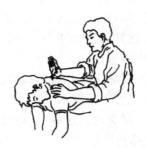

图4-3　意识尚清楚患者的拍背法　　图4-4　意识欠清或不清患者的拍背法

（2）手拳冲击法

① 腹部手拳冲击法，现场急救呼吸道异物数千例，因效果较好，故作为急救常识进行普及。手拳冲击腹部时，使腹压升高，横膈抬高，胸腔压力瞬间增高后，迫使肺内空气排出，形成人工咳嗽，使呼吸道内的异物上移或驱出。

意识清楚的患者，取立位或坐位，急救者站于患者身后，用双手环抱其腰部。一手握拳以拇指侧顶住腹部，位于腹中线脐上远离剑突处，另一手紧握该拳，并用力快速向内、向上冲压6～8次，以此造成人工咳嗽，驱出异物，见图4-5所示。注意施力方向，防止胸部和腹内脏器损伤。

意识不清的患者，将患者放置于仰卧位，使头后仰，开放气道。急救者以双膝夹住患者两髋部，呈骑跨式，或跪于患者一侧（图4-6），以双膝抵住患者一侧的髋部。急救者用一手的掌根置于患者上腹部，即脐上远离剑突处，另一手置其上，做快速连续冲击6～8次。用力方向应向上、向内，切勿偏斜或移动，以免损伤肝、脾等器官。

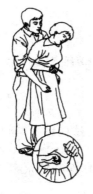 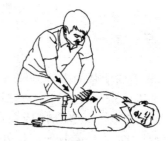

图4-5　意识清楚患者的腹部手拳冲击法　　图4-6　意识不清的患者腹部手拳冲击法

② 胸部手拳冲击法，适宜于十分肥胖患者或妊娠后期孕妇，急救者的双手无法围扶患者腰部时。

意识清楚的患者可将患者取立位或坐位，急救者站于患者背侧，双臂经患者腋下环抱其胸部，一手的手拳拇指侧顶住患者胸骨中下部，另一手紧握该拳，向后做6～8次快速连续冲击，见图4-7所示。注意不要将手拳顶住剑突，以免造成骨折或内脏损伤。

意识不清的患者，可将患者取仰卧位，屈膝，开放气道。急救者跪于患者一侧，相当于患者的肩胛水平，用掌根置于其胸骨中下1/3处，向下做6～8次快速连续冲击。每次冲击须缓慢，间歇清楚，但应干脆利索，见图4-8所示。

③ 手指清除异物法：一般只适用于可见异物，且为昏迷患者。急救者先用拇指及其余四指紧握患者的下颌，并向前下方提牵，使舌离开咽喉后壁，以

使异物上移或松动。然后急救者的拇指与示指交叉,前者抵于患者下齿列,后者压在上齿列,两指交叉用力,强使口腔张开。急救者用另一手的示指沿其颊部内侧插入,在咽喉部或舌根处轻轻勾出异物,见图4-9所示。另一种方法是用一手的中指及示指伸入患者口腔内,沿颊部插入,在光线充足的条件下,看准异物夹出。手指清除法不适用于意识清楚者,因手指刺激咽喉可引起患者恶心、呕吐。勾取异物动作宜轻,切勿动作过猛或粗莽,以免反将异物推入呼吸道深处。

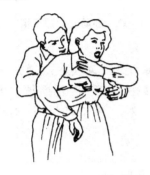

图4-7　意识清楚患者的
胸部手拳冲击法

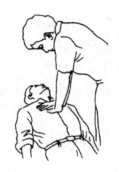

图4-8　意识不清患者的
胸部手拳冲击法

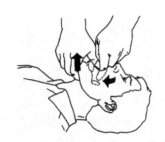

图4-9　呼吸道异物手指清除法

3. 婴幼儿呼吸道异物的现场急救

（1）意识清楚的患儿

①背部拍击法:将患儿骑跨并俯卧于急救者的胳臂上,头低于躯干,手握住其下颌固定头部,并将其胳臂放在急救者的大腿上,然后用另一手的掌根部用力拍击患儿两肩胛骨之间的背部4～6次,使呼吸道内压力骤然升高,有助于松动其异物和排出体外,见图4-10所示。

②胸部手指猛击法:患儿取仰卧位,抱持于急救者手臂弯中,头略低于躯干。急救者用两手指按压两乳头连线与胸骨中线交界点下一横指处4～6次,见图4-11所示。必要时可与以上方法交替使用,直至异物排出或患儿失去

知觉。

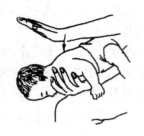

图4-10 婴幼儿背部拍击法

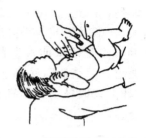

图4-11 婴幼儿胸部手指猛击法

（2）意识不清的患儿

先进行2次口对口、鼻人工呼吸,若胸廓上抬,说明呼吸道通畅;相反,则呼吸道阻塞。后者应注意开放气道,再施以人工呼吸,轮换拍击背部和胸部,连续数次无效,可试用手指清除异物法。如此反复进行,直到救护人员接替。

第二节 消化道异物

一、原因

异物误入消化道可发生于任何年龄的人,但多见于学龄前儿童。异物进入消化道的原因很多,如进食仓促,或边进食边谈笑,使骨头、果核等咽下;镶有假牙的人,可因吃粘性糕团、汤圆或糖果时,将固定不牢的假牙粘住而一起吞入消化道;儿童喜欢将一些小玩意如纽扣、玻璃球、硬币含入口中,一不小心就会误入消化道。消化道异物还有别针、图钉、钥匙、纪念章等危险品。

二、常见表现

嵌顿在食道的异物,可表现为吞咽困难、进食即呕吐、剧烈呛咳,有时可吐出血水。若是尖锐的异物,如铁钉、图钉等,则有明显的吞咽痛,小儿多因此而拒绝进食。较大的食道异物可压迫气管,而发生咳嗽、哮鸣,严重者可造成窒息。一旦异物进入胃肠道后,上述症状即可消失。如尖锐异物刺破食道而扎伤邻近器官时,可引起食道炎、食道气管瘘、食道脓肿、胸膜炎、气胸等并发症。较大或尖锐的异物进入胃肠后,常引起腹部疼痛;若异物刺破胃壁或肠壁,可引起胃穿孔、腹膜炎等。

三、现场判断

异物误吞后,若卡在食道处,称为食道异物;若异物进入胃和肠内,则称为胃肠异物。消化道异物所引起的症状和后果,与异物的形状、大小、性质、部位以及是否伴有感染等因素有关。

四、现场急救

① 不必太惊慌。因为异物进入消化道不像异物进入气管那样会引起呼吸障碍,带来窒息死亡,对生命的威胁不是很快。

② 应弄清误吞了什么异物,这些异物的性质是什么,异物在什么部位,然后采取不同的救治方法。

③ 若异物是纽扣、玻璃球、硬币等光滑的物品,并且已经进入胃中,一般不会有什么严重的后果,不需施行抢救措施。这些异物入胃后裹在各种纤维食物中,会随大便排泄出来,只需每天注意大便。如长时间排泄不出来,则应请医生检查,必要时手术取出。

④ 若异物是尖锐带刺的,如图钉、别针、大头针、钥匙、纪念章等,多半卡在食道。这时,切不可大口吞饭团、馒头、韭菜等富含纤维素的食物,企图将异物咽下。因为此法不可靠,甚至会造成食道损伤,应及时去医院处理。

⑤ 如果误吞了卫生球、药片等,应大量灌蛋清或温开水催吐,此时不能喝牛奶等含脂肪的液体。若误吞了毒物,应该做洗胃、灌肠处理。

⑥ 由于不同异物的处理方法不一样,所以不要乱用药物和吐泻剂,更不要强行刺激使异物吐出。有时反会使尖锐异物再次刺伤消化道或发生误吸入气管的危险,故应小心处置。

第三节　眼睛异物

俗话说:"最浅的是眼睛。"因为即使是最小的灰尘它也容不下,非清除不可。若不清除,不仅患者眨眼睛时疼痛、磨伤眼球、损伤视力,时间长了还会导致发炎、溃烂甚至引起失明。

常见的眼睛异物有灰尘、细砂粒、铁屑、蚊虫等。飞入眼内的异物,附着或嵌入角膜,称角膜异物。角膜异物的主要表现是流泪、怕光、异物感、眼睛疼痛。如果角膜异物不及时处理，异物随着眼球的转动而不断摩擦，致使角膜上皮层受损，可引起感染，严重时角膜溃疡、发炎，甚至丧失视力。其急救方法如下。

① 切勿用手或毛巾揉擦眼睛，以免异物擦伤眼球，甚至使异物陷入组织内，给救治带来麻烦。

② 冷静地闭上眼睛休息片刻，等到眼泪大量分泌，不断夺眶而出时，再慢慢睁开眼睛眨几下，多数情况下，大量的泪水可将异物自动地冲洗出来。

③ 如果是比较小的灰尘进入眼内，可使劲地咳嗽几声，灰粒就会随着眼肌的活动滑出眼外。

④ 如果以上两种办法不行，可把眼睛轻轻闭上，在脸盆中准备半盆干净的水（冷开水和生理盐水均可），将头、眼浸入水中，在水中轻轻摆头，眨几下眼，这样也可把眼中的异物冲出。也可请旁人将患眼撑开，用装满干净水的杯子冲洗眼睛。

⑤ 如果各种冲洗均不能将眼中的异物冲出，则可请旁人或自己翻开眼睑轻轻擦拭。若异物在上眼睑，就翻开上眼睑，让患者眼睛向下看，找到异物后，用棉签或干净手帕蘸点水轻柔地擦掉；如异物在下眼睑，用同样的方法拭去即可。

⑥ 有的角膜异物用肉眼观察很难发现，但患者异物感明显，眼睛疼痛、流泪、怕光，这时要去医院检查。

⑦ 如果异物是嵌在眼组织内，也应尽快到医院请眼科医生取出，切勿用针挑或其他不洁物挑剔，以免损伤眼组织，导致眼化脓感染。

⑧ 机械性眼外伤切不可冲洗，以防引起眼球感染；切不可用碘酒消毒，以免烧伤角膜。

⑨ 如果是化学液体异物进入眼内，千万不可麻痹大意，要争分夺秒地抢救。首先用生理盐水冲洗眼睛。如果没有准备好生理盐水，洁净的自来水或凉开水也可以。先把水装在干净的木盆内，然后把双眼浸入水中，睁开眼睛，让清水漂洗掉眼中的药液。如果眼中有化学颗粒，就用消毒的棉签轻轻地粘出来，或者用洁净的手帕把它拭出来。

⑩ 假如溅在眼中的是碱性的化学药品，如氢氧化钠等，用大量的清水冲洗后，还要用2％的硼酸溶液再冲洗；如果是酸性药品如盐酸、硫酸等，在用盐水冲洗后再用2％～3％的重碳酸钠冲洗。

⑪ 观察受伤的眼睛，如果眼球的结合膜上只有少许的充血、水肿，或是眼角膜上有少许的小点染色，那是轻度外伤，只需用卡那霉素、氯霉素眼药水或眼膏就可以了；如果眼球结合膜苍白，角膜上有灼烧的伤痕或溃疡，那就是比较严重的灼伤，需要去医院请眼科医生处理。

⑫ 异物取出后,可适当滴入一些消毒眼药水或眼药膏,以预防感染。

⑬ 封闭伤口,有制止眼内容物脱出、止血和预防感染的作用。

⑭ 包扎时注意眼部不要加压,面部要用冰袋或冷毛巾冷敷以助止血。

⑮ 有条件时,适当及时地应用镇静止痛剂、止血剂。

第四节　心绞痛

心绞痛是冠心病最常见的临床症状,是冠状动脉供血不足,心肌急剧的、暂时的缺血与缺氧所引起的症候群。心绞痛最常见的原因是冠状动脉粥样硬化造成血管腔狭窄或痉挛,也可能是心肌炎、主动脉瓣狭窄或关闭不全、冠状动脉炎、甲状腺机能亢进、严重贫血等原因引起。本病多发生在 40 岁以上的中老年人,男性多于女性,常为情绪激动、劳累、剧烈活动、饱食、过度饮酒,或吸烟、受寒、淋雨所诱发。老年人心绞痛往往不典型,可以没有或仅有轻微的心前区痛,主要表现恶心、呕吐、精神异常,也有的人以牙痛、头痛为突出表现。因此,在老年人出现这些症状时,千万不能马虎大意。但也有人出于对心肌梗塞、心绞痛的恐惧,特别是更年期病人,往往把胸前不适,如胸闷、吸气时胸痛,统统当成了心绞痛,这也是一种认识误区。

一、分类

1. 按发病机理分

(1) 劳累型心绞痛

心绞痛由运动、劳累、情绪激动等增加心肌耗氧量的因素所诱发,休息或含服硝酸甘油后疼痛迅速缓解。

(2) 自发型心绞痛

心绞痛发作与心肌耗氧量增加无明显关系,多于休息时发作,持续时间较长,程度也较重,且不易为硝酸甘油所缓解,系由于冠状动脉痉挛导致心肌供氧减少所致。

心绞痛兼有以上 1、2 者特点称混合型心绞痛。

2. 按病程特点分

(1) 稳定型心绞痛

最近 1～3 个月内心绞痛发作频繁,持续时间、诱因水平(心绞痛阈值)及所需硝酸甘油量基本稳定不变。

（2）不稳定型心绞痛

① 初发劳累型心绞痛。新发生的劳累型心绞痛,病程在 1 个月以内。

② 恶化劳累型心绞痛。同等程度劳累所诱发的心绞痛发作次数、严重程度及持续时间近期突然增加。

③ 自发性心绞痛。不稳定型心绞痛是介于稳定型心绞痛和急性心肌梗死之间的一种临床状态,如果不及时治疗,发展下去就会导致心肌梗塞。其发生可能与下列因素有关:冠状动脉粥样硬化迅速发展加重、冠状动脉内血小板聚集、血栓形成、冠状动脉痉挛和心肌耗氧量增加等。

二、现场诊断

1. 症状

（1）胸部症状

典型心绞痛发作时表现为位于胸骨后及心前区的压迫、紧缩感或压榨性疼痛,可累及胸骨下部和中上腹,亦可放射至左肩、左上肢前内侧,达无名指或小指,往往迫使患者立即停止活动,并伴有面色苍白,出冷汗、胸闷不适等症状。劳累型心绞痛多于劳累和情绪激动时发作,持续数分钟至 15 分钟左右,很少超过半小时;自发型心绞痛常无明显诱因,发作持续时间较长。

（2）伴随症状

心绞痛发作时,病人可有全身出汗和"濒死"感,并可有心律失常或心功能不全所致的心悸、气急和晕厥等症状。

2. 体征

心绞痛发作时,病人面色苍白或潮红。血压增高和心率加快,提示增加的心肌耗氧量是导致心肌相对缺血及心绞痛发作的主要原因。血压下降、心率减慢,可能是心肌缺血导致心功能减退或窦房结、房室传导功能障碍的结果。有时可听到增强的第三或第四心音。心肌缺血造成一过性乳头肌功能不全时,心尖区可听到暂时性的收缩期喷射性杂音。

3. 对硝酸甘油的反应

心绞痛发作时含服硝酸甘油,可使绝大多数的心绞痛在数分钟内得到缓解而感到舒畅,但胆石症及部分食管、胃痉挛的病人对硝酸甘油也有良好的反应,应注意鉴别。对硝酸甘油反应不佳者,应想到冠状动脉病变加重或急性心肌梗死的可能。

三、现场急救

1. 急救措施

① 患者应立即停止一切活动，坐下或卧床休息，解除患者精神紧张，去除一切可能诱发或加重心绞痛的因素，如过度疲劳、情绪激动、心律失常等。

② 如发病时在室外，应就地蹲下或坐下休息。

③ 如家中备有简易吸氧装置，如氧立得、氧气袋，则可给患者吸氧。

④ 如在冬季，尤其在野外发病时，应注意防风保暖。

⑤ 立即含服硝酸甘油 1 片，约在 1～2 分钟内就能奏效，持续时间约半小时；或含服消心痛 1～2 片，一般 5 分钟奏效，持续作用 2 小时。

⑥ 可同时口服 1 片安定，既可镇静又可加强镇痛药的镇痛作用。

⑦ 在剧烈疼痛时，可将亚硝酸异戊酯（小玻璃管药）放在手绢或纱布内压碎，放在鼻孔前吸入，疼痛会迅速缓解。服用中成药同样可以缓解心绞痛，如口服冠心苏合丸 1 粒或麝香保心丸 2 粒，因其有芳香开窍、活血化瘀作用，也能理气止痛。

⑧ 一时无急救药时，可针刺或指掐膻中、心俞、厥阴俞，配内关、间使、足三里等穴，也有止痛和缓解病情的作用。

⑨ 多数病人经上述处理，心绞痛发作可获控制，立即送往医院。

病人在发病期，应尽量避免情绪急躁、忧虑，保证充足睡眠和休息，并戒掉烟酒。因为心绞痛是冠状动脉硬化引起的缺血性心脏病，所以，在防治时要在改善心肌缺血上下功夫。积极预防高血压、高血脂、糖尿病；坚持适当的体育活动，膳食中配以蔬菜、杂粮等高纤维食物，保持心情愉快等，都是防治心绞痛的有效方法。

2. 搬运和转送

① 尽量减少搬动，原地休息或抢救，以免增加心肌耗氧量。

② 病情严重需要转送者，必须待疼痛缓解后才能转送医院。

③ 搬运和转送时应采取平卧位。

④ 途中坚持吸氧。

⑤ 严密观察病人的生命体征，必要时进行急救，认真向抵达医院的接诊医生交班。

第五节　心肌梗塞

一、概念

心肌梗塞又称心肌梗死,是冠心病的严重并发症,是由于冠状动脉高度痉挛或冠状动脉血管急性阻塞,引起部分心肌严重缺血、缺氧、坏死所致的综合征。此病来势凶猛,死亡率高。据上海医疗救护中心院前急救资料表明,其占死亡病例的首位,而且有 2/3 的病人死于现场或救护途中,难怪人们一提起心肌梗塞就不免心惊胆颤,甚至有人说:"心肌梗塞等于死亡。"其实,心肌梗塞也没有人们所说所想的那么可怕,事实上对心肌梗塞病人进行早期正确救治,加上现代日新月异的急救技术,心肌梗塞的死亡率完全可以大大降低。

二、病因

大约 90％以上的心肌梗塞是由冠状动脉粥样硬化引起的,多见于 40 岁以上的中老年人,高血压、高血糖、高血脂、肥胖、抽烟、喝酒等是造成此病的危险因素。发病前多有诱因,如精神紧张、情绪波动、疲劳、饱餐、饮酒过量等。随着人们生活节奏的加快,饮食结构的改变,40 岁以下的年轻人患此病的也多起来,所以,这种病也是常见的"现代病"之一。

三、现场诊断

① 发生急性心肌梗死时,可出现心绞痛突然加重,短期内心绞痛发作的次数增多,发作时间持续延长,超过 15 分钟,发作时含服硝酸甘油不像以前那样起作用。

② 发作时脸色苍白、大汗淋漓,或额头汗出如油。

③ 平时血压正常或高血压,此时突然下降,上述这些都是心肌梗塞的先兆。

④ 约 1/3 的病人没有心绞痛,而突然出现心率失常、呼吸困难、精神异常、明显衰弱、反复呕吐等,特别是遇到老年人既往有冠心病史,又难以解释这些奇怪症状时,应考虑到发生急性心肌梗死的可能。

⑤ 急性心肌梗塞多在寒冷的季节易发病,一天之内多在早晨易发病。

⑥ 心肌梗塞发作时,患者突然感到心前区剧烈疼痛,疼痛可放射至左肩、左

臂、手腕、小手指，亦可放射至上腹部，心前区有压迫、烧灼、窒息感，同时伴有胸闷、虚脱、恶心呕吐、呼吸急促、烦躁不安、面色苍白、四肢发凉、咳嗽以及脉搏细而不规则等，严重者会发生休克。

四、现场急救

心肌梗塞病人如果得不到及时抢救，患者往往会在发病后 2 小时内死亡。因此，对这类病人的抢救应强调现场、及时、正确。

① 要冷静沉着，让患者取便于呼吸的舒服姿势，靠在被子上半卧位，绝对静止休息；

② 迅速解开患者的衣领、领带、皮带，家中如备有氧气袋的赶快给患者吸氧，若一时找不到氧气袋，应打开门窗，保持室内空气流通、清新；

③ 给患者舌下含服硝酸甘油 1～2 片，或用亚硝酸异戊酯 1 支，用手帕压碎后给患者鼻子吸入，也可口服冠心苏合丸 1 粒或速效救心丸 10 小粒；

④ 如病人烦躁不安可口服安定片 5 毫克；

⑤ 可针刺或用手指按掐患者的膻中、内关、合谷、人中、涌泉等穴位；

⑥ 注意观察患者脉搏、呼吸、神志的变化，一旦患者的脉搏微弱、心跳听不清、呼吸将停止时，应立即进行胸外心脏按压和口对口人工呼吸；

⑦ 经过上述处理的患者，若无明显休克表现，脉搏次数、节律较平稳，呼吸正常，可用车或担架送患者去医院救治。

第六节　中　风

一、概念

中风即脑血管意外，包括脑溢血、蛛网膜下腔出血和脑血栓形成，是一类常见急症。多见于 40 岁以上者，通常发病急剧，并有高发病率、高致残率、高死亡率（统称"三高"）的特点，极大地危害着人们的健康。

二、常见病因及诱因

① 高血压、脑动脉硬化、脑动脉瘤、脑血管畸形、脑肿瘤是常见的脑溢血原因。

② 动脉粥样硬化、动脉内膜炎、血液黏滞度增高（如脱水、高脂血症和某些

血液病)、血液呈高凝状态(如妊娠、产后、术后、服避孕药物)等易发生脑血栓。

③ 睡眠等血流缓慢时易发生脑血栓。

④ 兴奋、激动、紧张、愤怒、生气、过度用力、酗酒等原因可诱发脑血管破裂。

三、先兆症状

中风发病前常出现一些典型或不典型(易被忽视)的先兆症状,通常有:

(1)眩晕

呈发作性,突觉头昏、天旋地转,可伴有吹风样的耳鸣和暂时性听力丧失,恶心、呕吐,眼球震颤,持续数秒或几十秒。多反复发作,一日数次,或一周数次。

(2)头痛

突然发生,多位于太阳穴处,持续数秒或数分钟;发作前常有一阵胸闷、心慌;有的患者表现为全头痛或枕、额部疼痛,视力模糊,神志恍惚等。

(3)视力障碍

迅速发生视物不清、偏盲、复视,或可出现阵发性短暂失明、瞬间恢复正常的现象。

(4)麻木

面、唇、舌、手、足、肢体出现间歇性麻木,可以是单侧或是双侧,可以是局部或是全部,范围可逐渐扩大,甚至可有短时间的温、痛觉丧失。

(5)猝倒

突感四肢无力而跌倒,但神志清楚、无意识障碍,可立即自行站起。容易在急剧转头或上肢反复活动时发生。

(6)肢瘫

突感一侧肢体软弱无力,失去控制或动作迟缓、笨拙数分钟。也可表现为步态失稳、肢体动作不协调。常伴有肢体感觉迟钝和麻木。

(7)疼痛

一侧手足肌肉丰厚处,出现间歇性抽搐或疼痛。多发生于休息或睡眠中。

(8)失语

舌头不灵活,想说说不出,言语含糊不清,可伴有声音嘶哑和吞咽困难。

(9)记忆丧失

突然发生严重的逆行性遗忘,对近日或10天内的事情失去记忆。

(10)定向丧失

短暂的定向不清,包括时间、地点、人物。有的患者表现为不能认字或不能进行简单的运算。

(11)精神异常

情绪不稳、精神紧张、异常兴奋、易怒,也有的病人神情恍惚、手足无措。

出现上述先兆症状,提示近期有发生中风的可能,尤其是原有高血压、动脉粥样硬化、心脏病、糖尿病的患者,应提高警惕,及时采取治疗措施。

四、常见表现

出血性脑病的常见表现有:常在白天急性发病,患者突然出现剧烈头疼、眩晕、呕吐、意识障碍、迅速昏迷。检查可见面色潮红、体温升高、呼吸深沉、脉搏慢而有力、大小便失禁、面瘫、偏盲、偏瘫、失语等,可有局部或全身抽搐。

缺血性脑病的常见表现有:多在安静状态或睡眠中缓慢发病,醒来时发现偏瘫、失语,轻度意识障碍,很少昏迷。症状多在数小时或数日内逐渐加重。

五、现场急救

① 出现先兆症状时,患者应当尽快离开危险境地(如高空、水边、火炉、马路中心等),转移到安全地带;保持冷静,避免激动,安静休息;血压高者可服用备用的降压药;必要时向周围的人求助。

② 对于猝倒在地、昏迷不醒的患者,救护者应当将患者移至安全地带,静卧,同时呼救。

③ 迅速解开患者束身衣领、裤带,取出活动义齿,清除口鼻分泌物和呕吐物,以保持呼吸道通畅。

④ 病人呼吸有鼾声,说明舌根后坠阻塞了气道,可托起下颌或牵出舌体,使气道顺畅。

⑤ 有条件时尽早吸氧。

⑥ 有抽搐的病人,应速让其平卧,按压人中、内关、足三里、涌泉等穴位,或针刺十宣穴。

⑦ 患者如出现大、小便失禁,应就地处理,不可移动上半身,以防脑出血加重。

⑧ 呼吸或心跳停止时要立即进行人工呼吸和胸外心脏按压。

⑨ 有高热者,可用冰袋置于头颈部和腋下降温。

⑩ 发病时血压高,且病人清醒又能喝水时,可给病人服降压药。反之,病人不清醒或喝水呛咳者不能喂药,以免进入气管引起窒息。

⑪ 不能随便给病人服抗凝药,如阿司匹林等,在分不清是缺血性还是出血性中风的情况下服用此类药有一定的危险性。若为出血性中风者服用阿司匹林可加重出血,阿司匹林只适合于缺血性中风。

⑫ 为防止脑出血加重,应尽可能请医生来家中治疗。若需送医院,应选较近的医院,在运送途中,车辆行驶应尽量平稳,减少颠簸震动,头部可用枕头适当

固定,减少晃动,上下楼梯与坡道时,应取头高、脚低位,并将患者稍抬高,随时注意病情的变化。

中风的关键是预防,应在医生的指导下积极治疗,适当运动、戒烟等。

第七节 咯 血

一、概念

喉部以下的呼吸道,包括气管、支气管和肺脏出血后,经口腔咳出,称为咯血。换言之,咳嗽痰中带血丝、血痰或较多鲜血,即为咳血,医学术语为咯血。每次咯血在 100 毫升以下的为小量咯血,100～300 毫升为中等量咯血,300 毫升以上为大量咯血。

二、引起咯血的常见原因

咯血常见于肺结核、支气管扩张、肺炎、肺脓肿等呼吸系统疾病,其次见于二尖瓣狭窄、心力衰竭、肺栓塞、遗传性毛细血管扩张症等心血管系统疾病,此外,原发性或转移性肺部肿瘤、喉部息肉或损伤也可造成咯血。咯血原因很多,出血部位却不外喉部、气管、支气管、肺实质。

三、咯血常见的表现

① 咯血前咽部发痒,有刺激感,随后咯出泡沫状混有痰液的鲜血。

② 咯血后痰中带血可达数日。

③ 咯血时病人大多精神紧张,恐惧不安。咯血量大时病人脸色苍白、脉搏增快,血压下降。

④ 急性大咯血时在短时间内有大量血液自口腔咯出或经口鼻喷出,可因血液、血块阻塞气道而引起窒息。

⑤ 窒息是大咯血致死的主要原因之一。如果大咯血发生在长期卧床、体质虚弱以及情绪非常紧张的患者时,可因无力咳出呼吸道内的血液而引起窒息。发生窒息时,患者突然感到胸闷、精神异常紧张并挣扎坐起,继而气急、呼吸困难、面色青紫、大汗淋漓、濒死挣扎,如不及时抢救,很快进入昏迷状态,甚至死亡。

四、现场急救

① 绝对卧床休息，尽量不要让患者看到咯出的血，安慰病人，解除患者的紧张情绪或恐慌心理。要病人保持轻而稳定的呼吸，不要使劲吸气或急呼气，也不要屏住气不呼吸。

② 要让患者采取半卧位，如果已经知道是哪一侧肺部患病的，可采用病侧向下的体位侧卧。

③ 患者有咳嗽时不要强忍，应轻轻咳出，如咯血量微多时，不要将血液咽下，以免血液积存在消化道；更不能怕出血而强忍不吐，以免将血液吸入气管内而造成窒息。

④ 遇到病人大咯血而休克时，膝下垫毛巾被、枕头等物，尽量把下肢抬高，这样使下肢血液回流入心脏，以维持重要器官的循环。

⑤ 如能确定咯血部位（如支气管扩张、空洞型肺结核出血），可在患侧放置沙袋、水袋，减少呼吸运动，有助于减少出血并帮助止血。

⑥ 小量咯血口服安络血、云南白药等止血药，结合止咳消炎，就能控制。中等量和大量咯血病人需要用垂体后叶素缓慢静脉点滴。对反复大咯血病人，尚需输新鲜血，补充血容量同时及时止血。

⑦ 患者在咯血过程中，如果咯血突然中止或骤然减少，同时出现胸闷和极度烦躁不安等症状，患者表情恐惧、精神呆滞、喉头作响，随即呼吸浅速甚至骤停、全身皮肤发绀、瞪眼张口、双手乱抓、虚汗淋漓、神志不清、大小便失禁，这表明患者发生了窒息。此时的抢救方法为：一人立即抱起患者的双下肢，使病人呈头低足高体位；另一人轻托患者颈部，使其头向背部屈曲，轻拍患者背部使肺内血液流出，同时撬开患者紧闭的牙齿（有假牙者要取下），尽量用手指抠出其口内的积血，还可用压舌板或筷子等物品刺激其舌根部、咽部，促使其产生咳嗽排血，以解除呼吸道阻塞。

⑧ 如果患者呼吸已经停止，应立即做口对口人工呼吸。如果咯血是肺结核引起的，为了防止传染，应先在患者的口鼻上盖一层纱布或手帕，然后进行口对口呼吸。

⑨ 若为大口大口咯血时，应暂时不进食饮水，待咯血暂停或稍微缓解后再喝点热开水、牛奶、豆浆或稀粥。

⑩ 为了防止精神紧张、保持镇静，可适当服些镇静止咳和止血药物，如安定1～2 片、咳必清 25 毫克、云南白药 0.2～0.3 克。

⑪ 现场急救中禁止使用吗啡和强力止咳药，以免因咳嗽中枢被抑制而引起患者窒息。

⑫ 大咯血时,不宜立即搬动患者,待病情稳定后,再尽快送往医院诊治。如果患者咯血不止,应及时送往医院或请医生前来救治。

第八节 呕 血

一、概念

呕血也叫吐血,是指从食道、胃、十二指肠等上消化道出血经口吐出。在一般人看来,呕血与咯血没有什么区别,表现均为从口中吐血,但呕血与咯血是两个不同的概念,咯血是呼吸道的出血,呕血却是消化道的出血。其引起的病因不同,急救的方法也有所不同。

二、常见的原因

① 胃、十二指肠溃疡出血;
② 胃炎、胃癌、肝硬化引起的食道下段静脉曲张破裂出血;
③ 急慢性胃粘膜病变、食道贲门粘膜撕裂症等;
④ 血液病、慢性肾炎尿毒症等病也可导致呕血;
⑤ 过分食辛辣、饮酒过量、暴怒伤肝、肝火亢盛均可诱发本病。

三、常见的表现

① 呕血前常有恶心、心悸;患者多有上腹部不适,胃病、胃损伤者常伴有上腹部疼痛等症状;
② 呕出的血液多呈暗红色,有时伴有食物或胃内容物;
③ 呕血后常伴有柏油样便或黑便排出;
④ 呕血病人全身软弱无力、头昏、眼花、心慌、口干;
⑤ 呕血严重者会出现皮肤苍白、四肢湿冷、烦躁不安、脉搏细速、尿量减少、血压下降、知觉丧失等休克症状。

四、现场急救

① 患者应绝对卧床休息,保持环境安静。对病人应给予精神上的安慰,消

除患者恐惧和紧张的情绪。

②保证呼吸道畅通,病人取侧卧位,头低足高,以保证上半身的血液供应,并注意保暖。要鼓励病人轻轻将呕出的血吐出,以防因血液堵住呼吸道引起窒息。

③救治呕血首先是治疗引起呕血的原发疾病,即所谓治病必求其本。如呕血由溃疡病引起,要使用抗酸药和胃粘膜保护药,如因肝硬化门脉高压引起,要使用降低门脉压的药。

④呕血时的局部治疗也很重要。可用冰水调云南白药或三七粉、白芨粉成糊状喝下,有利于止血。

⑤除严重休克或剧烈呕吐不能进食外,可立即给予流质饮食,如牛奶、豆浆、米汤,每 2 小时 1 次,每次 100 毫升,出血停止后可改为半流质无渣饮食。

⑥经以上处理后,应密切观察病情变化,注意呕血的量和颜色,待病情稍稳定后,速送医院治疗。在搬运患者时,动作要轻,运送途中车辆行驶要平稳,避免颠簸。

⑦如果止血效果不好,病人出现大呕血,且吐血不止,或已出现血压下降,甚至休克的危急情况,应强调就地抢救的原则,拨打 120,请医师出诊,就地给予静脉补液、止血、输血、升压等措施,不能乱加搬动和急于转送。待病情缓解后,再转送医院作进一步救治。

第九节　鼻　出　血

一、概念

鼻出血在生活中很常见,尤其气候干燥的地方更容易发生。医学上把鼻出血称为鼻衄。由于鼻粘膜的血管较丰富,位置浅表,受外伤或鼻腔本身疾患影响就很容易出血。鼻出血的部位大多在鼻中隔前下方的易出血区(Little 区),青少年、儿童患者绝大多数都发生在此部位,中老年患者多见于鼻腔后部的鼻咽静脉丛和鼻中隔后部的动脉。

二、常见的原因

引起鼻出血可分为局部原因和全身原因。局部原因有鼻外伤、鼻黏膜干燥、急慢性鼻炎、鼻窦炎、鼻息肉、鼻疖、鼻肿瘤等;全身原因有高热、高血压、血液病、肝脏病、尿毒症等。另外,营养障碍、维生素缺乏、风湿病、某些急性传染病及汞、磷、砷等化学物质中毒等均可引起鼻出血。

三、现场诊断

鼻出血多发生于一侧鼻孔。出血量少时,仅鼻涕中带有血丝;出血量多时,血可由一侧鼻孔涌出或从两侧鼻孔同时流出;出血量过大时,可出现头晕、口渴、乏力、面色苍白、出冷汗、心慌、脉搏细速、血压下降,甚至休克。

四、现场急救

少量的鼻出血,往往会不治而自行停止,一般无需特殊治疗。鼻出血后首先要对症止血再积极寻找病因。倘若出血量较多,可按如下方法紧急处理。

① 遇到鼻出血,应冷静,千万不要紧张,因为精神紧张,会导致血压增高而加剧出血。其实,丢失几百毫升血对人体损害不会太大,只要加强营养很快就能补偿。

② 患者取坐位或半坐位,头向前倾,不能后仰,否则,血液会顺着咽后壁流向喉部,引起呛咳而加重出血,或血液流入胃内,引起恶心呕吐,或血液流入阻碍气管,出现呼吸困难,引起窒息。

③ 患者张口呼吸,用拇指和食指紧捏两侧鼻翼数分钟,一般压 5～10 分钟多能自行凝固止血,或用手指按压前发际正中线下 3～6 厘米处,10～15 分钟亦可止血。

④ 可用冰块、湿冷毛巾、冰袋等敷患者前额、鼻梁处或鼻根部,促使末端血管遇冷收缩止血。湿冷毛巾或冰块要经常更换,使局部保持较低温度。

⑤ 将病人双足浸入温水中,使下肢血管扩张,血液下行,减少出血。

⑥ 现场可用干净的衣物、手帕填塞鼻腔止血,有条件者用凡士林纱布条或明胶海绵填塞出血的鼻腔,止血效果更佳。

⑦ 举手止血法。左鼻孔出血举右臂,右鼻孔出血举左臂,两鼻孔出血举双臂,血止后稍停片刻再将手臂放下。举臂时身体要挺直,举起的手臂与地面垂直。

为防止鼻出血,生活中应多饮水,多吃富含维生素的蔬菜和水果。干燥季节可在鼻腔内涂些金霉素软膏等。对于反复出血者一定要找出病因,并根据不同情况、不同原因采取不同的综合治疗方法。如有的要降血压,有的要补充维生素,有的要给予抗生素预防感染,有的要手术矫正鼻中隔,有的要彻底切除鼻腔肿瘤等等。

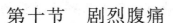

第十节 剧烈腹痛

剧烈腹痛是常见的危急情况,其后果严重程度因疼痛性质和部位的不同而异。虽然危害程度并不一定与疼痛成正比,但不少剧痛可危及生命。而剧痛本身也令人难以忍受,须立即作出处理如下。

① 急性剧烈腹痛的情况十分常见,也非常复杂,其中不少是致命的,应立即送医院诊治。

② 急性剧烈腹痛的同时或先后出现体温升高,常为腹腔内脏器的急性炎症,应立即求诊,不要擅自服用止痛药和退热药,以免影响到诊断的正确性。因为不同性质的腹痛,处理方法截然不同。

③ 如饱食后中上腹疼痛剧烈,一阵阵加剧,伴呕吐等,有可能是急性胰腺炎,危险性很大,必须迅速送医院明确诊断,进行抢救。同时,绝对禁止进食。

④ 如原先有溃疡病史,突然发生剧烈腹痛,很可能是胃肠急性穿孔,应立即送医院抢救。绝对禁止进食。

⑤ 突发的腹部剧痛,呈绞痛样一阵阵发作,很可能是胆石绞痛、肾结石绞痛或胆道蛔虫症、急性肠梗阻等。不可自行服用各种止痛剂。

⑥ 腹部某一部位剧痛,伴面色苍白、冷汗、手足冷,如腹部曾遭受过暴力撞击,很可能是腹腔脏器破裂出血,应立即送医院,同时密切注意呼吸和心跳的征兆。如见到呼吸困难,伴有左臂、左肩部放射样疼痛,必须考虑心脏病可能。

⑦ 腹痛较剧,一时救护车未至,在送医院途中,可采用针灸或点压法暂时缓解一下腹痛。可针刺或点压合谷、足三里穴,并用左手搓暖后放在其脐眼周围,右手拇指和食指点压按揉肝俞、胆俞、脾俞、胃俞等,有时可明显缓解疼痛。

第十一节 低 血 糖

在日常生活中常常遇到有的人突然皮肤及颜面苍白、出冷汗、饥饿感觉、心慌、疲乏无力、手足颤抖,严重者头晕眼花、神志不清、昏迷不醒。这时,我们首先想到的是喂病人一些糖水,如果病人的症状减轻或消失,这就是低血糖症。

低血糖可分为两种情况。一种是症状出现于空腹较长时间之后,往往在早晨未进餐之前。它可能是器质性病变所致,如胰外巨大肿瘤、严重肝病等;也可能是功能性低血糖,无原发病理损伤,如严重营养不良、药源性低血糖。日常生活中常见的因素有:连续剧烈的体力劳动、哺乳期妇女饮食不足、呕吐或腹泻后未及时补充营养、未及时进食而过度锻炼;有些人在上学或上班前,不吃早餐,到中午时,往往感到头昏眼花、心慌乏力、出冷汗,严重的可晕倒。另一种是低血糖症状发生在进食的 2～5 小时后,称为餐后低血糖。主要是因某些因素引起胰岛素分泌过多所致。

发生低血糖后,迅速吃些点心、糖果,喝些糖水、果汁等,症状便有所缓解或消失,重症者立即静脉注射 50％葡萄糖 50 毫升,静脉滴注 5％～10％葡萄糖液,直至症状缓解后再送医院作相应治疗。有低血糖发作病史者,为了自救互救的需要,衣服口袋里可装些水果糖等,最好随身带救生卡,卡上标明:"低血糖患者,突然昏倒时请给些糖水喝!"

重要的是如何预防低血糖的发生,不要进行持续时间过长的剧烈的体育活动或体力劳动,应注意休息;养成良好的饮食习惯,保证一定量的早餐;哺乳期的妇女,应适当加餐;学龄儿童正处在发育生长期,消化功能强,故应增加课间餐;患有糖尿病的病人,口袋内应放几块硬糖或饼干之类的食品,一旦出现低血糖症状,可立即进食,便很快恢复正常。

第十二节　中　暑

一、原因

长时间在烈日或高温环境下工作,由于阳光辐射和高温作用,气温超过皮肤温度(一般摄氏 32℃～35℃)、或机体适应能力减低(如年老、孕产妇、术后、体弱、睡眠不足、过度劳累)时,散热困难,甚至从外界受热,这时人体只能通过汗液蒸发进行散热。但如空气中湿度高,通风不良时,汗液蒸发散热减少,就会造成热在体内蓄积,出现体温调节障碍、水盐代谢紊乱和中枢神经损害等所致的一系列症状群,即为中暑。在我国长江流域及其以南大部地区,夏季天气炎热,气温较高,尤其 7～8 月间,发生中暑的机率较高。北方各省如山东、河北、河南,盛夏时尤其在中午气温亦高,但空气湿度不高,一般不易发生中暑,只在热流侵袭时,才有发生中暑的危险。在工厂矿山等生产企业以及农田作业时,有些场所气温高、湿度大,尤其在南方地区,具有一定程度的职业性危害。因此中暑主要是由高温引起的,同时还与空气湿度、风速、劳动强度、在高温环境持续时间、体质强弱、营养状况、水盐供给及健康状况等有关,可见其病因是复杂的。

中暑按轻重程度不一,可分先兆中暑、轻症中暑和重症中暑。重症中暑病人根据不同发病机制,可分中暑高热、中暑衰竭和中暑痉挛。中暑高热病人体内有大量热蓄积,典型临床表现除高热外尚有昏迷及无汗,如抢救不及时,易致死亡。中暑衰竭无多量积热,一般较高热型为轻。中暑痉挛发生在剧烈劳动后,但不直接与高温有关,主要表现为肌肉痛性痉挛和低钠血症。急救主要对象为中暑高热。

二、现场诊断

在高温环境下,如有全身明显疲乏感、头昏、胸闷、心悸、注意力不能集中、口渴、大汗、恶心等症状,检查有面色潮红、呼吸快而弱、皮肤灼热、体温升高(摄氏38.5℃)及早期循环衰竭的症状(如面色苍白、血压下降、脉搏细速等),为轻度中暑征象。如不及时处理即可发生昏厥、昏迷、痉挛或高热,进入重症中暑。

现将重症中暑3种类型的表现归纳如下。

(1)中暑衰竭

最为常见,体内并无过度热积蓄,而系心血管功能对高温不能适应的一种表现。起病较急,先有眩晕、头痛、突然昏倒以及短时神志不清、病人脸色苍白,皮肤冷汗,脉弱或缓,血压偏低但脉压正常。

(2)中暑痉挛

病人多系健康青壮年,且往往已能适应高温者。症状发生在强体力劳动大量出汗后。通常表现为短暂的、间歇发作的骨骼肌痉挛,症状类似急腹症。

(3)中暑高热

常发生在持续几天高温或从事高温作业后,大多见于老年及原有慢性病者。典型表现有高热、昏迷、皮肤灼热而干燥,大多数者具有无汗症。病人呼吸快而弱,脉搏可达140次/分钟,收缩期血压上升而脉压增宽,肛温可超过摄氏41度,甚至高达摄氏43度。如不及时抢救,可迅即发生休克或右心心力衰竭、肺水肿、脑水肿及肝、肾功能损害等严重并发症而死亡。

三、现场急救

1. 急救措施

立即撤离高温环境,在阴凉安静处休息并补充含盐冷饮。疑有中暑痉挛,可口服含盐清凉饮料。

中暑高热的抢救应分秒必争。治疗原则是迅速降低过高体温,积极防治休克、心力衰竭、脑水肿和肾功能衰竭,尽快纠正水、电解质和酸碱不平衡。

(1)物理降温

将病人置于摄氏25度室温的床上,在头部、腋下和腹股沟大血管处放置冰袋,同时用冷水或酒精擦洗和摩擦全身。降温过程中注意体温、血压、心率。当肛温下降到摄氏 38 度左右暂停降温,待体温回升后继续进行。

（2）对症处理

抽搐时肌肉注射安定 10 毫克或苯巴比妥钠 0.2 克;呼吸衰竭时要保持呼吸道通畅、吸氧及人工呼吸。

2. 搬运和转送

① 车辆保持通风,如温度过高,可用冷水降温。最好用空调车转送病人。

② 途中继续采用降温措施。

③ 继续现场急救未完的治疗。

④ 密切观察体温、脉搏、呼吸、血压和意识的变化。

第五章　常见严重损伤与意外的急救

第一节　概　　述

损伤是因外力作用引起身体损害的总称。由于工业、农业、交通运输和国防事业的发展，损伤日益增多，成为现场急救的主要病种之一。

作用于机体而引起损伤的原因是多种多样的，主要有机械的，物理的（高热、冷冻、电流、放射能等），化学的（酸、碱、有毒气体等），生物的（蛇咬伤等）。在现场急救工作中，最常见的是机械性损伤，一般分为钝器伤、锐器伤及火器伤三大类。钝器伤有坠落、徒手、砖石、棍棒打击等，锐器伤有切割伤、砍伤、刺伤、剪伤，火器伤有枪弹伤、爆炸伤等。根据损伤的体表皮肤的完整情况又可分为：① 闭合性损伤，即在外力作用下，局部皮肤没有创口，损伤深部的皮下、肌肉、骨组织和内脏；② 开放性损伤，即受伤部位皮肤完整性受到破坏，深部组织与体外环境发生接触，从而受到污染。

各种致伤因素所致的损伤，性质有所不同，熟悉各种致伤因素损伤的特点，对损伤的诊断和处理有一定的帮助。致伤因素的强烈程度和作用于人体的部位与受损害程度有密切联系。

一、损伤症状

1. 疼痛

所有的损伤者都有不同程度的疼痛，疼痛的程度因损伤的部位和程度而异，这是身体重要的防御反应。因为疼痛剧烈会进入休克状态，所以受严重损伤的患者，一定要迅速地止痛。

2. 休克

因受到较强外力创伤引起的休克称为创伤性休克，因出血等引起有效循环血量减少可产生失血性休克，因剧烈疼痛所致的休克称为疼痛性休克。此时全身性的反应是末稍循环障碍,有血压下降、面色苍白、四肢厥冷、神志淡漠等症状,给予镇痛剂、强心剂和输液等处理措施症状可好转。

3. 出血

颅内出血多出现脑压迫症状,胸腔内出血可以出现呼吸障碍,如果出血量超过1 000毫升,会产生失血性休克。在对损伤性休克适当处理后,血压仍然低或偏低,一定要考虑到出血量的问题。

4. 急性呼吸障碍

① 气道狭窄、闭塞。

② 因肋骨、胸骨骨折限制了胸部的运动。

③ 因肺、胸壁损伤产生的血气胸。

④ 呼吸中枢病变。

⑤ 肺栓塞、溺水等。

对急性呼吸障碍的处理原则是确保呼吸道通畅,鼻导管给氧,必要时实施人工呼吸。

二、现场急救

现场急救的一个重要原则是保证和维持病员的生命。根据这个原则,现场抢救要注意以下几点。

① 先应积极改善全身状况再进行局部治疗,如有休克者应先积极抗休克。但如局部情况得不到及时处理就无法改善全身状况时应及时处理局部,如出血性休克时的局部出血。

② 在多发性损伤时应分清主次、轻重、急缓进行处理,其判断依据是对生命的威胁程度。

③ 在有大量伤员时,必须对伤员的伤情按轻重进行分类,再根据急缓进行救治和转送。

④ 在处理伤员时,应采取最简单有效的方法来处理局部损害,不宜过多地增加伤员的负担,不必紧急处理的不要在现场处理。

三、搬运和转送

① 搬运和转送要平稳,以减少伤员的痛苦和再损伤,途中密切观察伤员的生命体征和病情变化,必要时停下来抢救后再转送。

② 注意保持伤员的特定体位。

③ 注意观察上夹板和止血带伤员的肢体末端循环情况。

④ 注意伤员伤部情况,发生变化重新处理。

⑤ 冬季要注意保暖,高温天气注意防暑。

⑥ 转送到就近有条件治疗该伤员病情的医院。

第二节　颅脑损伤

颅脑损伤较常见,伤情复杂,死亡率高。按脑组织是否与外界相通,分为闭合性伤和开放性伤;按损伤的部位可分为头皮伤、颅骨伤和脑损伤。头皮伤、颅骨伤和脑损伤,可以单独发生,也可同时发生。在现场急救中脑损伤是主要的,常危及病人的生命。脑损伤的进程受多种因素的影响,变化较快,必须及时处理,严密观察,迅速运送到医院。

一、迅速了解病史

颅脑损伤严重且致命,病史采集应在 2 分钟内完成,可向病人及在场其他人员了解。应注意了解:① 受伤时间;② 受伤原因及受伤时头部所处的位置,以判断损伤的可能和严重性;③ 外力的性质和头部的着力点,如枕部着地,往往产生额颞叶的对冲伤;④ 伤后的意识改变和发生的时间,如昏迷—清醒—再昏迷为急性硬脑膜外血肿的典型症状,双侧瞳孔的大小改变常提示脑疝、严重脑挫裂伤或脑干伤;⑤ 已施行了何种检查和治疗方法。

二、全身一般检查

① 病人一般情况如脸色,四肢和皮肤有无出汗、厥冷,并注意全身损伤的可能和严重性,1/4 的颅脑损伤者常伴有颈椎骨折。

② 血压、脉搏和呼吸等生命体征检查。血压下降,除头皮大量出血外,常为身体其他部位的损伤出血。

③神经系统检查

● 意识状态,应定时检查,并作详细的记录。

● 瞳孔,双侧瞳孔大小、形态和对光反应。

101

三、头部检查

头部着力点,如头皮擦伤、裂伤和皮下血肿等。

1. 头皮损伤

头皮分5层,即表皮、表皮下和帽状腱膜粘合成一层,其中存在血管,不易收缩,损伤后易出血。帽状腱膜下为一个潜在腔,整个头皮下连成一个腔隙,骨膜在骨缝处与颅骨粘合,其余松松覆于颅骨外表面,无成骨能力。

现场紧急处理

(1) 擦伤

表皮伤,局部出血可加压止血,创面消毒处理和包扎即可。

(2) 挫裂伤

常累及头皮全层,先止血,有条件消毒后用无菌敷料包扎。

(3) 头皮血肿

一种是皮下血肿,为小的硬块,疼痛,不需特殊处理。另一种为帽状腱膜下血肿,小儿多见,巨大的血肿可在严密消毒下抽取,然后全头部包扎压迫止血。还有一种是骨膜下血肿,血肿局限于1块颅骨范围内,巨大血肿的处理同帽状腱膜下血肿。

(4) 头皮撕脱伤

大量出血可致休克,在现场应镇痛、抗休克和止住活动性出血点,用尽量干净的敷料包扎。完全撕脱的头皮应干燥冷藏随病人送医院。

2. 颅骨骨折

各种颅骨骨折在院前急救中诊断难易有所不同。颅盖骨线形骨折和头皮无损伤的小凹陷骨折诊断往往很困难,但如果同时有伤口存在,则容易发现颅骨骨折的裂隙和凹陷。颅骨骨折本身在院前急救中并非都重要,大多不需要特殊处理,但必须确定是否同时有脑损伤存在、是否是开放性骨折、是否引起脑脊液经耳或鼻孔外流、是否合并颅内血肿。同时还要认识到,凹陷性骨折,陷入颅内的碎骨片可刺破脑膜或损伤脑组织。

现场紧急处理

(1) 颅骨线型骨折

本身不必处理,但在颞部、静脉窦表面和后枕骨骨折线,对诊断颅内血肿有帮助。

(2) 凹陷骨折

如有伤口要给予包扎,及时送医院进一步处理。

（3）颅底骨折

处理原则包括：使用破伤风抗毒血清；使用抗生素，防止脑膜炎；不能在鼻孔、外耳道口填塞止血；注意大出血后血容量不足；及时处理脑脊液鼻漏和耳漏。

3. 脑震荡

（1）现场诊断

脑震荡是脑损伤中较轻的一种，以中枢神经系统功能障碍为主，其现场诊断要点为：

① 有颅损伤史。

② 伤后立即昏迷，在 30 分钟之内清醒，或虽无昏迷而存在逆行性遗忘。

③ 神经系统检查正常，特别注意在伤后一过性出现的面色苍白、四肢软瘫、全身冷汗淋漓、瞳孔或大或小和生命体征不稳定。

（2）现场急救

保持安静，呼吸道畅通，给氧。神志清醒后上述症状消失，但可能存在头晕、头痛、恶心（呕吐少见）和烦躁不安等。给予对症处理，但应重视脑震荡后伴发严重脑伤，所以脑震荡病人应送医院观察治疗，以免漏诊。

4. 脑挫裂伤

脑挫裂伤是脑组织、神经和血管的器质性损伤。

（1）现场诊断

① 伤及头部。

② 伤后病人意识丧失时间大于 30 分钟。因伤情不同，昏迷深度和持续时间极不一致，严重者死亡或成为植物人状态。苏醒后病人常有兴奋躁动，嗜睡及其他意识障碍。

③ 颅内压增高表现。

④ 有神经系统病灶性体征，如偏瘫、单瘫、失语、尿崩和嗅觉丧失等颅神经损害表现。

此种病人昏迷较深，持续时间长，可见到瞳孔改变。一侧瞳孔持续散大常提示脑疝，应立即送医院手术。

（2）现场急救

① 对脑损伤病人应加强瞳孔、意识和生命体征的密切观察。

② 保持呼吸道通畅和充分供氧，头高半卧位。

③ 对症处理，立即送医院。

5. 开放性颅脑损伤

开放性颅脑损伤是指头皮、颅骨和脑膜均有破损，脑组织暴露在空气中，常伴有颅骨复杂骨折、颅底骨折、颅内异物、脑脊液漏、脑组织膨出（脑水肿或血肿）

及大出血。易并发颅内感染如脑膜炎、脑脓肿、硬膜内或外脓肿。死亡率和残废率高。

（1）现场诊断

头部有外伤史，严重病人有昏迷、大出血和休克，常很快死亡。有颅内血肿者，产生颅内压增高、脑疝和意识障碍。

（2）现场急救

首先应进行全身支持疗法，保持气道通畅，给氧和抗休克等。要及时给予止血和无菌敷料包扎（现场没有条件时，可用干净衣物临时代替）。

四、现场急救

1. 急救原则

（1）无意识障碍病人处理

病人外伤时和伤后无意识障碍，无频繁呕吐、头痛、颈软，无明显神经定位体征，可在有人陪同下到医院就诊。

（2）对短暂意识丧失病人的处理

病人外伤时有短暂意识丧失，无明显神经定位体征或为枕部外伤时，在严密观察下转送到医院。

（3）有神经定位体征病人的处理

病人外伤时有意识障碍或检查有神经定位体征，病人尚能对周围事物有简单反应，立即送往有脑外科的医院。

（4）对昏迷病人处理

病人受伤时就有意识障碍且持续时间较长或语言混乱，不能按吩咐行事，由浅昏迷到重度昏迷的病人均应及时做气管插管以保持呼吸道通畅。及时送往有脑外科的医院。

2. 急救措施

① 颅脑外伤伴有呕吐时，要注意呼吸道的通畅，口腔内食物要及时清理干净。

② 有开放性颅脑损伤时，要先给予止血包扎伤口，防止再污染，然后再进行简单的检查和处理。

3. 搬运和转送

① 颅脑外伤的病员很可能伴有颈椎的外伤，因此不能轻易地搬动颈部。

② 将头部抬高 15～30 度，以降低颅内压。

③ 途中平稳行驶，严密观察病人生命体征，特别是血压、心律、呼吸和瞳孔

变化,注意脑疝的发生。

④ 做好现场急救和途中的病情观察记录,转送到医院后做好交班,以保证接收医院治疗的连续性。

第三节　颈部损伤

单独的咽、喉、气管、食管外伤少见,多发生于颈部外伤时,见于勒缢、扼颈、刎颈、交通事故或其他意外事故时损伤。颈部解剖关系复杂,有大血管、咽、喉、气管、食管、神经、颈椎和脊髓等重要结构,外伤后会直接影响呼吸及消化系统功能、脑血液供应以及神经或脊髓功能,若处理不当,可引起一系列的并发症,甚至在短期内发生窒息和大出血致死。

一、颈部解剖

颈部损伤与颈部的结构有密切的联系。颈前方上界是下颌骨下缘至乳突连线,下缘是胸骨柄、锁骨上缘。颈后方是枕骨粗隆下缘至乳突连线,下缘是锁骨至第七颈椎棘突。

颈前方有食管、气管的颈段,颈总动脉鞘内还有颈内静脉。血运丰富的甲状腺及供应血管。气管两侧有粗大的颈总动脉,颈内、外动脉。锁骨后方有锁骨下动脉、静脉及臂丛神经。此外还有迷走神经及来自迷走神经的喉返神经、膈神经和胸导管等组织。

颈后方除粗大的肌肉外,还有颈椎、椎间动脉和颈段脊髓。

二、原因和分类

1. 钝性损伤

任何强大的暴力,如击打、勒缢、坠落等均可引起颈部严重钝性损伤。颈段脊髓损伤可引起高位截瘫,血管损伤可引起大出血,压迫气管移位窒息;气管直接受伤可致塌陷引起窒息;颈动脉窦受刺激可导致意识丧失、脉搏缓慢、血压下降、声门痉挛等。

2. 开放性损伤

多见锐器伤,如枪弹、刀伤等。开放性损伤常导致大出血,休克而死亡。另外还可引起窒息、空气栓塞等致命后果。

三、现场诊断

在询问病史了解受伤情况的同时进行体检。对严重伤害应先采取抢救措施后再追问病史。

损伤史：扼要而迅速地询问损伤经过、时间、原因，有否锐利异物进入颈部。

症状：颈部损伤迅速死亡的主要危险是大出血、空气栓塞和窒息等。

1. 颈前部钝性击打伤

气管在颈前正中，并较浅，遭受打击后可塌陷或软化，致呼吸困难，尤以吸气困难为主。颈动脉窦受钝性击打后，可突然意识丧失、血压剧降、脉搏缓慢、声门痉挛、心搏骤停立即死亡。

2. 颈部勒缢伤

颈部勒缢虽属于钝性损伤，但有别于击打损伤，往往造成颈部多器官闭合性复合伤。勒缢主要指颈前部受到软的绳索、硬的棍棒、胳膊的勒缢，使气管、血管受到持续压迫或颈动脉窦、迷走神经反射，引起呼吸、心搏骤停的严重伤害。可以全颈部或一侧颈部受压，如不迅速急救，立即导致死亡。

颈部勒缢伤的诊断依据：

① 颈部有勒缢痕迹；

② 当动脉全闭塞时，颜面苍白；动脉不完全闭塞时颜面青紫、瘀血；

③ 眼球结膜及鼻腔可有出血；

④ 勒缢部位在甲状软骨上方时，舌尖不挺出唇外；压在甲状软骨以下时，舌尖挺出唇外；

⑤ 在有挣扎及抽搐时，可有软骨组织或骨关节损伤；

⑥ 当发现时，往往呼吸心搏已停止。

3. 颈前部开放伤

常见的有切割、砍伤、刺伤等。

（1）气管损伤

气管开放性损伤往往伴有不同程度的皮下、肌肉出血，甚至血管损伤。吸气时有特别的哨声，呼气时有气泡或吹肥皂泡样症状。当有大量血液吸入后，即可引起极度呼吸困难，气管内呼噜作响，甚至窒息。单纯气管刺伤，外口较小，可引起皮下气肿及纵隔气肿。

（2）颈动脉损伤

颈动脉及其分支极易因切割伤、刺伤、砍伤引起大出血，迅速引起休克死亡。当动脉被刺伤后，外口较小者，因出血外流不畅，受伤侧颈部迅速隆起，气管受压移位,引起呼吸困难,如不及时处理很快引起死亡。

（3）静脉损伤

颈部刺伤,因外口小,损伤静脉后,出血不能外流同样可引起气管压迫症状。较大的切割伤、砍伤除引起大量出血外,主要危险是空气栓塞。在吸气时胸腔负压增加,可听到明显的吸吮音。空气栓子可进入心脏和颅内,引起呼吸困难、脉快、胸痛等症状并危及生命。

（4）喉返神经的损伤

喉返神经支配着除环甲肌外的所有喉内肌肉,支配声带的运动。外伤受损后,可使外展肌麻痹,导致声门关闭使呼吸极度困难,威胁生命。

四、现场急救

1. 急救措施

① 尽快解除勒、缢和使气管受压的原因。

② 尽快解决因颈前部位引起的呼吸困难或反射引起的呼吸心跳停止。

③ 有颈部开放性损伤时,有明显出血者需立即用手指压迫止血,要压向脊柱侧然后给予填塞法止血,切忌用绷带环绕颈部压迫止血,以免压迫气管引起呼吸困难或压迫颈静脉使血液回流受阻,而发生脑水肿。若没有明显出血,用清洁敷料包扎伤口。

④ 保持呼吸道通畅,用一切方法吸出气管内血液和痰液。

⑤ 颈前部损伤时易伴有颈椎损伤,急救时注意防止高位截瘫的发生。

⑥ 有失血性休克发生时要给予抗休克治疗。

2. 搬运和转送

① 现场急救后及时转送。

② 怀疑有颈椎损伤者,搬运和转送时要严格按颈椎骨折要求进行。

③ 有呼吸困难者途中继续给氧,有休克者继续抗休克治疗。

④ 注意颈部伤口的变化,严密观察病人的生命体征,如有变化随时进行急救。

⑤ 作好急救记录,认真向抵达医院的接诊医生交班,为院内急救提供依据。

第四节　胸部损伤

胸部损伤在战时和平时较常见。胸部损伤后常导致呼吸、循环功能障碍,伤情危急,死亡率较高,因此,对胸部损伤伤员都应按重伤员处理。大多数胸部损伤,通过比较简单的处理就可排除危险,需开胸手术或较复杂的处理者是少数,一些比较简单而又危及伤员生命的胸部创伤,如开放性气胸胸壁创口的封闭、张力性气胸的减压等,在现场即可进行处理。

一、胸部伤的分类

胸部伤分闭合性伤和开放性伤两大类,后者以胸膜屏障完整性是否被破坏又分为穿透性和非穿透性伤。

1. 闭合伤

常发生在平时,由钝性撞伤或挤压等原因引起,可产生胸壁挫伤、肋骨骨折(伴有或不伴有连枷胸)、气胸、血胸、肺挫伤、支气管破裂、膈肌破裂、主动脉破裂、心脏挫伤或室间隔穿孔、主动脉瓣或房室瓣膜或心脏游离壁破裂。其次,在战时,爆震伤也不少见,常造成肺损伤。

2. 开放伤

平时由锐器如刀、剑、有锋利尖端的刺器等引起。战时则以火器伤最多见。穿透伤随伤道的不同,可出现肺、心脏或大血管以及腹部脏器等不同的合并损伤,造成血胸、气胸、血气胸,肺、支气管裂伤,食管和膈肌穿透伤,以及心脏或大血管穿透伤、心包堵塞等严重创伤。

二、现场诊断与急救

1. 肋骨骨折

肋骨骨折在胸部损伤中最常见,一般是闭合性损伤。造成肋骨骨折的是直接暴力或间接暴力。直接暴力是暴力直接打击在胸壁上,使受力部位的肋骨向内弯曲以致折断。由于骨折端向内,容易损伤胸膜和肺,以致并发血、气胸。间接暴力如挤压伤,一般较少并发胸膜、肺的损伤。一根肋骨在二处折断时叫肋骨双骨折,多根肋骨双骨折可造成胸壁软化,呈现反常呼吸运动,严重地影响呼吸功能。如不及时处理,常可危及生命。

锐器、火器伤所造成的肋骨骨折,均为开放性骨折,并伴有血、气胸或胸内、上腹部重要器官损伤。

(1)诊断要点

① 胸部外伤史　明确受伤的时间和致伤情况。

② 症状　根据损伤部位和程度出现胸痛、呼吸困难、紫绀、咯血或休克。

③ 体征　检查时应注意呼吸情况、脉搏、血压,气管有无移位,有无皮下气肿,胸壁局部有无创伤,创伤处有无压痛。挤压胸部时可引起骨折处疼痛,有时在伤处可触及骨擦感。如合并有胸膜、肺损伤,在受伤处可能有皮下气肿,伤侧呼吸音减弱,叩诊呈鼓音。多根肋骨双骨折时,可见到伤处胸壁塌陷,并有反常呼吸运动。患者常有明显的呼吸困难,可能有紫绀、休克等。

（2）现场急救

① 单纯性肋骨骨折,胸壁软组织仍保持完整,一般骨折断端无明显移位,无需特殊处理。

② 多根肋骨双骨折,可用厚层敷料垫放在软化的胸壁上,并加压包扎,以减轻反常呼吸运动。

③ 开放性肋骨骨折,给予清洁敷料包扎。有胸膜破损者应放置闭式胸腔引流。

2. 血胸

（1）血胸产生的原因

① 心脏及大血管破裂伤。

② 肺挫伤。

③ 肋间或胸廓内血管裂伤。

（2）诊断要点

有胸部外伤史,又有胸膜腔内积液的体征,血胸的诊断应无困难。但在闭合性损伤而且出血量不大时,可能不易诊断。最可靠的诊断方法是进行胸腔穿刺术。在现场急救中重要的是确定是否有继续出血及大约的出血量,特别是大量持续出血存在,病人休克逐渐加深,必须给予及时的抗休克治疗。

（3）现场急救

① 胸腔少量出血,病人一般情况好,症状轻微,有伤口者给予包扎后即可转送医院,途中严密观察心率、血压的变化。

② 胸腔大量进行性出血,症状较重,出现休克者,在抗休克的情况下立即转送医院。

3. 气胸

任何原因导致空气进入胸膜腔均造成气胸。胸部穿入性损伤,气管、支气管、食管破裂以及骨折端戳破胸膜、肺组织时,均可并发气胸。

根据胸膜空气通道的情况,气胸可分为闭合性、开放性和张力性三种。空气进入胸膜腔后,空气通道已经闭合,称为闭合性气胸;空气通道继续畅通,空气仍可进出胸膜腔,称为开放性气胸;空气能进入胸膜腔,但不易排出,胸膜腔内气体不断增加,压力逐步上升,则称为张力性气胸。

（1）诊断要点

① 有胸部外伤史。

② 闭合性气胸：气胸气体少量时，病员仅略感胸闷；气胸气体大量时，则有胸闷、气急。

③ 体检：可发现气管、纵隔向健侧移位，伤侧胸部叩诊过度回响，呼吸音降低。

④ 如胸壁有伤口，并有空气进出响声，可肯定为开放性气胸。

⑤ 胸部闭合性损伤，伤处皮下有气肿时，多有气胸存在，如广泛发生皮下气肿，往往为张力性气胸。

⑥ 肺组织裂伤，伤员有咯血。

（2）现场急救

① 闭合性气胸，气体量不多，症状轻者在观察下送往医院；症状较重者，应行胸腔穿刺抽气后送往医院。

② 开放性气胸，胸壁有穿入性伤口，应立即用厚实敷料封盖包扎，然后送往医院，见图 5-1 所示。急救现场可以保鲜膜、胶带等缠绕、粘贴，达到临时封闭伤口的目的。

③ 张力性气胸，应立即于胸膜腔内插入排气针排气，或行胸腔闭式引流，情况许可后送往医院。

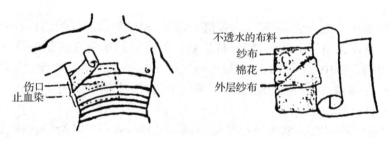

伤口
止血染

不透水的布料
纱布
棉花
外层纱布

图 5-1　厚实敷料封盖包扎

三、搬运和转送

严重的胸部损伤，病人病情危重，现场不可能解决所有问题，在紧急处理后，要立即转送到医院进一步救治。搬运和转送途中应注意以下问题。

① 胸部外伤应采取半卧位或仰平卧位。

② 有休克者途中继续给予抗休克。

③ 保持呼吸道通畅，及时清除气管内的血液或其他分泌物。

④ 有胸腔闭式引流者，引流瓶必须低于腋中线 30 厘米以下，防止引流瓶中

液体倒流入胸腔。

⑤ 开放性气胸在搬运和转送途中密切注意敷料的松动和漏气，如有松动和漏气，应及时给予处理。

⑥ 在搬运和转送途中，严密观察病情，并时刻警惕张力性气胸的发生。

第五节　腹部损伤

一、概述

腹部伤关键是确定有无内脏伤。实质脏器或血管损伤能引起严重出血及休克，常造成早期死亡；空腔脏器的伤可因内容物流入腹腔而引起腹膜炎，是伤员后期多脏器功能衰竭死亡的主要因素。一般诊断开放伤较易，闭合伤较难，而多发伤则易漏诊、误诊。需要准确询问受伤史与细致的检查。伤员的治疗效果主要决定于伤后距手术时间的早晚，内出血、脏器损伤的严重程度，损伤脏器数目的多寡和治疗技术等。

二、症状和体征

常因伤情不同而有区别，但均以腹痛、休克及腹膜刺激症状为主要症状。典型的腹内脏器伤常有初期休克，随即有腹痛及腹部压痛，继之出现隐匿的内出血（烦躁不安、面色苍白、口渴、血压下降）或腹膜刺激症状（腹部压痛、肌紧张、反跳痛）。空腔脏器（胃、肠、肝外胆道等）破裂，腹膜刺激症状明显。随着病情发展，出现腹胀、肠鸣音减弱或消失。胃肠道破裂，常出现肝浊音界缩小。实质脏器伤引起的腹腔积血，除胆汁、胰液等进入腹腔外，一般腹膜刺激症状较空腔脏器内容物所致者为轻。当腹腔积血多时，可出现移动性浊音，肠蠕动多处于被抑制状态。压痛最明显处常是损伤脏器所在部位。但在多发伤时，腹部症状往往被掩盖，必须警惕。

三、现场诊断

对腹部伤的诊断，最重要是确定有无腹部脏器伤，而不是确定哪个脏器伤，尤其有多发伤时这点显得更为重要。多发伤是造成腹部伤诊断困难的主要原因之一。完整的病史、熟练的体检及其他的诊断方法，对正确的诊断是有用的，特别在受伤初期必须警惕有无早期休克或出血表现。根据处理原则可将腹部伤分为三类：① 出血：如实质脏器或血管损伤则以出血性休克为主；② 腹膜炎：如空腔脏器破裂则以腹膜刺激症状为主；③ 既非出血，又不是腹膜炎，如腹壁、肠系膜或横膈损伤。

1. 闭合伤

（1）有无内脏伤

多数腹部伤临床表现较典型，要确定有无内脏伤一般并不困难。但是早期的腹内脏器损伤而体征尚不明显者、单纯腹壁软组织伤、合并腹部以外的严重多发伤有时诊断较困难。为防止漏诊，必须做到：① 详细询问受伤史：包括受伤时间、地点、受伤当时情况和伤后急救处理经过。② 系统而有重点的全身和局部检查：包括呼吸、脉搏、血压的检查，腹部要注意腹壁软组织有无挫伤、瘀血斑，特别要注意腹部压痛、肌紧张和反跳痛的部位及程度、肝浊音界、移动性浊音、肠蠕动等。

（2）什么脏器伤

如确定为内脏伤，则须进一步明确为实质脏器伤（如肝、脾、肾等）或空腔脏器伤（如胃、肠、胆囊、膀胱等），然后再考虑是何种脏器伤。实质脏器伤后主要表现为内出血，空腔脏器伤主要表现为腹膜炎。常可根据压痛点来诊断何种脏器受伤。下列征象有助诊断：① 有恶心、呕吐、便血、气腹及腹膜刺激征者多为胃肠道损伤；② 血尿、排尿困难、外阴或会阴部有流血、牵涉痛者提示泌尿系统脏器伤；③ 膈肌受刺激而引起反射性肩痛则表明膈肌附近脏器伤，尤以肝、脾破裂为多见；④ 在下胸部肋骨骨折时，可能伴有肝或脾破裂；⑤ 骨盆、下胸部、腰椎骨折或肾挫伤可能出现广泛性腹膜后血肿。

2. 开放伤

因为腹部有伤口，诊断一般不困难，根据受伤史、伤口和金属异物的部位、创道方向，结合受伤当时的姿势，可以判断腹内有无脏器伤。若伤口内有内脏脱出，流出消化道内容物或气体外溢，诊断便可肯定。凡是出入口位于下胸部、腰骶部、臀部、会阴部及股部的伤员均应仔细检查腹部。

3. 腹部若干脏器伤的特点

（1）肝脏伤

肝位于膈下和季肋深面，虽有胸廓和膈肌保护，但体积大、质脆、血运丰富，故在腹部钝性伤或穿透伤中均颇常见，且常合并腹内多脏器伤，伤情重，仅有极少数伤员能获救。

（2）脾脏伤

脾脏虽位于左季肋部深处，有肋骨保护，但因其血运丰富，脾实质脆弱，受外伤易破裂。故在腹部闭合伤中,脾破裂发生率最高。按照病理解剖上脾破裂可分真性破裂(脾实质和包膜同时破裂出血)、包膜下破裂和中央破裂。后两者如破裂范围小,由于包膜完整、出血量少,可无明显症状。如果破裂范围较大,随着血肿扩大或受外力影响,一旦包膜破裂,便发展成真性脾破裂,病员迅速出现内出血症状,称为延迟性脾破裂。

（3）胰腺伤

胰腺体积小,深藏于腹膜后,位置隐蔽,无论平时或战时胰腺伤均较少,仅占腹部伤的1/3。胰腺四周有重要脏器比邻,因此合并伤多,早期不易诊断,有时在手术探查时也能漏诊。胰腺伤后常合并胰瘘、胰腺脓肿等严重并发症,因此死亡率很高。

（4）胆囊及肝外胆管损伤

胆囊及肝外胆管损伤多伴有邻近脏器伤,伤情严重。有大量胆汁进入腹腔,引起严重胆汁性腹膜炎。

（5）胃损伤

胃大部受肋弓保护,壁厚,有一定活动性,故除穿透伤外,闭合性胃损伤并不多见。除有内出血和腹膜刺激症状外,多数胃损伤有呕血或在抽吸胃管时有血性液体,穿透性胃损伤往往前后壁同时受伤。

（6）十二指肠损伤

十二指肠位于腹腔深部,大部分在腹膜后,一般不易损伤。因周围与胆总管、胰、肝、胃、大血管、横结肠等相连,损伤时常伴腹内多脏器伤,所以并发症多,死亡率高。十二指肠粘膜下血肿,出血量超过30毫升可引起压迫症状,出现高位肠梗阻、黄疸、胰腺炎症状。腹腔内十二指肠损伤,大量胆汁、胰液流入腹腔,引起腹膜炎和水、电解质紊乱。腹膜后部分损伤,空气、胆汁、胰液等进入疏松的腹膜后间隙,引起严重的腹膜后感染。早期常无明显体征,之后伤员有右上腹和腰背部疼痛,并可能出现恶心、呕吐,但腹膜刺激症状不明显,有时有血样呕吐物。

（7）小肠伤

小肠占腹腔内面积最大,损伤机会占空腔脏器伤的首位。由于小肠较易活动,在外力作用下活动肠段向前推进,在相对固定的肠段和点突然减速,产生剪力引起损伤,故闭合性小肠伤伤部常在空肠起始部、回肠末端或病理性粘连处。在火器伤中常为多处穿孔。诊断不困难,但裂口小时,早期症状和体征不明显,也不一定有气腹,容易误诊。

（8）结肠伤

结肠伤比小肠伤少见。结肠壁薄,血运差,不易愈合。大肠粪便含大量细菌,伤后易发生严重感染性并发症。升、降结肠的壁位于腹膜后,常导致严重腹膜后

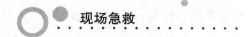

感染。因此结肠伤比小肠伤更为严重,处理原则不同。

四、现场急救

1. 现场急救

① 腹部损伤有全身其他严重损伤时,应先处理立即可能致命的外伤。

② 有休克存在时应先抗休克。

③ 腹部损伤有伤口时给予干净敷料包扎。

④ 腹部伤口有肠管外露时,一般来说不可将外露的肠管送回腹腔,以免加重污染,不要除去有粘性的异物,不拔除刺入腹部的刀剑等异物,仅给予清洁敷料盖好,上覆大小合适的饭碗或器皿,以防止继续外脱。已脱出的肠管有破裂,则直接用钳子夹住破裂处,脱出的肠管有嵌顿时,应将伤口扩大,将肠管送回腹腔,以免缺血坏死。

⑤ 腹部创伤急救注意事项

A. 不能给予口服药及其他;

B. 不能使用兴奋剂、止痛剂、血管收缩剂。

2. 搬运和转送

① 转送时体位应是平卧,膝和髋关节处于半屈曲状,以减少腹肌紧张所致的痛苦。

② 注意伤口敷料包扎情况,如有松动给予重新包扎。

③ 严密观察病情,特别是血压、脉搏、呼吸,出现变化及时处理。

④ 作好急救记录,全面向医院接诊医生交班。

第六节　脊柱脊髓伤

脊柱脊髓伤是当今工业、交通高速发展时代致残率很高的严重创伤。脊柱骨折和脱位常伴有骨髓和神经根的损伤,使病情加重复杂化,给现场急救、搬运和转送及院内的治疗带来困难。

一、脊柱损伤的分类

通常根据脊柱损伤机理、损伤部位、骨折稳定程度和有无脊髓损伤作出分类。

1. 按损伤机理分类

（1）屈曲型损伤

最多见，如椎体单纯性压缩性骨折、椎体粉碎性或合并关节突骨折，骨折脱位、齿状突骨折合并环椎前脱位、环椎韧带损伤等。

（2）伸展型损伤

这种损伤多见于外力作用致脊柱过度伸展而致伤，如椎板、关节突骨折，椎体后脱位等，常见于颈椎过伸性损伤。

（3）旋转型损伤

损伤暴力可直接使脊柱屈曲及同侧侧屈，使脊柱发生扭转。这种损伤暴力复杂而导致的脊柱损伤也较复杂。常见于椎体前方、侧方压缩骨折，椎体及其附件骨折或伴有侧方移位，一侧关节突骨折及横突骨折。

（4）纵向压力型损伤

系属暴力自上而下沿椎体纵轴垂直打击，或高处跌落，这种暴力作用于椎体，导致爆裂性骨折，韧带结构可能保持相对完整，但如骨折片进入椎管，则脊髓损伤极易发生，通常也较为严重。

（5）直接暴力型损伤

多见直接暴力打击或火器性损伤，如子弹、弹片贯通椎板、椎管或其附件等。这种损伤如伴脊髓损伤则预后差。

2. 按损伤部位分类

可分为颈椎、胸椎、腰椎和骶椎骨折或骨折脱位；按椎骨各解剖部位不同又可分为椎体、椎弓、椎板、关节突和棘突等骨折。这些骨折可单独存在，但多数是多种部位骨折共存。

3. 按稳定程度分类

根据骨折或骨折脱位后其稳定程度和状况分为稳定骨折和不稳定骨折二类。

（1）稳定骨折

骨折发生后，再无移位倾向，因而多无脊髓损伤。本损伤较为单纯，无韧带损伤或损伤较轻。如椎体单纯压缩性骨折，其压缩高度小于椎体的1/3。此外，如横突、棘突骨折等。

（2）不稳定骨折

这类骨折复杂，除骨性损伤外，其韧带、椎间盘等组织也相应损伤，脊柱稳定性遭受损害。于损伤当时即发生骨折移位,或无移位但有明显移位倾向。如椎体高度压缩 1/3 以上、椎体粉碎性或爆裂性骨折、棘间和棘上韧带撕裂或断裂、关节突骨折脱位或跳跃等。

4. 按有无脊髓损伤分类

根据脊椎损伤有无合并脊髓或马尾神经损伤分为合并脊髓损伤或马尾神经损伤与不合并脊髓损伤两种情况。

二、脊髓损伤的分类

脊柱骨折或骨折脱位有许多因素可以造成脊髓损伤,按脊髓损伤部位和损伤程度不同可以分为不同类型。

1. 脊髓完全性损伤

在脊髓损伤早期就发生损伤节段以下的感觉、运动和反射消失,并伴有膀胱、直肠功能障碍,发生尿潴留。待脊髓休克期之后,在脊髓损伤平面以下,由于失去中枢神经支配而表现功能释放,肢体瘫痪由弛缓状态逐渐变为痉挛性状态。感觉和运动功能无恢复。

2. 脊髓前部损伤

这种类型脊髓损伤系常见于颈椎椎体压缩性骨折或椎体爆裂性骨折、椎体骨折脱位或椎间盘突出破裂等。脊髓前方受压,其主要表现为四肢瘫痪,损伤平面以下浅感觉、主要是痛温觉丧失或减退,位置觉、震动觉存在,括约肌功能障碍。临床上常把这种损伤称之为脊髓前部损伤综合征。

3. 急性中央性脊髓损伤

多见于颈椎,造成急性中央性脊髓损伤的原因有以下几种:颈椎遭受过伸性暴力作用,发生骨折脱位,椎板间黄韧带折皱进入椎管;颈椎已有退变增生或发育性椎管狭窄,外力作用导致节段性脊髓损伤。脊髓中央管中心的点状出血、水肿以及细胞变性为其主要病理变化。

当然,由于损伤造成脊髓缺血也是重要因素。从解剖学来看,皮质脊髓束的排列,由内向外依次为颈、胸、腰骶,即上肢功能中枢在内,下肢在外。其临床特点在于上下肢有别,上肢重于下肢,远侧重于近侧。可能出现肢体末端自发性疼痛以及括约肌功能障碍。由于发生的特点和锥体束,支配手和臂部的纤维比支配下肢的纤维更近于脊髓中心部分,所以临床称这种损伤为急性中央脊髓损伤综合征。

4. 脊髓后部损伤

多见于颈椎和胸腰椎。脊髓的后结构受椎管后方压迫或轻度损伤,脊髓后角和脊神经后根受累及。损伤平面以下深感觉障碍,也可出现锥体束征,但肢体运动可不受影响;有时在颈部、上肢和躯干有烧灼感和疼痛。临床也称为"脊髓后路损伤综合征"。

5. 脊髓半侧损伤

损伤平面以下同侧肢体为上运动神经原性瘫痪和深感觉消失,对侧肢体痛温觉丧失。其临床表现称为"Browm-sequard 综合征",以非典型居多。

6. 单侧神经损伤

多见于颈椎受到侧方暴力损及一侧神经根,常包括脊髓 1 或 2 个节段的前角或前根、后角或后根受累及。主要临床表现为上肢某神经根支配区功能障碍,症状较轻,有麻木、疼痛,有或无感觉障碍,严重者可伴有运动功能障碍。临床上称之为"单侧神经根损伤综合征"。

7. 马尾神经损伤

这类损伤多在腰水平以下。损伤后,其瘫痪症状严重程度有很大差别,轻者不仔细检查并不能发现,重者引起瘫痪。由于该损伤系属周围神经系统,表现为下肢肌力减退,感觉障碍,足下垂,腱反射消失,括约肌功能减退或消失。如果系单纯损伤有可能恢复,如为裂伤或因缺血所致,则恢复困难。临床上将这类损伤称之为"马尾损伤综合征"。

三、现场诊断

脊柱脊髓损伤常共存,为了叙述方便,分脊柱和脊髓两部分分别介绍。

1. 脊柱损伤的诊断

① 掌握受伤史是诊断脊柱损伤的重要步骤,常见的几种外伤有:a. 高处坠落,重物自高落下击中颈背部;b. 矿井陷塌、房屋倒塌;c. 高速运行车辆、机械撞击头部腰背部;d. 车祸(翻车)事故等;e. 体育运动,如跳水、体操等;f. 火器或锐器刺伤颈、胸背部。

② 了解暴力作用性质、大小、方向,受伤时人体体位,暴力作用时间等。

③ 损伤后脊柱某部位疼痛、肿胀、压痛均应首先想到脊柱损伤之可能。

④ 凡涉及脊柱损伤应及时送医院做 X 线检查,合并脊髓损伤可作 CT 或磁

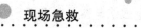

共振成像确定损伤性质和损伤的类型。

2. 脊髓损伤的诊断

脊髓和神经根损伤的诊断,包括脊髓损伤性质、类型的诊断和损伤的定位诊断两部分。对脊髓损伤之诊断并不困难,但对于确定脊髓损伤是完全性或是不完全性,在早期就比较困难,因为缺乏客观的和科学的鉴别方法。脊髓各节段包括颈段脊髓、胸段脊髓、脊髓圆锥和马尾神经。完全性损伤包括感觉、运动和反射消失,膀胱功能障碍等。在脊髓休克期,各种脊髓功能不能表达,对脊髓损伤性质无法作出正确判断。

四、现场急救

1. 急救措施

脊柱脊髓损伤的伤员都比较严重,在损伤现场应得到及时和有效的急救,尤其注意有无创伤或出血性休克、颅脑损伤、胸部损伤和腹部脏器伤等。这类损伤有可能在短期内死亡。急救人员要迅速赶到现场,对伤员作迅速全面检查,心跳呼吸停止者要立即进行心肺复苏、输血或输液、通畅呼吸道。在急救的同时准备转送专科医院或有医治条件的医疗机构。

2. 搬运和转送

现场急救完毕,立即运送伤员。脊柱脊髓损伤伤员的后送,应遵守快速、准确、轻柔的原则,决不允许认为已经出现截瘫而疏忽大意、随意搬运,以避免加重伤情。

正确的搬运方法,以使用平板或质地较硬的材料担架为最好,如使用帆布担架能放上一块木板则更好。将伤员移动和上下担架时,必须非常小心谨慎,要求3~4个人,由一人统一指挥,统一行动,动作一致,平抬平放,绝不可使头颈部或躯干扭曲和弯曲。如果只有1~2个人,则可采取"滚动"方式,将患者移到担架上。颈椎损伤伤员在搬运时,必须有一人将伤员头颈部固定并略加牵引。绝不可以进行一人拖上身、一个抬下肢或背拖等动作。这些错误的搬运方法,势必会造成或加重脊髓损伤。

长途运输的伤员应准备氧气袋,给予输液或输血,并应有医务人员陪同。天气寒冷时,多盖棉被和毛毯等以保暖防冻,但不可置放热水袋以避免烫伤。运送途中,定时翻身,颈椎骨折视情况配置颈托,但注意不要影响呼吸。现场无条件配置颈托时,可采用前述方法临时固定,保护颈椎。

第七节　四肢骨折和断肢处理

骨折和关节损伤在各类损伤中最多见，大多是由于遭受各种暴力所致。严重的骨关节损伤，其早期死亡的原因大多是休克、大出血或合并有致命的脏器伤，后期的死亡则可能由于发生严重的并发症，如感染、脓毒血症等。

一、四肢骨折

1. 骨折的原因

骨的完整性或连续性发生断裂时称骨折。骨折可能由下述原因引起：
① 直接暴力；
② 间接暴力；
③ 肌肉猛烈牵拉；
④ 积累性损伤，如长期反复的某一动作的损伤；
⑤ 病理性骨折，骨骼本身有病变，发生病理性破坏或骨骼强度减弱，遭受轻微外力即发生骨折，暴力仅是诱因。此类骨折称病理性骨折。

2. 骨折的分类

① 按骨折部皮肤或黏膜有无破损，可分为闭合性和开放性骨折。
② 按骨折部碎裂的形态、程度可分为：a. 完全性骨折：如横形骨折、斜形骨折、螺旋形骨折、粉碎性骨折等；b. 不完全性骨折：如裂隙性、青枝骨折等（后者多见于儿童）。
③ 按骨折复位的稳定性情况可分为：a. 稳定性骨折：如长骨骨干的横形骨折等；b. 不稳定性骨折：如粉碎性骨折、斜形骨折、螺旋形骨折、多段骨折等。

3. 骨折的诊断

（1）骨折的症状与体征

单纯无移位或较小的轻微骨折，除局部可能有些痛外，一般无明显的临床表现。严重骨折损伤则可能有各种表现。

① 全身性变化。严重骨折损伤，如骨盆骨折、股骨骨折、多发性骨折损伤等可由于剧烈疼痛、大量出血等原因导致休克。一般小的或轻微骨折多不直接影响体温，较重的骨折或有大的血肿、瘀血时可有轻度体温升高。开放性骨折损伤者体温显著上升时应考虑到感染的可能。伤后发生高热必有异常原因，需要进一步检查及治疗。

② 局部表现。一般创伤的表现如局部肿胀、瘀斑、疼痛、压痛、间接压痛(传导痛)及功能障碍。

完全性骨折可能引起的体征主要有:a. 畸形:各种骨折移位引起的肢体外形异常;b. 异常活动(假关节现象):在无关节的部位损伤后出现异常活动;c. 骨擦音(擦感):骨折后骨折端或骨碎片偶尔受力或移动接触时产生,但不可反复用力去试以寻找确定此体征之有无。上述三体征出现其中之一即可诊断骨折,但无此体征发现并不能排除骨折,需结合其他检查鉴别,如不完全性骨折、嵌插性骨折等此特有体征即不明显。

③ 明确的诊断除病史、体征以外,当须 X 线检查。

(2)骨折的早期并发症

现场应对病人进行简单而系统的检查,以排除骨折所致或合并存在危及病人生命的重要器官损伤。

① 休克。常见于多发性骨折、股骨骨折、骨盆骨折、脊柱骨折和严重的开放性骨折。常因广泛的软组织损伤、大量出血、剧烈疼痛或并发内脏损伤而引起休克。

② 内脏损伤。

③ 重要血管损伤。最常见为伸直型肱骨髁上骨折,近侧骨折端伤及肱动脉;股骨髁上骨折,远侧端伤及动脉。损伤后出现肢体远端脉搏减弱或消失,导致肢体远端缺血。

④ 脊髓损伤。

⑤ 周围神经损伤。

⑥ 脂肪栓塞。成人骨干骨折处髓腔内血肿使髓腔内压力增高,骨髓中的脂肪滴进入破裂的静脉形成脂肪栓;小脂肪栓通过肺血管进入体循环,可引起脑、心肺和肾等栓塞,出现意识障碍、痉挛抽搐、高热、呼吸困难、皮肤及黏膜出血斑,严重者可迅速导致死亡。

4. 现场急救

(1)急救措施

① 主次原则。在急救中,首先要处理危及病人生命的重要脏器损伤,其次才是骨折局部处理。

② 止血。局部加压包扎是有效而安全的止血方法,大血管损伤或加压包扎不能止血时可用止血带。

③ 伤口的处理。局部创口用无菌敷料或清洁料包扎,以防再污染;开放性骨折,骨折端露出伤口后极易受到污染,在未压迫重要神经血管时,不应立即复位;如在包扎和固定的过程中,被污染的骨端自行滑入伤口内,应有记录,并向接诊医院的医生说明,以便在清创时给予处理,减少感染的可能性。

④ 妥善固定。固定的目的是减轻骨折端活动引起的疼痛,避免对周围重要

组织的损伤，便于运输；固定最好用特制的夹板，也可就地取材，如木板、竹板、竹棍等；亦可将受伤上肢绑在胸前，受伤的下肢与健侧捆绑在一起。

（2）搬运和转送

① 搬运中要保持伤肢的特定体位。

② 轻搬轻放，尽量避免增加病人的疼痛和不必要的组织损伤。

③ 注意在转送中病情的变化，特别是伤肢固定松紧情况、伤肢的血液循环情况，如有变化应及时给予处理。

二、断肢（指、趾）的处理

断肢（指、趾）的再植是否能成功，与现场急救和急诊室处理有密切关系，如忽略或错误处理其中某一环节，将会贻误再植机会。

1. 现场急救

基本原则是病人和断离的肢体尽快脱离外伤现场。不适当的急救处理常可造成肢体组织的人为损伤，反使肢体失去再植条件，如当肢体轧在机器的齿轮和转轴中时，不应急躁地将肢体割下或粗暴撕下，也不能用倒转机器的方法移出患肢，后者反使肢体遭受再次损伤。正确处理方法是立即切断电源，停止机器运转，拆开机器，移出受伤的肢体。将移出的断肢（指、趾）的近端用清洁敷料加压包扎，最好不用止血带，以免止血带引起缺血性损害甚至坏死。对于不能控制的大出血而又必须应用止血带者，每小时放松 1 次。断肢（指、趾）远端或短端应用无菌或清洁敷料包裹，避免再次污染。

2. 转运时处理

到达医院后，断离的肢（指、趾）能否存活，取决于其组织变性能否回逆。因此，时间就成为宝贵的因素，应争取在最短时间内恢复肢（指、趾）的血供。对于不全断离的肢（指、趾）体应用夹板或石膏外固定，防止转运途中引起再度损伤。对已完全断离的肢（指、趾）体部分，应保存于低温环境中，以减少其氧耗和组织变性，并防止细菌污染繁殖。可将已用敷料包好的断离肢（指、趾）体套入不透水的塑料袋（或密封盒）中扎紧袋口，置入放有冰块的保温桶（瓶）内，见图 5-2 所示。如果断离部分严重污染，断面不能刷洗，以免加重损伤，擦干后按上法包扎转运，切忌将断肢（指、趾）直接放入冰块之中，或浸入酒精等液体中。低渗和高渗溶液都可使血管内膜和软组织遭受损伤，即使是生理盐水，长时间的浸泡也会引起损伤，因此强调不应将断肢（指、趾）直接置于任何液体中保存。

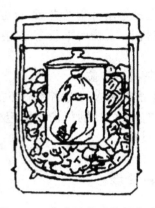

图 5-2　断离肢体冷藏保存法

3. 保留完整性

机器转轴碾压引起的肢体完全断裂,断面不整齐,皮肤青紫、出血、瘀斑,血管回缩,动静脉多段挫伤,再植手术可因广泛动静脉栓塞而遭失败。因此,在现场急救中应尽量减少断离肢体的再损伤,尽量保证肢体的完整性。

4. 再植的时限

再植有一定的时限,一般在室温(摄氏 20 度左右)情况下,大肢体完全中断血循 6～10 小时后,离断的肢体将会发生不可逆变性,即使再植后血循恢复,肢体仍不能存活。当然这一时限也受到多种因素的影响,如气温、保存离断肢体的方法以及离断平面的完整性。在冬季受伤、低温下妥善保存断端肢体,均可延长再植的时限。因此,急救人员要尽快地把病人和伤肢送到可以再植的医院。

第八节　烧　　伤

烧伤是一种常见的由热力引起的损伤,损伤的组织主要是皮肤,但可深入肌肉和骨骼,呼吸道烧伤也很常见。烧伤的严重程度决定于烧伤面积和深度,休克和败血症是造成死亡的最主要原因。

一、伤情判断及分类

烧伤严重程度的判断,主要依据烧伤的面积、深度、部位、年龄、有无合并伤、伤前的体质强弱、有无内脏器质性疾患等因素综合判断。

1. 烧伤面积的估计

是以烧伤区占全部体表面积的百分率来计算。中国人体表面积的计算常用"九分法"和"手掌法"，既简单实用，又便于记忆，两者常结合应用。

（1）九分法

即将全身体表面积划分为若干9%的倍数来计算。成人头颈部占体表面积的9%，双上肢占9%×2（18%），躯干前后及会阴9%×3（27%），双下肢及臀部9%×5+1（46%），见图5-3所示。

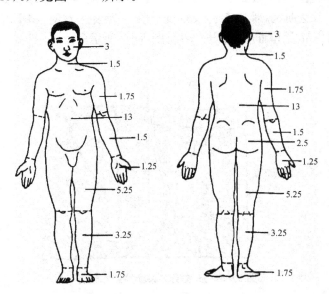

图5-3　烧伤面积估计法（九分法）

（2）手掌法

五指并拢，手掌面积即占全身体表面积的1%，此法不论年龄大小与性别见图5-4所示。

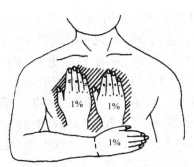

图5-4　烧伤面积手掌估计法

123

（3）小儿体表面积的估计

小儿的躯干和上肢所占体表面积的百分率与成人相同,头大下肢小,并随年龄增长而改变,可按下列简化公式计算：

头面颈部体表面积％:9＋（12－年龄）

两下肢体表面积％:46－（12－年龄）

2. 烧伤深度的识别

在我国普遍采用三度四分法,即根据皮肤烧伤的深浅分为Ⅰ度、浅Ⅱ度、深Ⅱ度、Ⅲ度。深达肌肉、骨质者仍按Ⅲ度计算。为表达方便,将Ⅰ度和浅Ⅱ度称为浅烧伤,将深Ⅱ度和Ⅲ度称深烧伤,见图5-5所示。

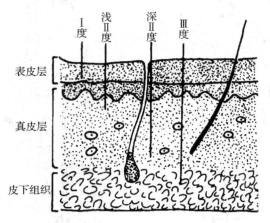

图5-5 皮肤烧伤深度的组织划分

（1）Ⅰ度

称红斑性烧伤,仅伤及表皮浅层——角质层、透明层、颗粒层或伤及棘状层,但生发层健在。局部潮红、微肿、灼痛、无水疱。3～5天内痊愈,不留瘢痕。

（2）Ⅱ度

又称水疱性烧伤,其中又分深浅两部分。浅Ⅱ度仅毁及部分生发层或真皮浅层——乳头层,伤区红、肿、剧痛,出现水疱或表皮与真皮分离,内含血浆样黄白色液体,水疱皮除去后创面鲜红、湿润,疼痛更剧,渗出多。如无感染8～14天愈合。其上皮再生依靠残留的生发层和毛囊的上皮细胞,愈合后短期内可见痕迹或色素沉着,但不留瘢痕。深Ⅱ度烧伤除了表皮、全部真皮乳头层烧毁外,真皮深层的网状层亦部分受累,仅真皮深层较深的毛囊及汗腺尚具有活力。故水疱皮破裂或除去腐皮后,创面呈白中透红,并可见细小的栓塞的血管网,创面渗出、水肿明显,痛觉减退,拔毛试验微痛。创面愈合需要经过坏死组织清除、脱落或痂皮下愈合的过程。由残存的毛囊、汗腺、上皮细胞逐步生长使创面上皮化,一般需要 18～24 天,因毛囊、汗腺、上皮岛之间已有一定量的肉芽组织增生,故愈合后可遗留瘢痕增生及挛缩畸形。

（3）Ⅲ度

又称焦痂性烧伤,皮肤表皮及真皮全层被毁,深达皮下组织,有的甚至肌肉、骨骼亦损伤,在创面形成一层较深的坏死组织称为焦痂。呈苍白色、黄白色、焦黄色或焦黑色,干燥坚硬的可呈皮革样,焦痂上可见到已栓塞的皮下静脉网呈树枝状,创面痛觉消失,拔毛试验易拔出而不感疼痛。Ⅲ度烧伤的焦痂在伤后2～4周可溶解脱落,然而超过 3～5 厘米直径以上的创面多有赖于植皮方可愈合,常遗留瘢痕挛缩畸形。

以潮红、起泡、烧焦来区分Ⅰ、Ⅱ、Ⅲ度烧伤,抓住了烧伤深度识别的主要特点,简明易记。

由于皮肤的厚薄在不同个体与不同部位均有较大的差异,不同年龄也有差异,加上受伤的原因和过程不同,可出现一些难以用一般规律概括的个别情况。如有些大水疱亦可能为深Ⅱ度或Ⅲ度烧伤;又如婴幼儿或截瘫病人因热水袋所致的烫伤,表现为水疱而可能深达骨骼。这是因为热水袋接触时间长,热损伤开始造成渗出形成水疱,但热源未移除热损伤持续下去使烧伤很深(低热烧伤)。

3. 烧伤程度的分类

面颈和手是身体的外露部分,为最常见的烧伤部位。所谓特殊部位伤是指头面颈、手、足、会阴部烧伤,吸入性损伤和眼烧伤。这些部位的烧伤,直接影响生命或功能的恢复,在抢救中必须加以注意。

烧伤的轻重取决于烧伤面积、深度和特殊部位烧伤的情况。面积越大、烧伤越深、特殊部位烧伤深则伤情重。年龄对病情和预后的影响也是明显的,3 岁以下的小孩和超过 60 岁的老年人,对创伤的耐受能力和代偿能力均较差,因而死亡率亦明显高于青壮年。

烧伤严重程度的分类　1970 年全国烧伤会议提出的标准:

轻度烧伤　总面积 10% 以下的Ⅱ度烧伤。

中度烧伤　总面积在 11%～30% 或Ⅲ度面积在 10% 以下的烧伤。

重度烧伤　总面积 30%～49%,或Ⅲ度面积 10%～19%;或总面积不足30%,但全身情况较重或已有休克、复合伤、中重度吸入性损伤者。

特重烧伤　总面积 50% 以上或Ⅲ度 21% 以上。

随着我国烧伤治疗水平的提高,这个分类法已不能满足需要,许多烧伤专科医师习惯用下述分类法:

轻度烧伤　总面积 19% 以下,或Ⅲ度 4% 以下。

中度烧伤　总面积 20%～49%,或Ⅲ度 5%～19%。

重度烧伤　总面积 50%～69%,或Ⅲ度 20%～49%。

特重烧伤　总面积 70％以上，或Ⅲ度 50％以上。

如果已有休克、合并伤、复合伤、中重度吸入性损伤、特殊部位Ⅲ度烧伤或合并中毒时可列入重度及以上的烧伤。另外人们还习惯于将轻中度烧伤称为中小面积烧伤，重度及特重烧伤称为严重烧伤或大面积烧伤。

伤情判断是进行烧伤救治的重要依据，必须在较短时间内做出初步估计，并进行分类。特别在成批伤员时，按伤情分类、分组治疗，才能使抢救工作及时、有效、有条不紊地进行。

二、现场急救

1. 急救措施

（1）常规处理

首先要采取措施消除仍在继续致伤的原因，尽快脱离现场，使伤员烧伤少一些、轻一些，并开始做基本的救护。掌握呼吸、循环、神志情况，危及伤员生命时迅速进行抢救，如解除窒息、中毒等。现场可酌情脱去衣服或顺衣缝剪开，粗略估计烧伤面积，可用各种现成的敷料作初期保护性包扎，或仅用清洁的被单或衣服覆盖创面即可。避免增加污染及损伤，没有必要在此时未经清创的情况下涂有色药剂或油膏。如有骨折应予临时固定包扎，及时给予止痛剂，尤其小儿烧伤后哭闹不已，只有经过止痛安静后才能进行其他处理。为防低血容量休克，小儿烧伤面积超过 10％或成年人超过 20％者应尽早开始输液。急救时可酌情少量多次口服盐水、淡盐茶或烧伤饮料。然而超过 40％的大面积烧伤病人，进食后易呕吐，加上吞咽气体易致腹胀，因此，在伤后 24 小时内必须禁食，病人口渴不止时，可给少量水滋润口咽。

（2）特殊处理

① 眼烧伤时应冲洗眼睛（用等渗盐水），以棉签拭除异物，0.25％氯霉素液滴眼或涂抗生素眼膏，到医院后可请眼科会诊处理。

② 各种强酸强碱烧伤，应立即用水反复冲洗，缩短化学剂接触皮肤时间。化学物品烧伤应了解其有无毒性或中毒表现。沥青烧及皮肤时，应迅速用水冲洗冷却，以后可外涂锌氧油，轻轻与创面的沥青混合呈灰色，盖无菌纱布数层，亦可用松节油或二甲苯洗去沥青。四肢烧伤后可立即用自来水冲洗 30 分钟，既止痛又可减轻组织损伤程度。

③ 一氧化碳中毒和吸入性损伤，易发生于密闭的空间。前者血内碳氧血红蛋白（HbCO）增加，呼吸困难，大脑缺氧，应尽快吸氧，甚至做人工呼吸。后者由有害烟雾及热力引起，实际上是呼吸道的化学烧伤和热烧伤，也常合并一氧化碳中毒。有窒息威胁者及早做气管切开。

④ 注意合并伤的急救。交通事故燃烧、爆炸烧伤或烧伤时从高处跌落等常有合并伤。应特别注意有无颅脑伤、脊柱伤、开放性和闭合性骨折,应避免污染和加重损伤。

2. 搬运和转送

经过急救处理的伤员,伤情较轻者,原则上应在就近医院组织抢救。伤情严重者,有时还需转送到条件较好的烧伤专科抢救。转送伤员需在伤后 4~6 小时内送达接收医院。如不能在此时间送到,应就地抗休克,待伤后第 3 天休克已基本平稳后再送。汽车运送要中速行驶,并可用棉被或海绵垫减震,运输途中的颠簸可诱发休克或加重休克。远途者以飞机运输为妥。一般飞机运输者,伤员的头应朝向机尾,以防飞行中出现脑贫血。转送前还需妥善地组织计划,保证途中安全。

① 途中输液　必须做好途中输液,维持通畅。

② 保持呼吸道通畅　有窒息可能者,应做气管切开后才转送。

③ 保护创面　须有良好的创面保护,避免污染。潮湿的敷料应予更换,担架柔软舒适。

④ 继续止痛,并用抗菌药物。

⑤ 搬运和转送的过程中应有医务人员护送,做好途中的病情观察记录,并带上医疗文件,包括病情介绍、液体出入量的分类小结、化验结果等,抵达医院后做好交换班,以保证治疗的连续性。

第九节　电击伤

电击伤是指一定强度电流直接接触并通过人体所致的损伤。

一、致伤因素

电击伤的严重程度决定于电流的强度、电压的高低和电流通过机体各组织的阻力等。电压越高,电流量通过越大,对人体的损伤越大。小电流量可以有刺痛感,肌肉收缩;中等电流量可以产生肌肉强直性收缩,呼吸困难;大电流量可致心室纤维颤动或心脏停搏。当电流通过脑时,可以立即失去知觉。电流通过人体时,由于人体组织的电阻,电能转变为热能,导致大量深部组织的损伤、坏死。

二、现场急救

1. 急救措施

（1）立即脱离电源

首先要切断电源，有电闸的要拉掉电闸，没有电闸的要用绝缘物挑开电线或切断电线。切实切断电源后，救护者方可接触病员。

（2）判断病人神志情况

① 如病人清醒，呼吸、心跳自主，应让病人就地平卧，严密观察，防止继发性休克或心衰。

② 如病人无反应，应立即呼叫人帮助抢救，同时把病人放置抢救体位，并判断有无呼吸。

a. 对呼吸停止、心跳仍然有规律者，立即施行持续的人工呼吸，这种病人预后大都良好。

b. 病人无脉搏，呼吸尚存，立即进行胸外心脏按压。

c. 病人心跳、呼吸均停止，则胸外心脏按压和人工呼吸同时进行。

d. 电击伤的病人，多年青力壮，不应轻易停止抢救。

（3）补充血容量

严重电击伤，深部组织损伤很大，渗出多，应及时给予充分的等渗液补充。

（4）包扎

包扎电击伤的创面，以防污染。

2. 搬运和转送

① 有心跳呼吸停止者，须心肺复苏后方可转送。

② 重症病人途中继续给氧、补液。

③ 及时转送到医院，进一步治疗。

④ 途中严密观察病人生命体征，做好急救记录，认真向医院接诊医生交班。

第十节　雷　击　伤

雷电是一种高压电，它通常会击中一片区域中最高物体的顶端，然后沿着电阻最小的路线传到地面。孤立的建筑物或旷野里高大树木往往最易遭雷击。如人触及或接近正遭雷击的物体，或者所处的位置在附近一带是最高点，也可能遭雷击。

一、避雷常识

① 不要在大树下和电线杆周围避雨。

② 打雷时远离铁栏及其他金属物体,尤其在高地或山上。

③ 如正在游泳或在小船上,应立即上岸。若在较大的船上,应马上离开甲板。

④ 汽车、船舱、深邃的山洞内是避雷击的安全之处,雷雨交加时不要轻易离开。有避雷针的建筑物内也是避雷击的好地方,但旷野中孤立的小屋并不安全。

⑤ 在雷雨中行走,如打着金属柄的雨伞,必须注意伞柄的手把处应有绝缘物,否则将有很大危险。

⑥ 不要在雷雨中放风筝或架修电线。

⑦ 在雷雨中行走,穿橡胶底鞋有一定的保护作用。

⑧ 若在家中,雷雨时,应将架置在外的电视天线插头拔去。

⑨ 雷雨时不要在空旷地久留。

二、雷击瞬间

雷击前几秒钟内,被击者常可感到某种异常,如觉得自己毛发突然竖起,或皮肤有刺痛感,这常是被击先兆。此时,应迅速离开原处,向任何一个方向快速奔跑,甚至可顺势扑向、滚向、跃向任何一个方向,只要能离开刚才所在的位置。因为一次雷击所击的区域常很小,只要反应灵敏,措施及时,完全能逃离雷击点。

如在旷野中,发现闪电就在自己附近,闪电与雷声几乎同时出现,说明自己身处雷击危险区。此时,如靠近树木或电线杆等高耸之物,应迅速离开,但最好不要奔跑着离开,而是以翻滚式或爬行式逃离,应尽量降低体位。

如果一时来不及离开高耸之物,可速将木板、塑料布等物铺垫在地上,人坐或跪在上面,双脚合拢,并且不要接触潮湿地面,不要用手撑地。头的位置尽量压低,因为头部最易遭雷击,而且往往是致命的。

三、雷击伤抢救

① 遭雷击而致呼吸、心跳停止的,应争分夺秒采取触电急救方法开展急救。

② 因雷击触电而引起肌肉强烈痉挛可导致骨折,雷击也可导致身上衣物着火和严重烧伤等,此时,应采取针对性措施加以处理。

③ 遭雷击后即使看似没有受伤也需马上找医护人员诊治,并注意观察肯定

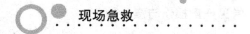

无恙后才可放心。

第十一节　淹　　溺

淹溺，又称溺水，是人淹没于水中，水堵塞呼吸道和肺泡引起窒息；吸收到血液循环的水引起血液渗透压改变、电解质紊乱和组织损害，最后造成呼吸停止和心脏停搏而死亡。淹溺后窒息合并心脏停搏者称为溺死，如心脏未停搏则称近乎溺死。不慎跌入粪坑、污水池和化学物贮槽时，可引起皮肤和黏膜损害及全身中毒。淹溺以 7、8、9 三个月发生率最高，男性溺死是女性的 5 倍，男性溺死的最多年龄段在 15～19 岁，女性为 1～4 岁。所有成人溺死者中约 45% 伴有酒精中毒。

一、分类

淹溺分为干性淹溺、湿性淹溺两大类。

1. 干性淹溺

人入水后，因受强烈刺激（惊慌、恐惧、骤然寒冷等），引起喉头痉挛，以致呼吸道完全梗阻，造成窒息死亡。当喉头痉挛时，心脏可反射性地停搏，也可因窒息、心肌缺氧而致心脏停搏。

2. 湿性淹溺

人淹没于水中，本能地引起反应性屏气，避免水进入呼吸道。由于缺氧，不能坚持屏气而被迫深呼吸，从而使大量水进入呼吸道和肺泡，阻滞气体交换，引起全身缺氧和二氧化碳潴留，呼吸道内的水迅速经肺泡吸收到血液循环。由于淹溺的水所含的成分不同，引起的病变也有差异。

二、意外预防

溺水的原因有多种：在流动性的活水中使用不适当支持物游泳；太过于冒险，如为了表现"胆大"，游到浮标安全区以外，或游到外海；在竹筏上或爬到岩石上跳水；入水下穴洞里探险；冰上嬉戏；在有岩石的地方或陌生地方游泳，这些地方水底非常复杂、危险；逞能要强，在回程时力有不逮而遭灭顶。

造成双重不幸的原因，多是由于未经过救人训练，或其营救技术与其勇气不相符合，即贸然下水对溺水者施救。

游泳应遵守的安全守则主要有：

① 不要在有血吸虫、漩涡、淤泥、水草、杂石、污染、船只往来频繁的航道和有凶猛鱼类的海滨、湖泊、江河游泳。这些地方既不卫生，也不安全。

② 要详细了解水下情况，如坡度、水底障碍等。不要在积水的废矿场游泳，这些地方的水既深且冷，岸壁陡峭，很难爬上来，水中也可能暗藏有伤人的障碍物。有时候波浪或水面出现与别处不同的波纹，表示水底有障碍物，但有时没有任何迹象。

③ 跳水前一定要先弄清水中的情况。水深至少 3 米，水底没有水草、碎石、杂物等，才适合跳水。应在有跳水设备的游泳池中跳水，不要在跳水区游泳，也不要两个人同时跳水。跳水前，要看清楚有没有别人先你跳入水中或潜入水底。不能独自在天然水域中游泳，必须结伴而行。尤其是缺乏照顾的儿童，擅自游泳不易被人发现，因而容易发生溺水。

④ 不可逞强好胜，过高估计自己的体力和技术而远游，如无力返回，会造成溺水。

⑤ 不会游泳的或游泳技术不高的人不要到深水去游。在海中不要用救生圈之类的助浮工具，否则可能在不知不觉中随水漂流到深处而无法游回岸边。

⑥ 饮酒能刺激中枢神经系统，使之处于过度兴奋或抑制状态，酒后游泳容易发生溺水事故，因此，酒后切忌游泳。

⑦ 饥饿时人体内血糖含量降低，如这时游泳就会出现头晕、昏厥以致溺水。饱食后游泳则血液分布发生变化，脑部血液供给不足，也会出现头晕，造成险情。过度疲劳后游泳容易造成抽筋或因体力不支而溺水。这类事件在小学生中容易发生。

⑧ 游泳前要做准备活动，可使身体各部分肌肉、关节及内脏器官、神经系统都进入兴奋状态，使身体适合激烈的游泳活动和适应低温水的刺激。否则容易出现头晕、恶心和心慌等不适应感觉，或发生抽筋、肌肉拉伤等事故。

⑨ 在海滩的中央地区或在红旗和黄旗标明的地带游泳，不要在隔离地段、远海或岩石附近游水。不要在接近河口、水闸口、桥旁、失事船边或防波堤附近游泳。

⑩ 避免被大浪冲倒，当一个大浪打来时，用潜泳方法越过去。

⑪ 除非你确切知道水的深度和水底的实况，否则，不要潜入水底。

三、现场急救

1. 自救

（1）保持正确姿势

落水后不要心慌意乱，应保持头脑清醒，方法是采取仰面位，头顶向后，口向上方,则口鼻可露出水面,此时就能进行呼吸。呼气宜浅,吸气宜深,则能使身体浮于水面,以待他人抢救。不可将手上举或挣扎,举手反而易使人下沉。

(2)预防低体温症

如果在寒冷季节落入水中,身体与低温水接触,体热消耗大,体温下降快,人很快就会处于低温状态。体热消耗的速度取决于当时的水温、穿着的保护服及落水者的自救方法。

冷水浸泡低温症的预防,主要办法是合理地使用救生设备,在水中减少活动,保持身体和精神的安静等,千方百计地防止或减少体热散失。救生装备主要为漂浮工具,如救生背心、救生船及抗浸服,以避免身体与冷水直接接触。

① 穿抗浸服。抗浸服要满足 3 项要求:在水和空气中均有相当好的保暖作用,穿着舒适、体积小、重量轻。对一般遇险者来说,如在下水前能穿上较厚的衣服,就能延长冷水浸泡的生存时间。最好能套上防水服。若水温低于摄氏 10 度,必须戴上手套和穿上鞋子,使手脚血管扩张时体热散失量减到最小,以免在很冷的水中皮肤冻结。

② 保持冷静。有些遇险者在落入冷水里时,惊慌得大喊大叫,猛烈挣扎。这样势必使体温很快下降而导致低温症或淹溺。经验证明,不良的心理因素会大大减少遇险者在冷水中的生存时间。落入冷水者应利用救生背心或抓住沉船漂浮物,尽可能安静地漂浮。这样在进入冷水时的不适感很快就会减轻。不应做不必要的游泳,在冷水中可能会剧烈颤抖甚至全身感到强烈疼痛,但这仅是人体在冷水中一种本能的反应,没有死亡的危险。最要紧的是在水中尽可能地静止不动才能使体温下降减缓。在没有救生背心,也抓不到沉船漂浮物,或必须马上离开即将沉没的船只,以及离海岸或打捞船的距离较近时,才可以考虑游泳。否则,即使是游泳技术相当熟练的,在很冷的水中也只能游很短的距离。在摄氏 10 度水中,体力好的人,在低温症出现之前可以游 1～2 公里,而一般人游 100 米都很困难。

③ 保持体热。入水后应尽量避免头颈部浸入冷水里。头部和手的防护是相当重要的。为了减少与水接触的体表面积,特别是保持几个高度散热的部位,即腋窝、腹股沟和胸部,在水中应采取国际上通用的"HELP"姿势(heat escape lessoning posture),即两腿弯曲并拢,双腿向腹部屈曲,两肘紧贴身旁,双手在胸前交叉的姿势。如果有几个人在一起,可以挽起胳膊,身体挤靠在一起以保存体热。

④ 禁止饮用含有酒精的饮料。

(3)水中抽筋自救法

会游泳者,若因小腿腓肠肌痉挛而致淹溺,见图 5-6 所示,应息心静气,及时呼人援救,同时自己将身体抱成一团,浮上水面,深吸一口气,把脸浸入水中,将痉挛(抽筋)下肢的拇趾用力向前上方拉,使拇趾翘起来,持续用力,直到剧痛消失,痉挛也就停止。一次发作之后,同一部位可以再发痉挛,所以对疼痛处要充分按摩和慢慢向岸上游去,上岸后亦应再按摩和热敷患处。若手腕肌肉痉挛,自己将手指上下屈伸,并采取仰面位,以两足游泳。

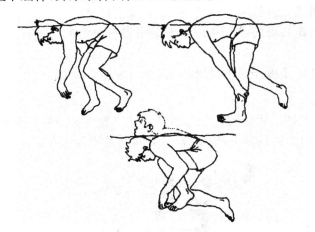

图5-6　小腿腓肠肌痉挛而致淹溺者的自救方法

(4) 激浪中的自救

在海中游泳,强有力的海浪不断拍来,泳术不精者很快就会筋疲力竭,而精于游泳的人也有可能出事。如泳术平平,经验不多,只宜在风平浪静的水中游泳,不要在激浪中冒险。

① 怎样从激浪中逃脱游回岸边

a. 可借助波浪的冲力。浪头未到时歇息等候,刚到时则奋力游向岸边,同时不断踢腿,尽量浮在浪头上乘势前冲;

b. 采用所谓"身体冲浪技术",以增加前进速度。浪头一到,马上挺直身体,抬起头,下巴向前,双臂向前平伸或向后平放,身体保持冲浪板状;

c. 浪头过后,一面踩水,一面等下一个浪头涌来;

d. 双脚能踩到底时,要顶住浪与浪之间的回流.必要时弯腰蹲在海底。

② 怎样爬上岩石

a. 把握登陆的时机,趁浪头涌过后才上岸,以免撞在岩石上;

b. 赶快抓紧岩石,手足并用,以免被回流扯回海里;

c. 波浪退走时,抓紧岩石;

d. 趁下一个浪头还没涌到,赶紧爬到岩石上。

③ 怎样应付汹涌的碎浪

波涛向海岸滚动,碰到水浅的海底时变形。浪顶升起碎裂,来势汹涌澎湃,难以游过。波浪拍岸之前,要破浪往海中游,或不让浪头冲回岸去。最容易的方法是跳过、浮过或游过浪头。波峰一旦破裂,白浪顶立即卷成管状,向岸边翻滚。泳者遇到这种汹涌的碎浪,可能随波翻滚,失去上下的感觉,不能呼吸。

波浪往往只是上层才会汹涌。要避过汹涌的浪头,必须潜下水中。

a. 波浪涌到时潜到深处,浪头越大,必须潜得越深;

b. 必要时蹲在海底,双手插入沙里稳住身体,汹涌的波浪在背上涌过时,往往感觉得到;

c. 波浪过后,蹬腿挺身回到水面,露出头来。

2. 他救

解救溺水者是一种见义勇为、发扬人道主义精神的行为。但是,解救溺水者一定要掌握正确的解救方法,如果方法不当,则是非常危险的。

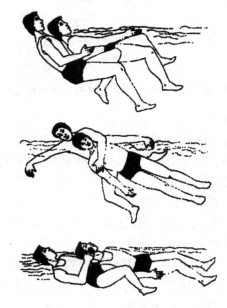

图 5-7　水下营救溺水者的方法

溺水者往往神志不清,惊慌乱动,会死命抓住够得着的一切东西,包括拯救者,因此应尽量采用救护器材进行救护,如救生圈、套杆、绳索、船只与木筏等。因为用器材救护既省力又安全,效果也好。在万不得已的情况下才可下水救人。一般游泳技术不高的人下水救人,往往力不从心,救人不成反而会赔上性命。

如决定下水救人,下水前要迅速脱掉衣服、鞋、袜,准确判断溺水者方位,如在江河岸边,要从溺水者斜上方入水,顺流而下,既省力又快。

对精疲力尽的淹溺者,救护者可从头部接近;对神志清醒的淹溺者,救护者应从背后接近,以免被对方突然抓住或抱住。具体方法是:当溺水者停留在水面时,游至距溺水者3～4米处,要急停、踩水、深吸气,稳定一下情绪,准确地从溺水者的身后接近。用一只手从背后抱住淹溺者的头颈,另一只手抓住淹溺者的手臂,把溺水者托出水面,叫溺水者镇定,大声安慰和鼓励他。拖运挣扎乱动的溺水者,可采用侧泳抱溺水者上体拖运法或侧泳抓溺水者手臂拖运法,见图5-7所示。

　　尽量不要让溺水者缠上身来。如发出指示没有获反应,不得不游过去,而溺水者又忽然起而相缠,就必须立刻用仰泳迅速后退。退至溺水者抓不到处,把一块布、一条毛巾或一个救生圈扔过去,让溺水者抓住一头,自己抓住另一头拖他上岸。

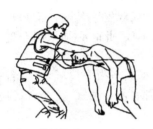

1. 用手臂夹住溺水者的头和颈部

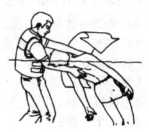

2. 把溺水者翻转过来

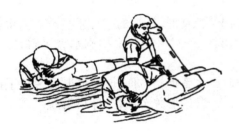

3. 打开气道和人工呼吸

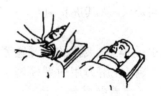

4. 提供可靠的颈部固定

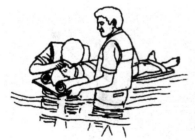

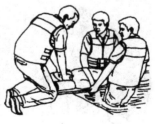

5. 采用木板或浮力担架护送溺水者

图5-8　头及脊柱损伤淹溺者的抢救方法

135

3. 头及脊柱损伤淹溺者的急救

一般情况下,若你未经过救护特殊训练时,应注意以下事项:

若在浅暖水中发现无意识的淹溺者,不要试图移出他,因盲目移出反而会加重伤情。若其有呼吸,使其保持面朝上的姿势,支撑其背部而稳定头及颈部。

若水太深、太冷或有潮流,或需进行CPR,则将其从水中移出,以防止进一步损伤。在水中稳定病人,并平稳仔细地移出病人很重要。若无背板或无其他硬支撑物可用作夹板时,不要轻易将病人从水中移出。

很多淹溺者被发现时脸朝下浮起,必须翻转背部见图5-8所示。

4. 被溺水者抓住的解脱法

救援时要注意防止被淹溺者紧抱缠身而双双发生危险。下水救人虽然应尽力避免被溺水者抓住,但有时仍难免被抓住不放,此时必须采用合理的方法脱离溺水者。解脱动作既要迅速、突然,又要熟练。

溺水者都不愿意沉到水底去,而愿浮出水面多吸一口气,所以若被溺水者缠住而不能迅速解脱时,只能一同沉入水中,溺水者一憋气,就会自行松手。因此,解脱抓缠多在水下进行。

救护员可根据被溺水者抓住或抱住的不同部位,采用不同的方法进行解脱。

(1)单手被抓住解脱法

救护员的一前臂被溺水者单手从上向下抓住时,被抓的手可紧握拳向溺水者拇指方向外展,从其虎口处向下用力抽出,另一只手同时上推溺水者手臂,即可解脱;

双手抓单臂:被抓的手臂紧紧握拳向溺水者拇指方向外展,同时另一只手推溺水者下臂,并用力用肘部撞击溺水者另一臂的肘关节部位,即可解脱。

(2)双手被抓住解脱法

被溺水者用双手从正面抓住两手时,可紧握拳,向溺水者的拇指方向外旋,肘向内收,即可解脱,见图5-9所示;

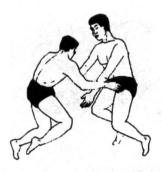 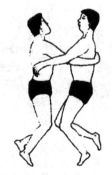

图5-9 双手被抓住解脱法　　图5-10 被正面抱住上身解脱法

（3）上身被抱住解脱法

如被溺水者从正面抱住上身，但两臂未被抱住时，可用左手抱住溺水者的腰部，用力向自己身边拉，右手用力推其下颏，以使溺水者松手，见图5-10所示。救护员上身和两臂同时被溺水者从正面抱住时，可两手互握，用力向下蹬夹腿，连同溺水者一起抬高身体位置，然后双肘用力猛然向两侧张开，突然下沉，即可解脱，见图5-11所示；

（4）颈部被抱住解脱法

如溺水者从正面抱住颈部，可用左手抓住溺水者的左手腕往下拉，右手撑着溺水者上臂靠近肘关节处往上推，下颏紧靠上胸，这样一拉一推可使头部脱出，见图5-12所示。如被溺水者从后面抱住颈部，救护员应将下颏收至胸部，以免被溺水者的手臂压迫颈部，妨碍头从溺水者肘下脱出，见图5-13所示；

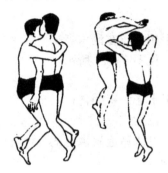
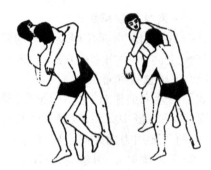

图5-11　两臂被抱住解脱法　　　图5-12　正面抱颈解脱法

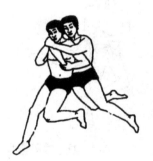
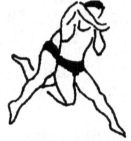

图5-13　被从后面抱住颈部的解脱法

（5）腿被抱住解脱法

救护员可用一手握着溺水者的下颏，另一手按着溺水者的后脑，向一侧扭转，溺水者即松手解脱，见图5-14所示；

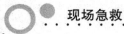
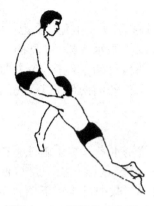
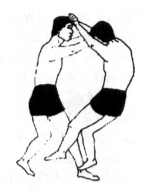

图 5－14　腿被抱住解脱法　　　图 5－15　头发被抓住解脱法

（6）头发被抓住解脱法

救护员可用左手抓住溺水者的前臂，右手用力压在溺水者抓头发的手臂上，然后低头，同时左手用力推其右臂，即可解脱，见图 5－15 所示；

（7）腰部被抱住解脱法

如果两臂未抱住时，可用两手分别抓住溺水者两手的任何一个手指，用力向两侧掰开，同时挺胸仰头，双臂外展，即可解脱，见图 5－16 所示。救护员两臂被抱住时，两臂要用力向外向上展开，抬头挺胸，上体贴近溺水者的身体，同时一脚用力蹬溺水者膝关节，可解脱，见图 5－17 所示。

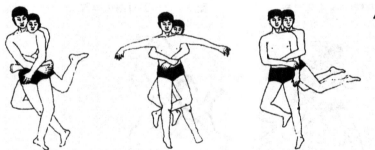
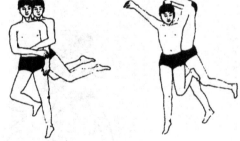

图 5－16　腰部被抱住两臂未抱住解脱法　　　图 5－17　腰部及两臂被抱住解脱法

5. 现场急救

淹溺可发生于无人管理的海洋、江河、池塘中，也可发生于有人管理的游泳场所。一个组织较为健全的游泳场，应配备专职水上抢救人员，并应在适宜地点设立医疗救护站。水上抢救人员应在医务人员指导下，学会人工呼吸、胸外心脏按摩等急救技术，医疗救护站与水上抢救人员要预定好信号，一旦抢救信号发出，医务人员就可以做好必要的准备，使淹溺者得到及时的抢救。

理想的现场医疗急救,最好有数人同时进行。首先得有人立即清除溺水者口、鼻内的淤泥、杂草、呕吐物等,如有活动的假牙也应取出以免坠入气管;有紧裹的内衣、乳罩、腰带,应解松。

　　在清理口内异物时常会遇到如何打开口腔的问题。部分溺者的口腔并不难开,稍施压力即可启开;有些牙关紧闭者,可按捏其两侧颊肌,再用力启开。当然,如有开口器,则可用开口器启开。在迅速清除异物后,习惯上多行"控水处理"。

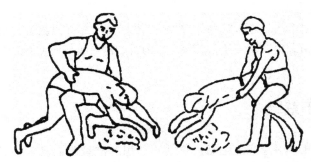

图 5-18　　　溺水控水常用方法

　　(1) 控水处理

　　所谓控水(或倒水)处理,是利用头低脚高的体位,将体内水分控出来。目前,最简便的控水方法是,救护人一腿跪地,另一腿屈膝,将溺者的腹部放在膝盖上,使其头下垂,然后再按压其腹、背部,见图 5-18 所示;也可利用地面上的自然斜坡,将头部放于下坡处的位置。利用小木凳、大石头、倒置的铁锅等作垫高物来控水均可。有些农村中将淹溺者置于牛背上,使头下垂,然后赶牛走动,这样不仅可以控水,同时也兼作了人工呼吸。因牛在走动时,牛背随之起伏,使肺脏进行呼吸运动。这是群众创造出来的合乎科学道理的方法。

　　抢救淹溺是否一定要控水?目前还没有一致的意见。一般认为,过分强调控水而耽误迅速进行人工呼吸,或者立即进行人工呼吸而不注意清除呼吸道内水分,都有一定的片面性。是否需要控水,应根据当时的具体情况来决定。如无呼吸道阻塞,可不必进行;呼吸道有水阻塞者,可先行控水,但要尽量缩短控水的时间,以能倒出口、咽及气管内的水分为度,如排出的水不多,不可再为此耽误时间,应立即采取人工呼吸、胸外心脏挤压等急救措施。用控水法虽然从呼吸道排出的水分不多,但呼吸道容量平均约 150 毫升,若能倒出 50 毫升,达其容量的 1/3,对减少呼吸道阻塞和施行有效的人工呼吸有一定帮助。

　　(2) 人工呼吸与胸外心脏挤压

　　在淹溺抢救上,人工呼吸与胸外心脏挤压必须同时进行。如果溺者尚有心跳且较规律,则单纯地使用人工呼吸亦可。有些人习惯上采用俯卧压背式人工呼吸,对于淹溺者可以采用本法,并且俯卧式体位,对于控水似有积极意义。

由于淹溺致死的原因十分复杂,水分进入体内引起电解质紊乱以及细微生物引起细支气管、肺泡病理改变,因此在急救中,尤其在初步取得复苏成功后,治疗仍有很多的困难。

第十二节　遇险求生

野外活动或因事外出,旅行中意外、飞机失事、汽车抛锚等,都可能使人置身于陌生的险恶环境中,如困于偏僻荒野、山林、沼泽地、荒凉沙漠中,甚至困于地底下。

一、困于荒野

困于荒野的求生之道,首先要找到较理想的栖身躲避之处,其次是辨明自己所在方位,发出求救信号,寻找饮用水和食物,生火取暖等,如他人前来营救的可能性不大,还应设法自己走出荒野。

1. 寻找栖所

因种种原因置身于陌生的荒野,为了躲避风雨,抵御寒冷、炎热和虫兽侵袭,以及休息的需要,都要找个或搭个栖身之处。

① 天然的山洞、树洞最为理想,只需适当地加以改建。

② 不得已时,岩石下凹陷处、各种可避风的地理屏障、大树的树杈处、大动物的巢穴,都可稍作改造后用来暂时栖身。

③ 根据当地的气候及材料条件,干燥炎热地区,白天要能防太阳暴晒,夜间要能防风寒;寒冷地区则重在防风保暖;夏季和热带雨林地区重在防风雨淋湿和虫兽叮咬。

④ 飞机失事或汽车抛锚时,若已无爆炸或燃烧危险,不宜离飞机残骸或抛锚汽车太远。机身内或车身下等都是较理想的暂时栖身之地,一则目标大,易被营救,二则可御寒或防炎热。

⑤ 若身带塑料布或有降落伞等大块材料,可用来作为搭建栖身处的主要材料。若在热带雨林,还可利用阔叶树叶作棚顶。竹子及树枝都是作简易棚支架的好材料。

⑥ 栖身处尽可能选择在平坦的地面上,也可一面或二面倚靠岩石坡墙,但地面要平整些,以利休息舒适。同时要靠近水源,收集燃料要方便。

⑦ 栖身处要生火时,必须注意通风,以免发生危险。如在栖身处生篝火,应

注意门与风向要成 90 度角,以免烟和火星吹进棚内。

⑧ 如在雪地里无法前进,可掘一个雪洞暂时栖身,也可利用现成的雪洞。

⑨ 栖身处要有明显的标志,如夜间燃烧篝火、白天薰烟、雨林中以颜色鲜艳的大块塑料布等覆盖在外等,以醒目地昭示营救者,便于被营救。

2. 生火护身

荒野中,火往往是度过危难的救星。它既可取暖御寒、烧煮食物和烘干衣服,又能驱赶蚊虫、野兽,还可作为求救信号。因此,野外活动时,打火机或火柴是必须携带的。

① 点火前应先寻找引火物及燃料,干草、小树枝、树叶、碎树皮、小木块都可用来引火。若是雨天,则可在岩石下或茂密树叶下寻找干燥的引火物。

② 即使大雨天,桦树皮仍是很好的引火材料,因为它含有易燃的油脂。松脂等也是理想的引火物。

③ 如找不到干燥的天然引火物,可利用身边的废纸、药箱中的纱布、棉衣中的棉絮、口袋里的绒团以及鸟的羽绒等引火。

④ 干枯树枝、倒在地上的或枯死的树,都很容易燃烧。没有树木时,可搜寻干草,捆扎成束,一束束燃烧,可延续燃烧时间。

⑤ 汽车抛锚时,若无合适燃料,可将车上的汽油、机油、润滑油等混合在一起,搅拌进一些干燥的泥土,点燃燃烧。有时,干燥的动物粪便、动物脂肪等也可充当燃料。

⑥ 在山林、荒野、沼泽地点火,要特别注意安全,附近若有可燃物,如树枝、干草、苔藓等,必须清除掉,而且要注意风向,下风处可燃物更需清理干净,而且要有一定宽度的隔火带,以免引起大火。也可事先准备一桶水,先将干草等点着,烧出一小块范围后,浇灭,再在上面堆些燃料,点燃取火。原来烧出的地方,就成了隔火带。

⑦ 点火时,先在下面疏松地支起一些干燥的引燃物,如小树叶、小木片、小树枝等,用火柴或打火机点燃,轻轻吹火头,待烧旺后再架上较粗木头。

⑧ 车辆内有香烟点火器的,也可烧红点火器后,点燃纸捻或干树皮,以作火种。

⑨ 上述方法都不具备条件时,可选择下列取火方法中的一种:

a. 用望远镜镜片或凸透镜聚光,见图 5－19 所示;

b. 打击火石;

c. 钻木取火。

当然,这些取火方法都非易事,有的常须消耗较大体力,非万不得已,不宜采用。

⑩ 如无火柴和打火机,有汽车在旁的,可利用车上的蓄电池点火。先在引

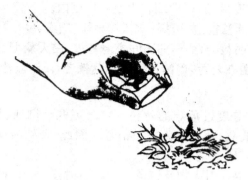

图 5 - 19　聚光取火

火物上点上几滴汽油,然后用电线连接蓄电池两极,互相接触后激起电火花,引燃引火物。

⑪ 点火前要考虑并准备好火堆的方式。可用圆木、泥土或石头堆一个长30～40 厘米,一头宽些(20～30 厘米)、一头窄些(7.5～10 厘米)的灶,窄的那端背风,宽的一端生火,窄的一端最热,上面搁两根潮湿的木条或金属棒,可用来置锅、烧烤。

⑫ 也可以利用树枝的枝杈支撑,并吊起锅子或食物。

⑬ 可用刀或其他工具,在地上挖出两道较深的口子,挖出的土堆在两旁,形成一个土灶,下面生火,上面置锅或烧烤食物。

⑭ 风雨天、风雪天,大雨可能浇灭篝火,可选择在避雨的洞穴口、隐蔽场所点燃篝火。也可在火的上方支撑一些潮湿的树枝树叶,遮去部分雨水,以免浇熄篝火。

⑮ 因取暖、驱兽等的需要,火堆应保持彻夜不熄。可用泥土或石块堵住四周,以减少空气流动,然后再添上耐烧的硬木或湿木块。

⑯ 为了尽量获取燃烧物的热量,可用石块作屏障,使热能充分折射到栖身处,或直接反射到身体有关部位。

⑰ 切不可不清理场地和除掉易燃物,就冒失地在山林、荒野或沼泽地点火,这很有可能引发山火,不仅造成财物的巨大损失,而且危及人身安全。

⑱ 在栖身的洞穴内、隐蔽所内燃烧篝火,一定要注意通风。

⑲ 除非燃料十分充足,一般以小堆篝火为宜,不时地添加燃料。

3. 寻找饮用水

人不饮水,只能生存 6～7 天,在夏季或沙漠地只能生存 2～3 天,故饮水比一般食物更重要。

体内缺水的主要表现是口渴。中度失水可出现全身不适、恶心、皮肤潮红、烦躁不安等；重度失水可见头痛、四肢刺痛、皮肤紫绀、语言不清、说胡话、抽搐、昏迷不醒等。

寻找自然水源：包括地面水（江河、湖泊、溪流）、地下水（井、泉）以及雨水、雪水、露水和生物水（植物中的水分）。

① 循动物足迹常可找到水。

② 昆虫、走兽、飞鸟等活动的场所附近，一定有水。

③ 制作露水收集器或太阳能蒸馏器，以收集天然水，这在缺水的沙漠地更为重要。

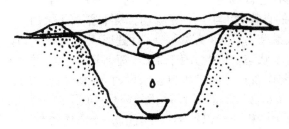

图 5 - 20　把沙地里的潮气汇集成水

④ 在干涸的河床及潮湿的低洼地或植物根部四周向下挖掘，常可找到地下水。

⑤ 夜间，水会凝聚在玻璃、金属、石块等光滑表面。清晨时分，用干净布吸取，然后拧干布，可收集到一些水。

⑥ 雨水、泉水、井水、溪流水可直接饮用，但有条件最好煮沸后再饮用。

⑦ 凡静止的水或流动缓慢、有异味的水，必须经过滤煮沸后再饮用，否则会引起腹痛、腹泻，加重脱水。

⑧ 自制滤器。用帆布袋、塑料袋或铁罐，或一端打结的衣袖、干净的袜子等，在里面铺上一层砂子，再铺上一层木炭磨成的炭粉（也可隔层纱布），照此重复几层，然后在铁罐或塑料袋等底部弄几个小洞，下面置个干净的容器。从上端倒入原水，下部渗出的就是净化过祛除异味的水，煮沸后使用。也可在离水源半米左右的地方挖一个坑。不久，坑内就会渗出清澈干净的水。

⑨ 饮用水还需用高锰酸钾或碘酒来处理。每升水加高锰酸钾 3～4 粒，半小时后水变成淡紫色，即可饮用；如用碘酒，则每升水滴进十滴左右。

⑩ 有冰雪即有水，但冰雪须融化了饮用。因雪中含有空气，直接饮用会引起腹泻，导致脱水。一般说来，冰的利用价值比雪大，因为融冰所消耗的燃料要比融雪省得多。

⑪ 一些植物含有较多水分可饮用。如热带丛林中的一些藤类，北方的五味子、山葡萄、野蔷薇果实、沙漠地的仙人掌、沙拐枣、沙枣等，都会有一定的可利用

的水分。

⑫ 如水不多,以少量多次饮用为宜,每隔 2~3 小时饮一二口,可先含在口中一段时间,再咽下,以缓和口渴。但最热的时候应尽量少喝,因为此时多喝水反而多出汗,体内水分损失加快。

⑬ 缺水的情况下,一般不宜进食,以免体内水分丧失更快。饮水不足时,应避免吃高蛋白质食物,因为蛋白质分解要消耗大量的水。

4. 寻找食物

一般认为,不吃食物平均生存时间约一个月左右。试验表明,每天食用 2 100 千焦热量的食物(相当于中等劳动强度日消耗量的 1/6~1/7),连续半个月,除有饥饿感、易疲劳、轻度头晕等外,对健康无可见损害,体力和脑力劳动质量仍可维持在基本状态。因此,困于荒野,短时期内食物并非维持生存的关键。只有营救无望,需作较长时间求生自救考虑时,食物才成为问题。

① 远足前,带些救生口粮,既可消除遇险后饥饿时的恐惧心理,也能少量补充所耗热量。救生口粮一般以糖类为主,脂肪、蛋白质含量不宜多。

② 野生动物是重要的食物来源,各种兽类、鱼类、鸟类、爬虫类(蛇、蜥蜴等)及大的昆虫(如蝗虫、蚂蚁)均可捕来食用。

③ 狩猎和捕鱼是获取食物的最主要途径。没有武器时,可用各种绳子、带子、弯曲的金属丝做成套环,设在动物经常出没之处。并连续设置多个,以增加捕获机会。也可以设置陷阱,放些诱饵,让诱饵与触发器相连,然后准确击中猎物或使猎物陷落于洞中,然后捕杀。

④ 捕到大的动物,屠宰后尽快去掉内脏,将肉擦干切成片,置风中吹干,便于保存。或埋于海滩及沙漠的沙子下,可置放数日。

⑤ 食物要煮得熟透后再食用,宜用文火煮。加水熬煮比烧烤更安全。

⑥ 可找野生植物充腹。除十分熟悉的或肯定无毒(如有动物吃过的残迹)的植物外,其他都要进行可食性试验。方法如下:

a. 每人每次只可尝试一种植物。选定后,用手指紧捏叶子或茎部,看流出的汁液是什么颜色,呈乳白色的大多有毒。但蒲公英除外,它尽管有白色乳汁,还是可吃,而且营养丰富,还可治疗腹泻。

b. 以汁液涂在下嘴唇,并把一小块植物放在舌尖上,约 10 分钟后,如有发麻、涩口、火烫样感觉的,不能食用。

c. 如没有出现上述症状,咀嚼并吞下较大的一块,在两个小时内,没有明显不适,可再多吃一点。如胃部感到不适或有恶心呕吐感,说明植物可能有毒,不能食用。

d. 经多次加大剂量试验后,确信是无毒的植物,可在煮熟后倒掉汁液,再煮一次,以防万一。

⑦ 除叶子与茎干外，根、果实和花朵也可试食，方法同前。无论植物、动物，有火的话，皆以煮熟食用为宜。煮透食物既可杀死细菌，又可破坏某些毒素。

⑧ 注意事项

a. 不少豆科植物和蘑菇的毒性很大，特别是色彩鲜艳、漂亮的蘑菇，大多有剧毒，不可试食。

b. 如要试食植物，可选用周围数量最多或较多的那种。

c. 只有在无法走出荒野，或因饥饿而有濒临死亡可能时，才值得进行可食性试验。

5. 辨别方位

无论在郊外旅游，还是在远离城市的荒野、沼泽地、山林、沙漠、大海中遇险，当迷失方向找不准该走的路时，首先应明确方向。

① 随身带有指南针的，可用指南针确定方向，既方便又准确。但使用指南针时附近不可有金属物，也应避开电磁场。

② 随身带有供步行者用的大比例尺旅行地图（1∶50 000 或以上）的，可打开地图，再观察四周，看有没有明显的地理特征或建筑物标志，如河川、桥、山峰、寺庙、铁路等。仔细查阅地图，找出相同标识，大致确定自己所在方位和应选择的行走方向。

③ 若无指南针，晴朗的白天可以利用手表和太阳来定向。将手表平放，使时针对着太阳（光射来的方向），然后把时针和表上的 12 时之间的夹角平分，这条平分线所指的方向就是南方。

④ 可以根据太阳升落作出粗略的判断。一般当地时间 6 时左右太阳在东方，12 时左右在南方，18 时左右在西方。

⑤ 旷野中，独立的大树树叶相对茂密的一边往往朝南。

⑥ 锯断后的树墩上，根据年轮的疏密可作判断。朝南的一面年轮疏而间距宽，朝北的一面年轮密而间距窄。

⑦ 大树树干的北面根部常有苔藓，南边则无。但据此只能作出大致的判断。

⑧ 在荒野中，如已决定向哪个方向行进，应在行进的正前方远处或较小夹角范围内找出一个有特点的标识，如一棵大树、一段断墙、一个尖尖的物体等，然后向着这一标识行进。行进中不断寻找新的标识，或不时地校正一下行进方向。

⑨ 若在夜间，没有指南针，则可利用北斗星来确定方位。北斗星的斗之上方对准北极星，北极星指示正北方向。

⑩ 如一时无法确定方向，可找到大路，然后沿大路行进，也可以沿电线方向走，常可找到农舍或村镇。

6. 发求救信号

困于野外,很难被远处或空中的营救者发现,需利用一些手段发出求救信号。

① 旅游等外出时,应带上一大块红色的醒目的塑料布,既可作宿营、防雨用,也可用作求救信号。

② 白天可燃起一堆火,烧旺后加些湿枝叶,使之升起大量浓烟,方圆几千米都可注意到,晚上则燃烧几堆篝火。

③ 身穿色彩鲜艳的衣服,头带色彩反差大的帽子,手中还可挥动色彩鲜艳而宽大的织物或其他东西,以引起人们注意。

④ 国际通用的求救信号是哨声或光照,每分钟响 6 次或闪照 6 次,停顿 1分钟后,重复同样信号。

⑤ 在海洋、湖泊和雪地上,还可使用专门的染色剂将水面或雪地染色,以引起空中搜索者注意。没有专门染色剂时,亦可用高锰酸钾替代。

⑥ 晴天,可用反光镜进行联络求救。没有现成的反光镜,可利用任何发亮的东西代替,如罐头盖、金属片、镜子等,可将它们慢慢摇晃,发出断续的闪光。

二、绝处求生

一旦被困于山地、沼泽地、沙漠地等,如没有一点求生常识,将很难生存下去。

1. 被困山地

相对而言,被困山地,求生并不很困难。水、食物和隐蔽场所都不难寻找。关键是寻找出路,尽快走出山地。

① 下雨天应找个隐蔽所,暂躲避一下。但不能躲在低洼处或有可能滑坡的山脚处,以免大雨引起山洪或滑坡,逃避不及,被埋于土下或葬身于山洪中。

② 布满碎石的斜坡,往往提示有山崩可能,在下面躲避栖身是不明智的。

③ 要判明自己所在的方位,寻找走出山谷的路。宜爬上山顶,在山顶不仅视野宽,能找到正确的出路,也可在山顶发信号,包括用颜色鲜艳的布铺在地上,或在山顶踩草地或割草,形成一定的求援信号,也可燃烟点火。在山顶发出的信号,容易被很远处的人们发现。

④ 找准走出山地的方向和道路后,昼行夜宿,自行走出山地。

2. 被困沙漠

沙漠地最大的特点是干燥,日夜温差大,风沙大,沙质松,行走困难;最大的危险是急性脱水致死。气温超过摄氏 40 度,即使白天躲在阴凉处,若无足够饮水补充,一般只能生存 2～3 天。

① 白昼应留在阴凉处。飞机遇难或车辆抛锚,宜留在车厢内或躲在车身、机身、机翼下,既可减少出汗,延长生存时间,又利于被发现。徒步者尽早找到阴凉处,也可搭建简易凉棚。

② 穿轻便长袖衣裤,颜色以浅白色为宜,既隔热防辐射,又宽大通风,便于散热。

③ 戴上帽子或简易头巾,完全遮蔽头部、颈项和背部,减少暴露面,预防中暑。

④ 必要的体力劳动应在夜间进行,行走时间也应选择清晨或傍晚。

⑤ 利用露水收集器或自制太阳能蒸馏器收集饮用水。

⑥ 沙漠地找水特别困难,可根据下列标识找水:a. 比较潮湿的地面,b. 长有芦苇的地底下,c. 动物足迹的走向,d. 低洼处,e. 干涸的河床深层,f. 废弃的牛羊圈旁。

⑦ 沙漠里的气温达摄氏 30～40 度时,没有水补充,人走不了 50 公里,气温较低时也很难走出 200 公里,非万不得已,不要试图徒步走出沙漠,只有在下列情况时,可选择夜间步行:a. 有把握走到附近居民点或安全处,b. 断定不会有人前来营救。

⑧ 缺乏食物时,可试食周围植物。但非万不得已,不宜采集,因为这要消耗大量体力和汗液,常得不偿失。

⑨ 在沙漠里行走,要注意流沙,有时会整个人都陷入进去。为此,在沙地、沙滩上行走时应带一根棍子探路。一旦陷进流沙,可参考掉进沼泽地的办法自救。

3. 森林迷途

被困森林中,较大的困难是容易迷失方向,在方圆几公里内打转,走不出森林,其次是怕猛兽毒虫。

① 应找准了方向再走路。万一被藤蔓缠住,不如退行脱身后再寻路,不可披荆而行,不然筋疲力尽,也不一定能走多远。

② 带上利刀或利斧,既可开路,又可防野兽、挖食物。

③ 没有刀斧,可找根结实点的棍棒,作为开路和驱赶野兽时的工具。

④ 有条件的应常洗澡,勤洗衣裤,以免生皮肤病和衣服霉烂。

⑤ 看到有人踩出的小路,可循径而行,有可能遇到人或居民点。

⑥ 沿溪河流向而行,是走出树林的好办法,因为河边常有居民点。

⑦ 林中生火、找食物、找饮用水、搭建简易藏身处等的方法,可参见有关各条。

4. 身置寒冷地带

大多数寒冷地带遇难者,常因体温下降、局部冻伤而丧失功能,难以进行各种生存活动,最后死于低温症。夏季登山骤遇风寒亦可导致类似结果。寒冷环境中求生,关键是保持体温。

① 寒冷地带遇险,必须身着防寒服。头部和颈项部尤其要注意保暖,以免脑部低温而出现健忘、精神错乱和昏迷,跌倒在冰雪中。

② 防寒服宜稍宽松些。穿防寒服后尽可能少做剧烈活动,以免汗出太多后不易发散,造成防寒服内过湿,防寒作用大减。若必须剧烈活动,宁可脱去厚衣服。

③ 保持服装、衣帽、手套、鞋袜的干燥非常重要,寒冷加潮湿最易导致冻伤。

④ 生火御寒是寒冷地带求生的重要措施,所以务必小心保留火种,包括火柴、打火机等。

⑤ 估计没有可能自行脱险而须等待营救者时,在入夜以前,须先找个栖身处所。干燥、避风的岩洞最理想;带有帐篷的,搭个帐篷;也可挖个雪坑,用冰雪垒个雪屋。隐蔽所附近必须有充足的燃料,以便燃起篝火,既作取暖用,又作求救信号用。

⑥ 没有睡袋的,即使洞内生火,也不可躺下睡着,以免被冻僵。可围着篝火,脱去厚衣裤和鞋袜,烘干。不宜穿着鞋袜、带着帽子手套烤火,因为出汗会使鞋袜等受潮。

⑦ 有睡袋的,晚上可钻入睡袋睡觉,但不可穿衣太多,否则出汗多不易入睡,而且会使睡袋濡湿,爬出睡袋时易着凉。

⑧ 睡袋不能直接置于冰雪地面,最好袋下再置气垫。晴天应勤晒睡袋。每次使用睡袋后,要把袋中暖和空气放掉,以免冷却后凝聚成水汽。

⑨ 冰雪地中燃篝火,下面宜支些石块或木头,不宜直接堆在冰雪上,以免火堆陷落而熄灭。

⑩ 多人同时遇险时,不要各自为战,而应尽可能挤在同一隐蔽所中,既可相互照应,又可保持暖和。若无睡袋,应轮流打盹,清醒者不时添加燃料,保持火势。同时也要不时叫醒同伴,与他说说话,以免他们因过于寒冷而在不知不觉中昏睡过去。

⑪ 如脸部、手部出现白色斑点,提示有可能被冻伤,要及时搓揉颜面、耳鼻部位,搓揉双手。

⑫ 一旦发生冻伤,切忌用雪团揉搓冻伤部位,这样会加快散热,使冻伤的范围扩大。同伴可以将冻伤者的受伤部位置于自己温暖的怀中或腋窝下。若有条件,也可浸泡在摄氏 43 度左右(手试感到不冷不热)的温水中。

⑬ 夏季登山,也可感染风寒,其症状为皮肤冰冷、步态不稳、寒战、言语不

清。此时,应尽快找个温暖之处躲避一下。也可让他喝点热饮料或甜食,或拥抱着他,帮他添加衣服。最好是能赶快把他送下山,到民宅中让他泡个温水浴,水温以摄氏 43 度左右为宜。

⑭ 寒冷环境中,不宜借喝酒或按摩体表来御寒,因为这样一来,体表血管扩张,血液灌流量增加,体表散热骤增,中心体温势必下降,更易形成低温症。

⑮ 寒冷环境中,遇险者一旦处于神志欠清醒状态是非常危险的,必须立即抢救,关键是提高体温。生火,用躯体温暖患者,给予热饮料和甜食,唤醒他活动肢体等,都是可取的方法。最好能使患者尽快脱离寒冷环境。

5. 陷入沼泽地

沼泽地中,土质松软,行走困难,每一步都潜伏着危险,一旦陷入泥潭,很有可能被淹没致死;此外,气候寒冷潮湿,也有可能被冻死。

① 在沼泽地里行走,每一步都要小心,应沿着长有树木或灌木的高地走。如不能确定时,可向前方投石问路;亦可用力踩脚,如前面地面颤动,是泥潭无疑,必须绕道而走。寸草不生的黑色平地,或布有一层厚厚青色苔藓的,往往是泥潭,须格外小心。

② 夜间找个干燥避风之处栖身,如树丛、洞穴、岩石下及动物巢穴。如能与动物平安相处最为理想,动物身上可提供热量,否则就赶走动物。

③ 黑夜中切不可在沼泽地行走,以免看不清路,陷入泥潭。

④ 风雨天、大雪大雾天也不可冒险行走,待在避风雨处,待天气晴朗后再作计议。

⑤ 行走时不要脱下雨披、背包等。万一陷入泥潭,这些东西常可增加浮力。

⑥ 一旦发觉双脚下陷,不要拼命拔腿挣扎,这只会越陷越深;应该尽快让身体向后倾斜,仰天轻轻跌下。同时张开双臂,增加与沼泽地的接触面积,使身体浮于泥潭之上,不致于下沉。如手中带有探路的棍棒,可将棍棒插入身体之下的泥潭中,以借一棍之力。

⑦ 朝天躺下后,不再下沉时,轻轻拨动手脚,用仰泳的姿势缓慢地向刚才走过来的硬地移去。头边有草根、树根等,可拉着借一把力。移动身体时必须极其小心,仰臂,抬腿,然后再慢慢挪动躯体,一个动作一个动作地做。每做一个动作,都应让泥或流沙有足够时间灌满抽出的躯体或四肢底下。急速的大动作只会使淤泥之间产生空隙,加快躯体下沉。

⑧ 若有同伴陷入泥潭,不可贸然向前营救,应先告诉同伴沉住气,向靠近自己的方向平卧。然后仔细试探前面的路面,只有肯定路面较结实时,才步步靠拢下陷者。自己站在结实的地基上,而后抛出绳子或递上棍棒,让同伴接住,让他借助绳子或棍棒,一点点移动身体,移向安全地带。若营救者脚下也不很结实,可卧倒营救,以增加身体与地面的接触面,不致下沉。

⑨ 若附近有树或灌木,可用绳子一端系在树干或灌木根部,另一端抛给下沉者或系在自己身上再去营救。

6. 被河水所困

在荒野遇险或外出,被泛滥的河水困住时,常须涉水过河,这需格外小心。

① 首先决定是否必须涉水过河,如果必须,最好能找到船或桥,或绕过河道,万不得已时,才涉水。

② 决定涉水过河后,要选择过河的合适地点。主要考虑的因素是河水的深浅、水流的缓急、有无湍流等。河面的宽窄相对次要,因为窄的河段常水深流急,不见得有利;相反,河面较宽的倒有可能水浅流缓。

③ 河流较急较深时,向上游走,最好走到上游河水分叉处,此时过河常较安全。

④ 切勿在河湾处过河,弯曲处外侧水流常较急、河床较深,而且可能有暗流。

⑤ 不要在河流与湖泊或河谷盆地交汇处过河。这些地方常河水较深,水流较急。

⑥ 不能在湿滑的高岸、急滩或低坝等处过河。这些地方不容易站稳,危险性较大。

⑦ 溪流中若有石块,可用手抓扶,帮助支撑躯体,但不宜作为踏脚石贸然用脚踩上去。因为上面很可能长满苔藓,即使无苔藓,也很湿滑,石基也可能不稳,弄不好反而失足跌入水中,甚至扭伤足踝。

⑧ 可直接或向上游斜穿过河,但身子应该侧着横走,面向上游。棍子也拄在偏向上游这只手,以免被水流冲走。可让膝盖部迎着水流,不致于因急流冲弯膝盖而使人跌倒。先站稳一脚后,再移动另一脚。切勿交叉举步,以免失去平衡而跌入河中。

⑨ 涉水时,先脱掉袜子,再穿上靴子或鞋子,以便行走时脚步较稳。如惯于赤脚的,可卷起裤腿,赤脚过河更为安全,鞋袜等可系在背包上。

⑩ 过河前可准备一根长约 2 米的结实的棍子,既可防止跌倒,又可探测水深。

⑪ 如有行李,不要丢弃,以背卷式捆结,使双肩均匀受力。不然,单肩受力,加上水流冲击,加剧身体不稳定因素。背包应尽量背得高些,以免被河水浸湿。但腰部的背包系带不宜结上,以便万一跌入深水时能迅速卸下背包。

⑫ 如有同伴同行,可借助绳子相互策应。如河不很宽,绳子足够长,可让先行者将绳子一端系在腰中,不要背带任何东西,轻装试探过河,万一跌倒,绳子另一端的同伴马上把他拉起来。先行者过了河后,抓紧绳子,其余人一手紧握绳子,一手拄着棍子,逐个过河,也可把绳子一端系在树上,跌倒者可拉着绳自救。

⑬ 几个人过河，没有绳子时也可每人抓住前面人的腰或肩，或者手拉着手，侧着身，面向上游。先行者应是经验丰富的强壮者，他一手需拄着棍子。最后一个也最好是身强力壮的。一人移步时，其他人须站稳，不要同时举步。

⑭ 如绳子不够长，过河者可一列排开，绳子系在腰间。强壮者开路或断后接应，各人手中拿着一根棍子，每次最好只有一人举步，其他人站稳，不能一起举步，以免不稳之时一人跌倒，害得大家一起滑倒。

⑮ 几个人结伴过河时，绳子不能拉直绷紧，以免一人跌倒，拉倒另一人。

⑯ 河面不宽，但水深过顶时，会游泳者可脱下衣裤鞋袜，包成一包，用塑料布或塑料袋套上包好，踩着水，头顶着衣裤过河。但如水流湍急，切不可冒险。水温太低时过河也不行，低温中即使水性很好的人，也很快会被冻僵。

⑰ 河水深过胸部，不会游泳者不能冒险过河。除非河很窄，同伴已将绳子紧紧系在两岸树干上，并有水性好的同伴在身边扶着护送，才可双手拉着绳子，一步步涉水过河。

⑱ 过了河，迅速倒出鞋中的水，换上干的衣裤，穿上干袜子，找个地方休息一下。也可生堆篝火，烤干衣服，以免受潮湿寒冷而致病。

7. 跌入冰洞

在寒冷地区或寒冷季节，在结冰的江河湖泊上游玩或行走时，有时会踩在薄冰上，以致掉进冰洞。即使水性很好的人，在寒冷刺骨的冰水中几分钟就会冻得浑身麻木无力，这是非常危险的。

① 找准方向，向坚冰靠近。或循原路，或向岸边方向，用肘和拳头打碎前面不太结实的冰，直到靠近较结实的冰（估计足以支撑自己的体重）再爬上冰面。

② 移动时如脚能着地，可缓步前进；如踩不着地，可像踏自行车那样踩水行进，并用手掌划水帮助行进。

③ 靠近较坚实的冰层后，双手伸到冰面上，努力抓住任何可以抓住的东西，包括用手指钩住冰面上能借力的地方，双腿向后蹬踢，使身体浮起，成水平状。乘势左右挪动躯体，一点一点爬上冰层。若冰被压碎，继续上述动作，直到整个身体挪上冰面为止，见图 5 - 21 所示。

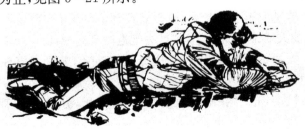

图 5 - 21　爬上冰面

④ 爬上冰面后,不要试图站起来,趴在冰上爬到安全地带,或滚到岸边安全地带。

⑤ 见有人掉到冰洞里去了,切勿踩在附近冰上营救他,以免自己也掉下去。

⑥ 可递一根长树枝给落难者。

⑦ 如有绳子可迅速将绳子抛过去,见图5-22所示;没有绳子,可把头巾、皮带、背包袋等连结起来代替。

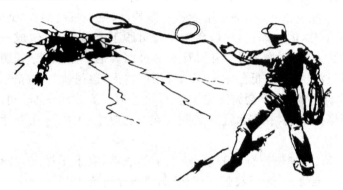

图5-22　迅速将绳子抛过去

⑧ 若离遇险者太远,必须进入冰面上才能救人时,要趴在冰上慢慢爬过去,只要遇险者能接住绳子或棍棒,就不要再向前。

⑨ 在遇险者接住绳子或棍棒后,救援者需小心地爬着往岸边或安全地带撤离。

⑩ 遇险者爬上冰层后,拉着绳子或棍棒,继续趴着,营救者可把他拖向岸边。

⑪ 如果遇险者已无力抓紧绳子,可结一个圈,让遇险者穿过头和肩臂,套在腋下,营救者用力把他拉上来。

⑫ 若岸上或安全地带有多人,可组成人链进行营救。为首的一人趴在冰上,爬向遇险者,第二人拉住他的足踝,第三人抓住第二人足踝,直到靠近遇险者。

⑬ 如遇险者已处于昏迷状态,营救者应迅速在自己身上系根绳子,另一端交给岸上的其他人或系在树根上,爬过去把遇险者拖出冰窟,并拖到安全地带。

⑭ 若一个人拉不上遇险者,应一边抓住遇险者,鼓励其沉住气、坚持住,一边大声呼叫求援。

⑮ 若河面较窄,也可在两岸间拉上一根绳子,让遇险者抓住绳子,爬到岸边。

⑯ 若附近有轻便梯子,用来营救跌入冰窟者最为理想,只要把梯子推向遇

险者，嘱其抓住梯子向上爬，然后趴在梯子上，营救者将他拉向岸边。

⑰ 营救者或遇险者脱离冰窟，爬到安全地带后，迅速找个温暖之处，换上干衣服，裹上毯子、棉大衣等。同时不断活动身体，保持温暖，如没有干衣服，宁可仍穿着湿衣服，不要贸然脱下，不然会冻坏。可找些树枝，在避风处燃起篝火，靠着篝火，脱下衣服烤干。

⑱ 营救者也可以紧紧拥抱遇险者，用体温温暖他，以免冻伤。

⑲ 若遇险者呼吸困难，必须立即抢救。

三、地底遇险

地底遇险的可能性尽管很小，但由于生存条件恶劣，所以死亡率很高。能否生还，常取决于遇险者能否作出明智而又持之以恒的应对选择。

1. 井矿坍陷

井矿等地下作业坍方，或发生地震，或建筑施工发生意外等，都可使人突然陷于坍塌物重压之下，重者当场致死，轻者损伤躯体。在坍陷重压下求生，既需要勇气，又要能忍耐。

① 坍陷或倒塌是有一定征兆的，如矿井中有石块掉落、支架有异常声响、墙和手脚架倾斜、大地微颤等，发现有这些迹象，应马上撤离现场；来不及撤离的，应迅速躲到较为安全之处，如矿井中的支架旁、矿车边、墙的直角处，并顺势下蹲或下屈，双手紧紧抱住头部，头部曲向胸口，保护好重要脏器。

② 坍塌发生后，如躲在大石块或断墙角等地，不要急于冲出现场，以免被掉落的物体砸伤砸死。

③ 等坍塌停止后，轻轻活动一下肢体，看看有否被压住、卡住或压伤，若无受伤受压，可小心翼翼抽出身体，但不可触碰周围物体，任何触碰都会引发新的坍塌。如身体被卡住、压住或严重受伤，千万不要动，宁可等待救援。

④ 地底下、矿井中的坍塌救援需要时间，这时，只能尽可能地进行自疗。如肢体有出血的，试试看能否用健全的手去捂住伤口，按压止血。等待救援期间，必须节省体力，不能大声呼叫或剧烈活动，以免筋疲力尽，甚至支撑不到营救者的到来。

⑤ 不能急躁，切勿自行用力抽出被卡住了的肢体，而应静心等待营救者搬走或可靠地支撑起上压物，然后才移动躯体。

⑥ 如自己身体未受大伤，而坍塌已平静，应轻轻呼唤几声，看看附近或坍塌物中有没有遇险者。有的话，应尽量给予鼓励，告诉他救援人员一定会赶到，要坚持下去。若自己有可能抽出身的话，可向他靠拢，轻轻搬掉压着或卡在同伴身上的东西，清除随时有可能掉落砸伤同伴的危险物。如同伴伤势较重，立即进行

抢救。如伤势轻,可将他搀扶到安全地带,或者一同再去抢救其他遇险者。

⑦ 遇险者应尽可能在一起,相互鼓励、照应,要坚定生存下去的信念。若能判明出口方向,可相互搀扶着向出口移动。若坍塌不很严重,出事处离出口又不远,可争取自行脱险。若坑内堵塞严重,同伴伤势又很重,凭自己力量无法自行脱险,可静等营救,不要徒耗精力。

⑧ 若坍塌严重,出事处离出口很远,要作长期等待打算。遇险者尽可能节省体力,平稳呼吸,也不要呼叫啼哭。如有几盏矿灯,应熄灭多余的,仅留一盏,以便能交替使用,延长照明时间。

⑨ 要设法不时地有节奏地发出声响,如用石块敲打物体,或向水潭中抛石等,以此告诉营救者塌陷现场还有生存的遇险者,以及所处的方位等。特别当听到附近有异常声响时,估计可能是营救者发出的信号,更需想办法给外面的人传递信号。

⑩ 身处重压下不宜惊慌,关键是先保住重要脏器和生命,其次才是脱险。

⑪ 下矿井或进行地下探险,必须告诉地面人员下去的人数、返回的时间,以便万一逾时不归能及时组织抢救。

⑫ 不要贸然进入不熟悉的洞穴或矿井,特别是那些人工挖掘的洞穴。

⑬ 地下作业或探险,必须带上下列物品:头盔照明灯、电池、备用电筒、防水火柴、一定数量的高热量食物(如巧克力等)、饮用水、哨子、夜光表、结实的长绳等。同时多穿些衣服,脚上穿结实的长筒靴子,头带安全头盔。

2. 陷于洞穴

因探险、好奇或其他因素陷于洞穴中,找不到返回的路时,应冷静地考虑一下,设法脱险。

① 回忆刚才走过的路,从原路折回。

② 若无法回忆起进来的路,可循自己以为最有可能走出去的坑道走,边走边做记号,如用刀在洞壁上刻一下,或隔一段置放一块小石子。如越走越不像曾经走过的路,应循记号返回原处,再作新的尝试。

③ 如洞中见到光亮,应循光亮而行。

④ 行走时,随时注意头顶有无易脱落的石块,脚下有无深洞或绊脚的物体。

⑤ 若外面或洞穴内有接应的同伴或其他人,可大声呼叫,引起他们注意。若有回答,应辨别声音传来的方向,可循此方向,边走边呼,保持联系,找到走出洞穴的路。

⑥ 在洞穴中,如没带电筒,或电筒熄灭四周漆黑一团时,可先停步下蹲或坐下,闭上眼睛,至少休息 10 分钟,让眼睛适应黑暗环境,然后朝有一丝光亮处行进。

⑦ 若四周仍漆黑一团,可按记忆中进来的方向和路,一手向正前,另一手向

左右摸索,屈着双腿,爬行似的向前走。

⑧ 如洞外有人接应,可叫接应者把绳子结圈抛进洞中,遇险者以绳圈套在脚上,屈膝,用力蹬着绳子向前爬。

⑨ 在窄洞内,先要明确身体能否钻出去。如果可以,放松身体,平稳呼吸,抓住可以抓住的任何东西,也可用脚蹬着任何足以支撑的东西。如有同伴,先行者在前面爬,后面的同伴可托住他的脚,让他先爬出,然后其他人再陆续爬出。

⑩ 若几个人同时困在洞穴中,千万不要走散,可手拉着手或以绳相系,一起行动。

⑪ 如进来的路叉道很多,又漆黑一团时,就不宜爬行,应等在原地,或呼叫求援,或扔石块等发出声响,等待营救。

3. 跌进窨井或水井中

行走或骑车,有时不小心会跌进未加盖的窨井或水井中,或在雪地里跌入深沟、猎人埋设的陷阱中。这时,就要根据具体情况,呼叫求救或自行脱险。

① 若周围行人较少,又较安静,当听到脚步声走近时即大声呼叫求救。

② 若罕有人烟,井洞又不很大,双腿又开能踩到两旁井壁,可叉开双腿,撑开双臂,一步一步向顶部移动。移一会儿,背靠井壁休息一会儿。休息时两脚踩着的点一定要牢固。

③ 如身边带有绳子,也可一头系上一块石块,努力抛出洞口,然后轻轻往回拉,希望能被什么东西卡住,再借绳子助力,一点一点向上攀。

④ 如发现同伴跌进洞中,或听到洞中有异常声响,或见有人跌进水井或窨井中,可找根结实的绳子,一端系在地面牢固物体(如树干、电线杆)上,另一端抛入洞中,让遇险者接住,拉着绳子往上爬,营救者在洞口接应。如遇险者身体较弱,无力抓着绳子自己爬上来,嘱其把绳子紧紧拦腰捆住,或系在两腋下,两手抓住绳子,洞口的人用力把他拉上来。

⑤ 可将软梯、绳梯或一根粗一点、长一点的毛竹,放下洞穴。绳梯等的上端须紧系在洞外,嘱遇险者自己攀上。

⑥ 跌入井中后,如没听到附近有脚步声或语言声,不要声嘶力竭地叫喊。这不仅无济于事,而且会使人很快筋疲力尽。

第六章

常见急性中毒的急救

第一节 概 论

某种物质进入人体后,通过生物化学或生物物理作用,使器官组织产生功能紊乱或结构损害,引起机体病变称为中毒。能引起中毒的物质称为毒物,但毒物的概念是相对的,治疗药物在超过极量时可产生毒性作用,而某些毒物在小剂量时有一定治疗作用。一般把较小剂量就能危害人体的物质称为毒物。一定量的毒物在短时间内突然进入机体,产生一系列的病理生理变化,甚至危及生命称为急性中毒。

一、毒物的吸收、分布、代谢和排泄

1. 毒物的吸收途径

(1) 消化道吸收

口服、灌肠、灌胃等,最常见,主要在小肠吸收;

(2) 呼吸道吸收

吸入气态、雾状如:一氧化碳、硫化氢、雾状农药等;

(3) 皮肤、黏膜吸收

皮肤吸收有机磷(喷洒农药)、乙醚等,黏膜吸收砷化合物;

(4) 血液直接吸收

注射、毒蛇、狂犬咬伤等。

2. 毒物的分布

视毒物的理化性质而定,如有机磷农药主要分布于脂肪组织,催眠药主要分布于中枢神经系统,铅/钡等重金属主要分布于骨骼,一氧化碳分布于血液,砷/汞化合物主要分布于肝、肾、肠、毛发、指甲,氰化合物主要分布于脑组织、血液等。

3. 毒物的代谢和排泄

毒物主要在肝脏中进行代谢,其方式有氧化、还原、水解与结合。一般是部分代谢,完全不变(士的宁)或完全变化(酒精)的毒物均很少见,代谢后的毒性一般减弱,但也有例外(对硫磷—对氧磷)。

排泄途径有肾脏、胆汁、汗液、乳汁、皮脂、粪便、唾液、呼出气体等,肾脏是主要的排泄器官,所以尿中往往能检出毒物的代谢产物。一般情况下,在同样条件下,排泄快的毒物其危害性小,反之则大。

铅等金属物可在指甲、毛发、骨和表皮中长期存在。

二、现场诊断

1. 中毒史

了解、采集详尽的中毒史是现场诊断的首要环节。生产性中毒,应询问职业史、工种、生产过程、接触的毒物种类和数量、中毒途径、伴发病情况。非生产性中毒,要了解患者的生活精神状态、本人或家人经常服用药物的情况。两者都要询问中毒的主要症状与发病过程及初步处理,用过的药物与剂量,患者对治疗的反应等。注意调查中毒环境,收集患者身边可能盛放毒物的容器、纸袋和剩余毒物。

2. 中毒的表现及特点

(1) 呼气、呕吐物和体表的气味

① 蒜臭味:有机磷农药、磷、砷化合物;

② 酒味:酒精及其他醇类化合物;

③ 苦杏仁味:氰化物及含氰甙果仁;

④ 酮味(刺鼻甜味):丙酮、氯仿、指甲油去除剂;

⑤ 辛辣味:氯乙酰乙酯;

⑥ 香蕉味:醋酸乙酯、醋酸异戊酯等;

⑦ 冬青味:柳酸甲酯;

⑧ 梨味:水合氯醛;

⑨ 酚味:苯酚、来苏;

⑩ 氨味:氨水、硝酸铵;

⑪ 其他特殊气味:煤油、汽油、硝基苯等。

(2) 皮肤粘膜

① 樱桃红:氰化物、一氧化碳;

② 潮红:酒精、阿托品类、抗组胺类;

③ 紫绀:亚硝酸盐、氮氧化合物、含亚硝酸盐的植物、氯酸盐、磺胺、非那西

丁、苯的氨基与硝基化合物、对苯二酚；

④ 紫癜：毒蛇和毒虫咬伤、柳酸盐；

⑤ 黄疸：四氯化碳、砷、磷化合物、蛇毒、毒草、其他肝脏毒物；

⑥ 多汗：有机磷毒物、毒蕈、毒扁豆碱、毛果芸香碱、吗啡、消炎痛、柳酸盐；

⑦ 无汗：抗胆碱药（如阿托品类）、曼陀罗等茄科植物（下简称曼陀罗）；

⑧ 红斑、水疱：芥子气、氮芥、路易氏剂、光气肟。

（3）眼

① 瞳孔缩小：有机磷毒物、毒扁豆碱、毛果芸香碱、毒蕈、阿片类、巴比妥类、氯丙嗪类；

② 瞳孔扩大：抗胆碱药、曼陀罗、BZ失能剂、抗组织胺、三环类抗抑郁剂、苯丙胺、可卡因；

③ 眼球震颤：苯妥英钠、巴比妥类；

④ 视力障碍：有机磷毒物、甲醇、肉毒中毒、苯丙胺；

⑤ 视幻觉：麦角酸二乙胺、抗胆碱药、曼陀罗、BZ失能剂。

（4）口腔

① 流涎：有机磷毒物、毒蕈、毒扁豆碱、毛果芸香碱、砷、汞化合物；

② 口干：抗胆碱药、曼陀罗、BZ失能剂、抗组织胺类、苯丙胺、麻黄碱。

（5）神经系统

① 嗜睡、昏迷：巴比妥和其他镇静安眠药、抗组织胺类、抗抑郁药、醇类、阿片类、有机磷毒物、有机溶剂（苯，汽油等）；

② 肌肉颤动：有机磷毒物、毒扁豆碱、毒蕈；

③ 抽搐惊厥：有机磷毒物、毒扁豆碱、毒蕈、抗组织胺类、氯化烃类、氰化物、异烟肼、肼类化合物、士的宁、三环类抗抑郁药、柳酸盐、呼吸兴奋剂、氟乙酰胺、毒鼠强；

④ 谵妄：抗胆碱药、曼陀罗、安眠酮、水合氯醛、柳酸盐；

⑤ 瘫痪：箭毒、肉毒中毒、高效镇痛剂、可溶性钡盐。

（6）消化系统

① 呕吐：有机磷毒物、毒蕈、毒扁豆碱、重金属盐类、腐蚀性毒物；

② 腹绞痛：有机磷毒物、毒蕈、毒扁豆碱、斑蝥、乌头碱、巴豆、砷、汞、磷化合物、腐蚀性毒物；

③ 腹泻：有机磷毒物、毒蕈、砷、汞化合物、巴豆、蓖麻子。

（7）循环系统

① 心动过速：抗胆碱药、曼陀罗、拟肾上腺素药、甲状腺（片）、可卡因、醇类；

② 心动过缓：有机磷毒物、毒扁豆碱、毛果芸香碱、毒蕈、乌头、可溶性钡盐、毛地黄类、β-受体阻断剂、钙拮抗剂；

③ 血压升高：拟肾上腺素药、有机磷毒物；

④ 血压下降：亚硝酸盐类、氯丙嗪类、各种降压药。

（8）呼吸系统

① 呼吸加快：呼吸兴奋剂、抗胆碱药、曼陀罗；

② 呼吸减慢：阿片类、镇静安眠药、有机磷毒物、蛇毒、高效镇痛剂；

③ 哮喘：刺激性气体、有机磷毒物；

④ 肺水肿：有机磷农药、毒蕈、窒性气体（光气、双光气、氮氧化合物、硫化氢、磷化氢、氯、氯化氢、二氧化硫、氨、二氯亚砜等）、硫酸二甲酯。

（9）尿色的改变

① 血尿：磺胺、毒蕈、氯胍、酚、班蝥；

② 葡萄酒色：苯胺、硝基苯致溶血；

③ 蓝色：美蓝；

④ 棕黑色：酚、亚硝酸盐；

⑤ 棕红色：安替比林、辛可芬、山道年；

⑥ 绿色：麝香草酚。

三、现场急救

1. 一般处置原则

① 尽快明确毒物及其进入途径和进入量。迅速切断毒源，并设法清除尚未吸收的毒物。

② 迅速消除威胁机体生命的毒效应，使患者的基本生命指征趋于稳定状态。

③ 如该中毒有解毒药可供使用，应及时、正确地施用特效解毒治疗。

④ 注意综合治疗，及时作紧急对症处理，防治可能发生的并发症。

⑤ 争取时间，一边处理、一边简单收集病史，并注意收集备查的毒物标本，后者对有可能涉及法律纠纷的中毒事故，尤为重要。

⑥ 详细记录关键性病情变化和诊治处理措施，所有记录的计时，均应精确至分钟。

⑦ 即使病情较轻，也应认真对待，因为毒理效应可能尚未到达高峰。除做好预防性和应急准备之外，尚需向家属或陪伴者说明可能的病情进展情况。

⑧ 凡本人否认，呼救的亲属或朋友、同事确认已服某毒物者，即使发生争论，只要没有禁忌症，应一律进行洗胃，并送医院进一步观察处理。

⑨ 警惕迟发毒效应，并作早期防治处理。

上述程序的先后可根据施救时的病情和具体情况，灵活掌握。如患者已呼吸停止及（或）心搏骤停，紧急 CPR 即应先于清除毒物；剧毒气体中毒（如光气、硫化氢等）即使呼吸、心跳已停止，也应迅速将患者脱离毒物污染区才能进行CPR，所以要随机应变，而不拘泥于成规。

2. 切断毒源与清除毒物

① 凡有毒气体或经有毒环境污染而致中毒者，均应迅速使患者脱离中毒现场。体表污染者应脱除污染衣物（包括手表、戒指、短裤等），以淋浇式对体表（包括眼）污染区进行清洗，清洗液可根据毒物性质作适当选择，水以微温为宜。

② 凡经口误服中毒，除强酸、强碱外，均应根据病情作探吐、药物催吐、洗胃和导泻等处理，其中以洗胃最为重要。手指、羽毛等探吐或药物催吐只能用于神志完全清楚的病人，窒息、年老体弱者易误吸，应慎重对待。5 岁以下小儿，可用吐根糖浆催吐。洗胃务求及时和彻底，不应受 6 小时生理排空时间的限制。洗胃液也应根据毒物性质作适当的选择。必要时洗胃前可先服有解毒作用的食物或药物（如磷化锌中毒先服硫酸铜液，汞中毒可先服蛋清等）。凡有胃出血而毒物仍大量留在胃中应予清除者，仍宜洗胃，唯动作要轻柔，洗胃液宜用冷水，必要时于其中加去甲肾上腺素。导泻一般首选硫酸镁，凡脂溶性毒物均忌用油类泻剂。灌肠也可于液体中加药用活性炭，使毒物吸附后排出。

③ 血中毒物一般可以强力利尿，促进其排泄。

3. 消除威胁生命的毒效应

主要指 CPR、抗休克、处理严重心律失常、脑水肿、肺水肿、呼吸衰竭、心力衰竭、肝功能衰竭和急性肾衰等。因为这类毒效应常威胁患者生命，故应优先处理、及早控制，以使患者的生命体征处于稳定状态，有利于进一步抢救治疗。

4. 使用解毒剂

解毒剂种类繁多，解毒作用具有一定的特异性，解毒效能较高。

使用时一定要熟知其忌宜。如阿托品宜用于有机磷、氨基甲酸酯类农药、乌头类生物碱、拟胆碱药和锑剂等中毒，却禁忌用于五氯酚钠中毒；解磷定宜用于有机磷中毒，却忌用于氨基甲酸酯类农药中毒；新斯的明和毒扁豆碱可拮抗一般的抗胆碱药中毒，但却不用于治疗有机磷中毒治疗过程中所发生的阿托品过量中毒；镁中毒可用钙剂拮抗，但钙中毒用镁盐却无效等等。

要注意剂量适当，既不能不足，又不能过量造成解毒药中毒。如阿托品用于有机磷中毒要大量，而用于氨基甲酸酯和沙蚕毒系农药中毒中能用小至中等量。美蓝用于高铁血红蛋白血症应小量（1～2 毫克/公斤），而用于氰化物中毒就要大量用（10 毫克/公斤）。

该急的要急，该稳的要稳，如有机磷和氨基甲酸酯农药中毒解毒药要急用快上，但汞中毒用巯基类络合剂治疗就要稳，过分积极反而可能加强汞对肾脏的毒害作用。

解毒剂一般宜抓紧时机，早期使用。对解毒剂本身的毒副作用和解毒剂的局限性，也必须有充分的认识。

5. 对症治疗

第二节　有机磷农药中毒

常用的有机磷药除敌百虫为白色晶体、具特殊臭味、易溶于水之外，其余工业品原药多为暗棕色具蒜臭味的油状液体，难溶于水而易溶于脂肪及多种有机溶剂，遇碱易分解失效。但敌百虫在碱性环境中，可先转变为毒性比敌百虫约高10倍的敌敌畏，然后再被水解。这类农药对光、热、氧均稳定，酸性较强，具挥发性，气温越高，挥发性也愈大。它们的烟薰剂内加有氧化剂，液体乳油常以苯、甲苯和二甲苯作溶剂，容易燃烧。

工农业生产中所致的生产性中毒主要为经皮肤途径所致，最多见于有机磷农药厂的包装工人和田间施药者，生活性中毒则主要为经口误服或自杀所致，这类中毒近年来有增高的趋势，值得注意。

一、中毒表现

1. 中毒潜伏期

与有机磷品种的毒性、进入量和进入途径有关，一般经口中毒潜伏期较短，毒性越高、进入量越大者则潜伏期也越短，绝大部分在数分钟至数小时之间。经口中毒多在1小时内出现症状，5分钟左右即起病；经皮吸收中毒，大都在4～6小时内出现症状，慢者至多12小时左右，极少有超过24小时者，如能肯定患者在出现症状前48小时以上未接触过本类农药，则可排除有机磷农药中毒的诊断，这在急救诊断上有一定意义。

2. 急性中毒发作期的基本表现

（1）毒蕈碱样毒作用

出现较早，包括瞳孔缩小、视力模糊、腺体（汗腺、唾液腺、呼吸道黏膜腺体等）分泌亢进、平滑肌痉挛收缩、恶心、呕吐、腹痛、腹泻、肛门及膀胱括约肌松弛（大小便失禁）及心血管抑制等。

（2）烟碱样毒作用

包括皮肤血管收缩面色苍白、心率增快、血压升高、肌肉纤维性颤动和横纹肌肌力减退、步态蹒跚,甚至肌肉麻痹(包括膈肌)。患者有全身紧束感和胸部压迫感。

（3）中枢神经系统毒作用

包括头昏、头痛、乏力等一般神经中毒症状和各种不同程度的意识障碍及至昏迷,抽搐和精神障碍则比较罕见。呼吸中枢常为先兴奋后抑制。

（4）全血胆碱酯酶活力下降

红细胞或全血胆碱酯酶活力,在中毒开始时基本上可反映神经突角处胆碱酯酶活力的状态,这时此酶被抑下降的程度大体与中毒的严重程度呈正相关,即中毒越严重,此酶活力受抑制也越重。一般轻度中毒在正常人活力均值 70%～50%之间,中度中毒在 50%～30%之间,严重中毒多低于 30%,但也有少数例外者。

有机磷中毒的表现,涉及眼、呼吸、神经、循环、消化、横纹肌及泌尿生殖等许多系统和组织器官,其中以肺水肿、呼吸衰竭和神经、消化系统最为常见,心脏损害也不少见,在中毒性心肌病变的基础上,可出现心肌收缩力减弱、冠状动脉供血不全及多种心律失常,但多数并不严重而且可随着病情的减轻较快恢复。然而根据文献报告,强烈提示有机磷中毒还有发生 Q－T 间期延长伴扭转型室性心动过速这类恶性心律失常,可迟发于中毒后的 3～15 天,被称之为"第三时相的毒性",由此可招致心搏骤停发生心源性猝死。

二、现场诊断

诊断主要依靠有机磷农药接触史、中毒表现及其经过和全血胆碱酯酶活力测定。有明确的有机磷接触史及典型的中毒表现,如因条件限制不能测血胆碱酯酶,也可明确作诊断;如有典型的中毒表现和胆碱酯酶活力下降而无明确可靠的接触史,则可一面按有机磷中毒处理,一面再追询可疑的接触史;而中毒表现不典型者,不可轻易作出诊断,只能视为诊断线索。

在现场诊断时,如为儿童,应特别注意不要把有机磷中毒误作急性肺炎,在成人应注意与中暑和其他类农药中毒之间的鉴别。

急性有机磷农药中毒大体可分为轻、中、重三级。划分的大体依据是:仅具毒蕈碱样症状和一般神经中毒症状者为轻度中毒,只要见有肌纤震颤即可诊断为中度中毒,凡昏迷、肺水肿、大小便失禁、呼吸衰竭者均为严重中毒。

三、现场急救

1. 急救措施

（1）清除毒物

经皮肤中毒者应脱离中毒现场,脱除一切污染衣物,用微温肥皂水(敌百虫用清水)淋浇或清洗体表、头发、指甲、腋窝及外阴部等容易藏毒处,应特别多加清洗,持续淋洗时间应在 10 分钟以上。眼或伤口污染可以 2%～3% 小苏打水或等渗盐水淋洗。若为经口中毒,则应进行探吐、药物催吐及洗胃。探吐与药物催吐只能用于神志完全清醒者,老年人及体质衰弱者即使神志清醒有时仍易误吸,故探吐与药物催吐均应慎重。

(2)CPR

呼吸、心搏已停止者,应首先先施行 CPR,千万不能轻易放弃抢救。有机磷中毒者的 CPR 有以下特点:

① 这类患者既往多无心肺疾患,原心肺功能大多良好,故抢救成功率相对较高,千万不可轻易放弃抢救;

② 人工呼吸与氧疗对这类患者除有通气和供氧等作用外,尚可提高机体对有机磷的耐受量,故应积极实施;

③ 心脏复苏用药如使用阿托品,剂量可适当加大。

(3)解毒治疗

只要诊断确立,不论何种情况均应使用阿托品等(见表 6-1 所示)抗胆碱药,并遵循早期(可与清洗排毒同时进行)、足量及反复给药的原则。单次剂量先大后小,用药时间间隔先短后长,需加量要快,撤药则宜慢。还要注意做到使用中观察,观察后再用药,遵循个体化原则,直至满意控制症状或阿托品化。中、重度中毒应静脉给药。解毒药过量与不足均可招致严重后果,使用中应加强监护与观察,根据病情变化,随时调整。

2. 搬运和转送

① 仰平卧位,有呕吐者要准备装呕吐物的容器,以备病人呕吐时使用。

② 昏迷者头偏向一侧,使呕吐者的呕吐物能顺畅流出口腔,以免呕吐物误吸入气管,阻塞呼吸道。

③ 途中继续补液和解毒治疗。

④ 途中严密观察病人生命体征,注意神志变化,出现问题及时处理。

表 6-1 有机磷中毒时解毒药的使用

中毒程度	阿 托 品	解 磷 定	氯 磷 定
轻度中毒	1～3 毫克肌肉或静注,15～30 分钟一次,直至症状明显改善,瞳孔不再缩小,改为 0.5 mg 肌注,每 2～6/小时 1 次	0.5 克稀释后缓慢静注或静滴	0.25 g 肌注必要时重复

中毒程度	阿 托 品	解 磷 定	氯 磷 定
中度中毒	2.5 毫克静注,每 15 分钟 1 次,直到满意地控制症状或轻度阿托品化,其后改为 1～2 mg 每 2～6 小时 1 次	1.0～1.5 g 稀释后静注或静滴,2～3 小时后重复再用 0.5～1.0 g 共 2～3 次,或用静注每小时 0.5 g,共 4～6 小时	按解磷定 1.53 克等于氯磷定 1 g 换算使用,可以肌注或皮下注射
重度中毒	经皮吸收 3～6 mg,经口 5～10 mg 静注,每 5～10 分钟 1 次,病情好转后延长至 10～15 分钟,直至啰音消失,瞳孔扩大不再缩小或阿托品化后,再改为每 2 小时静注 2 mg 左右,经口中毒特别严重者首次剂量可加倍使用	1.5～2.0 g 稀释后缓慢静注或静滴,必要时 30 分钟后再注 1.0～1.5 g,以后每 1～2 小时重复共 2～3 次,亦可于首剂后改用静滴每小时 0.5 克至少 6 小时,症状好转即可减量或停用	按解磷定 1.53 克等于氯磷定 1 g 换算使用,可以肌注或皮下注射

第三节　杀鼠剂中毒

常用化学药物杀鼠剂,按其施用剂量和毒杀作用,可分为急性杀鼠剂及慢性杀鼠剂二大类。慢性杀鼠剂,是指那些作用慢、而且老鼠要连续几天吃药才能被毒死的药物。本书主要介绍急性杀鼠剂中毒。

一、常见急性杀鼠剂

1. 磷化锌

化学名称为二磷化三锌,本品是一种急性高效杀鼠剂。

(1) 理化性状

为红磷化合物,成品呈灰黑色沉重粉末,含磷 14％～18％,比重为 7.4,有强烈的大蒜臭味,不溶于水和醇,稍溶于碱和油类。

(2) 毒理作用

是一种胃毒,对鼠的毒杀作用很强。服后与胃液中盐酸作用分解为磷化氢毒气,被胃壁吸收中毒。磷化氢作用于细胞酶,影响细胞代谢,使其窒息。中枢神经系统、呼吸系统、心血管系统、肝、肾均可受其损害。

2. 灭鼠优

化学名称 N-3(3-吡啶甲基)-N-(4-硝基苯基)脲

(1) 理化性状

纯品为淡黄色晶状粉末,无臭无味,溶点 223～225℃(同时分解),不溶于水和油,溶于乙醇、丙酮和强酸。

(2) 毒理作用

中毒的机理尚不清楚,一般认为主要抑制了机体内菸酸胺的代谢。中毒鼠主要表现为神经系统(中枢和周围神经)失常,心传导组织机能障碍和胰岛组织破坏。中毒鼠出现严重的维生素 B 缺乏症状,还会出现后肢瘫痪、呼吸肌麻痹,最后死于呼吸衰竭。本品对人的毒力较磷化锌强。

3. 毒鼠磷

化学名称为 O,O-双(对氯苯基)(1-亚胺乙基)硫代磷酰胺脂。

(1) 理化性状

纯品为白色结晶或白色粉末,无特殊臭味,极易溶于二氯甲烷等氯化碳氢类溶剂,易溶于丙酮和热糖油,微溶于乙醇、苯和醚类,不溶于水,熔点 104～106℃。

(2) 毒理作用

本品是一种有机磷杀鼠剂,可抑制胆碱酯酶活性,致神经节后终结支配的器官和组织活动异常。中毒鼠死于呼吸道出血、心血管麻痹。对人经皮肤吸收与口服的毒力很相似,因此,还要注意经皮肤、黏膜的中毒。

4. 杀鼠糖

化学名称为 α-氯醛糖。

(1) 理化性状

由氯醛和葡萄糖反应制成。纯品为白色结晶粉末,性质稳定,无臭。微溶于冷水,能溶于醇及热水,溶点 187℃。

(2) 毒理作用

本品是一种烈性麻醉剂,动物食后昏迷、遗尿、心跳脉搏减弱,延滞代谢过程等,导致体温下降致死。

5. 氟乙酸钠

化学名称为氟乙酸钠。

(1) 理化性状

纯品为白色结晶,有醋酸盐气味。易溶于水,微溶于丙酮、乙醇和油类。

(2) 毒理作用

本品进入机体,经过合成代谢过程,生成剧毒的氟代柠檬酸盐。氟代柠檬酸盐破坏三羧酸循环,抑制乌头酸酶的活性,切断细胞能量的供应,使葡萄糖的利用受阻,造成机体能量短缺,细胞变性导致器官坏死。中毒鼠及其他动物一般死于心室纤颤,或中枢神经系统中毒引发抽搐。对人有很强的毒性。

6. 甘氟

化学名称为 1,3-二氟-2-丙醇和 1-氯-3-氟-2-丙醇混合物。

(1)理化性状

为无色或微黄色透明液体,工业品也有黄色甘油和肥皂样固体产品。略有酸味,易溶于水、醇和乙醚混合物。沸点 120～132℃,性质稳定,但易挥发。本品可经皮肤、呼吸道、消化道进入体内,引起中毒。

(2)毒理作用

其毒理与氟乙酸钠等相类同。

7. 毒鼠硅

化学名称 1-(对氯苯基)-2,8,9-三氧-5-氮-1-硅双环(3,3,3)十一烷。

(1)理化性状

为白色结晶粉末,难溶于水,易溶于氯仿等一些有机溶剂中,干燥时比较稳定,潮湿时缓慢分解而失去毒性。

(2)毒理作用

毒性比较强,中毒后发作很快,而且没有明显的选择性,又没有很好的解毒药,应格外引起重视。

二、现场诊断

有误服杀鼠剂史,或其他原因引起的服毒史;对于可经皮肤吸收的杀鼠剂有接触史。最确实的诊断是找到已服用或接触的杀鼠剂标本或证据。

相应中毒的表现,口服杀鼠剂中毒时,大都有消化道症状,常有恶心、呕吐、腹痛等。由于杀鼠剂作用的机理不同,又各有其特殊的临床表现。

1. 抗凝血杀鼠剂

误服小剂量毒饵一般不出现症状,常不易发觉。大剂量误服后常很快出现中毒症状。其特点是出血倾向,表现为血尿,鼻、皮下出血,牙龈出血,便血或柏油样便。病人可有贫血症状。

2. 含氟杀鼠剂

市场上常见的含氟杀鼠剂只有三种,即氟乙酰胺、氟乙酸钠和甘氟。

(1)神经系统症状

精神不振、忧虑不安、嗜睡等,重者出现上肢内旋屈曲发紧、右下肢抖动,继

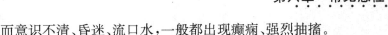

而意识不清、昏迷、流口水，一般都出现癫痫、强烈抽搐。

（2）心血管系统症状

心律不齐，如异位心律、交替脉和室颤，偶有呼吸停止等中毒症状。此时，应与癫痫、心脏病等相区别。

3. 磷化锌

（1）中枢神经系统症状

头痛、头昏、兴奋激动等，重者出现意识障碍、抽搐、惊厥等，有些患者可出现脑水肿。

（2）心血管系统症状

心悸、窦性心动过速、心律不齐等心肌损害现象。

（3）呼吸系统症状

胸闷气短、呼吸困难、排粘痰及肺水肿征象。

（4）其他症状

可因肝坏死而出现黄疸，可因肾小管坏死而引起尿闭等。

4. 毒鼠磷

是一种有机磷杀鼠剂，可抑制胆碱酯酶活性，其中毒临床表现与有机磷农药中毒相似。

注意收集和保存中毒杀鼠剂的标本，如无标本，则应收集病人的呕吐物，以供救治医院诊断分析时参考。

三、现场急救

1. 急救措施

一旦发现人中毒时，要尽快争取时间，进行急救。即使一时难以确定是否真正中毒，也应按中毒处理，以免延误。

（1）排除毒物

① 经皮肤、黏膜中毒者，应脱去沾有毒物的衣服，洗去皮肤上的毒物；

② 经口服者，如患者摄入不久，应及时进行催吐；若催吐无效，可给予洗胃。超过六小时以后，则胃内残留毒物不多；

③ 静脉输液，从静脉给予5％～10％葡萄糖溶液，可保护肝、肾，并能稀释进入体内的毒物，增加尿量，促进排泄。

（2）对症治疗

① 由于循环衰竭出现休克者，应给予抗休克；

② 对于呼吸困难者，给氧，同时针对产生呼吸困难的原因，采取相应的

对策；

③ 对于昏睡或昏迷者，应保持呼吸道畅通，并给予中枢兴奋剂，如安那加、尼可刹米等；

④ 对于剧痛、烦躁或惊厥者，一般可用杜冷丁镇痛，用安定或巴比妥钠等镇静。

（3）送往医院

受现场条件所限，一般得不到专用解毒药剂与治疗器械，故应在一般紧急处理后立即送往医院进行进一步的救治。

2. 搬运和转送

① 在现场紧急处理中用胃管洗胃者保留胃管，以备医院抢救时继续使用。

② 保持输液通道，继续解毒治疗。

③ 途中严密观察病人的生命体征和神志变化，随时给予抢救。

④ 作好抢救记录，向抵达医院的接诊医生认真进行交班，并把在现场发现的可能中毒药品样品交给医院。

第四节　乙醇中毒

急性乙醇中毒是因过量摄取乙醇使机体受到精神神经的、呼吸及循环系统的影响，产生程度不同的意识障碍，严重的表现为昏迷、呼吸抑制及休克。急性乙醇中毒的常见原因是"醉酒"。

一、概述

1. 中毒剂量

人饮用乙醇的中毒剂量有个体差异，一般为 70～80 克，而致死剂量为 250～500 克。许多毒物如汞、砷、硝基苯等使人体对乙醇的耐受性下降，反之酒后对上述毒物的敏感性也增加。在摄氏 32 度的条件下，乙醇的毒性可提高 1～2 倍。

饮入的乙醇 80％由十二指肠和空肠吸收，其余由胃吸收。胃内有无食物、胃肠道功能、饮料含乙醇的量以及饮酒习惯，可影响吸收的速度。空腹及嗜酒者吸收速度加快，脂肪类食物则可阻止其吸收。乙醇吸收后，通过血液遍及全身组织，按组织含水量的比例分布，依下列顺序递减：肝、脾、肺、肾、心、脑和肌肉，1小时以内血液中含量较高，以后很快减少。

2．乙醇代谢过程

（1）乙醇脱氢酶

乙醇氧化体系吸收的乙醇绝大部分在体内由乙醇脱氢酶及过氧化氢酶氧化为乙醛，然后由乙醛脱氢酶氧化为乙酸，最后生成二氧化碳和水。以上称为 0 级动力代谢，与血浓度无相关性。体重 70 公斤的人，每小时约能代谢 l0 毫升乙醇，乙醇氧化为乙醛的速度较乙醛氧化为乙酸的速度慢。肝和肾是氧化乙醇的重要器官，肝功能不全可阻碍乙醇的代谢。

（2）微粒体乙醇氧化体系（MOES）

MOES 在乙醇氧化中所占的比例，一般认为 20％～25％。但从肝切片和游离肝细胞用不同浓度乙醇进行的实验证实，随着乙醇的浓度增加，MOES 占肝脏全部乙醇代谢的百分比亦增加。当乙醇为 4 毫摩尔/升时 MOES 占 20％，乙醇浓度为 40 毫摩尔/升时 MOES 占 50％，乙醇浓度为 80 毫摩尔/升时 MOES 可占 75％。正常人群中，当血中乙醇浓度达 40～50 毫摩尔/升时可使 MOES 系统充分饱和，而 ADH 乙醇氧化体系在血中乙醇浓度为 24 毫摩尔/升时即已饱和，这表明 MOES 在 ADH 乙醇氧化体系已饱和的较高乙醇浓度下具有更大的意义。

乙醇以原形由尿、呼吸、汗唾液的排泄不到 10％。人饮酒后由尿中排出不到 3％，8 小时后尿内即无乙醇。

二、中毒表现

急性乙醇中毒的表现因人而异，中毒症状出现的迟早也各不相同。一般乙醇中毒出现的症状为兴奋、狂躁、共济失调、昏迷。大致分为三期，各期界限不很明显。

1．兴奋期

当饮酒后，血中乙醇浓度达 500 毫克/升时病员可有恶心、呕吐、结膜充血、颜面潮红或苍白、眩晕、欣快感、言语增多，有时粗鲁无理，易感情用事，时悲时喜，时怒时愠，有表现言语滔滔不绝，也有安静入睡者。

2．共济失调期

乙醇浓度达 500～1 500 毫克/升时，即可出现共济失调，表现为动作笨拙、步态蹒跚，语无伦次，且言语含糊不清。

3．昏睡期

乙醇浓度达 2 500 毫克/升以上时，即转入昏睡状态，面色苍白或潮红、皮肤湿冷、口唇轻度紫绀、心跳加快，呈休克状态。瞳孔散大，呼吸缓慢带鼾声、呕吐、躁动,严重时大小便失禁、抽搐、昏迷,最后发生呼吸麻痹。

小儿饮用过量乙醇后,很快进入沉睡,不省人事,一般无兴奋过程。由于严重低血糖,可发生惊厥,亦可发生高热、休克、吸入性肺炎和颅内压升高等。

老年人肝脏机能相对较差,可影响药物在肝脏内的代谢,老年人如饮用等剂量的酒,血液中乙醇浓度较青壮年人高,故而症状较重,死亡率亦高。老年人高血压、动脉硬化较成人发病率高,故饮酒可诱发脑血管意外。

急性乙醇中毒后因神志异常而导致溺水、冻伤及外伤等意外。

三、现场诊断

1. 饮酒史

有过量饮酒史,应询问饮酒的种类、饮用量、平素酒量、饮酒的具体时间、有无服用其他药物。

2. 气味

病员呼出气及呕吐物中有明显的酒味。

3. 中毒表现

有相应醉酒的临床症状及经过,由兴奋期至共济失调期而达昏迷期。

4. 鉴别诊断

其他气体(如苯)吸入和药物(抗胆碱能药物类)中毒除外。

四、现场急救

1. 急救措施

(1) 清除毒物

对乙醇中毒清醒患者可用催吐法反复洗胃。

(2) 使用药物

静脉输入果糖可加速血中乙醇浓度下降。静脉注射纳络酮 0.4 毫克,效果良好,45～90 分钟后可重复。

(3) 对症治疗

① 较轻的醉酒者。使患者静卧,如有低温需进行保温以减少并发症,并给浓茶、含果糖丰富的水果或饮料等促使醒酒。

② 狂躁患者。可给予 5～10 毫克安定静脉注射。

③ 促进乙醇氧化代谢。可用维生素 B_1、B_6 及烟酰胺各 100 毫克肌肉注射。

2. 搬运和转送

① 平卧位，狂躁患者担架边应有人守护，防止病人摔伤。

② 准备装呕吐物的容器，有昏迷者头偏向一侧，避免呕吐物误吸入气管。

③ 途中继续解毒、抗休克、吸氧等治疗。

④ 严密观察病人生命体征，出现问题及时采取措施。

⑤ 注意保温，作好急救记录，认真向医院接诊医生交班。

第五节　一氧化碳中毒

一氧化碳（CO）无色、无臭、无味，比重 0.967，几乎不溶于水，易溶于氨水。在空气中含量超过 12.5％时有爆炸危险。

含碳物质燃烧不完全均可产生一氧化碳。工业生产中毒主要见于炼钢、炼铁、以及制造石墨电极、煤气等。在合成氨、甲醇及甲醛生产过程中需用一氧化碳作原料；矿井采掘爆破作业，耐火材料、玻璃、陶瓷、建筑材料等工业使用的炉窑均可产生一氧化碳。家庭用煤炭、煤气等作燃料时在通风不良、烟囱堵塞及倒烟等意外事故中，常造成一氧化碳中毒。

一、中毒机理

当人吸入一氧化碳后，通过肺泡壁进入血液与血红蛋白结合形成碳氧血红蛋白（HbCO），由于一氧化碳与血红蛋白亲和力较氧与血红蛋白的亲和力大 250～300 倍，又由于 HbCO 仅为氧合血红蛋白（HbO$_2$）离解速度的 1/3 600，因而导致组织缺氧。

其次由于血中一氧化碳使氧游离曲线左移，HbO$_2$ 中的氧与 Hb 结合较前紧密，导致组织缺氧加重。

因中枢神经系统对缺氧最为敏感，故首先受累。脑血管先痉挛，而后扩张，严重者有脑水肿、继发性脑血管病变，还可造成皮质或基底节的局灶性软化或坏死，以及皮质下白质广泛的脱髓鞘病变，可产生缺氧性脑病及形成后遗症或迟发性脑病。心肌对缺氧亦很敏感，可表现为心肌损害和各类心律失常。

二、中毒表现

在一般情况下，CO 中毒的程度取决于血中 HbCO 的含量，含量愈多，缺氧愈严重，而血中 HbCO 的含量又与空气中 CO 的浓度及吸入时间紧密相关

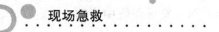

见表6-2所示。

表6-2 血中HbCO浓度与症状

血中 HbCO 浓度（%）	临床症状
0～10	无症状
10～20	前额部紧束感,轻度头痛,皮肤血管扩张
20～30	头痛,侧头部有搏动感
30～40	剧烈头痛、眩晕或疲劳,口唇、皮肤、黏膜呈特征性樱红色
40～50	除同上症状外,虚脱、神志不清,脉搏、呼吸增快
50～60	脉搏、呼吸增快,昏迷,陈—施氏呼吸,间歇性抽搐
60～70	虚脱、间歇性抽搐、心脏呼吸抑制,直至死亡
70～80	脉搏细弱,呼吸抑制,呼吸衰竭死亡

1. 轻度中毒

患者有头重感、头痛、眩晕、乏力、恶心、呕吐、心悸,甚至有短暂的晕厥,若能及时脱离中毒现场,吸新鲜空气后,症状可迅速缓解。

2. 中度中毒

除上述症状加重外,患者面部潮红、口唇呈樱桃红色、脉搏增快、多汗、烦躁,有的出现昏迷。但昏迷时间不长,经积极治疗,无明显并发症及严重后遗症。

3. 重度中毒

常因短时间吸入高浓度一氧化碳所致。患者迅速出现昏迷、痉挛、呼吸困难及呼吸停止,所谓"闪电样中毒"。此外,可并发水、电解质及酸碱失衡,以及氮质血症、心律失常、肺炎、肺水肿等。少数严重患者清醒后,可有遗忘症,一般可好转痊愈。其中少数患者,神志恢复后数天、数周可再出现一系列神经系统严重损害的表现,称为一氧化碳中毒的神经系统后遗症,其主要表现为。

（1）急性痴呆性木僵型精神障碍

一般清醒期后,突然定向力丧失,记忆力障碍,语无伦次、狂喊乱叫、出现幻觉,数天后逐渐加重,出现痴呆木僵。

（2）神经症状

出现癫痫、失语、肢体瘫痪、感觉障碍、皮质性失明、偏盲、惊厥、再度昏迷等,大多为大脑损害所致,甚至可出现"去大脑皮质综合征"。

（3）震颤麻痹

因一氧化碳中毒易发生基底神经节损害,尤其是苍白球,临床上常出现锥体外系损害。逐渐出现表情淡漠、四肢肌张力增高、静止性震颤等症状。

（4）周围神经炎

在中毒后数天可发生皮肤感觉障碍、水肿等,有时发生球后视神经炎或其他颅神经麻痹。

三、现场诊断

1. 诊断

可根据有吸入一氧化碳的病史。工业性一氧化碳中毒,往往与工作环境的意外事故有关,常有集体中毒。生活性中毒常见于冬季,与通风不良、在煤炭燃烧不完全的情况下取暖有关。

2. 鉴别诊断

一氧化碳中毒需注意与脑血管意外、脑炎、脑膜炎、糖尿病酮症酸中毒、尿毒症、肝昏迷以及其他中毒等鉴别。

四、现场急救

1. 急救措施

① 抢救人员在进入现场时应加强通风,佩戴一氧化碳防毒面具。

② 使患者尽快脱离现场,呼吸新鲜空气,有条件的可给纯氧。

③ 对一氧化碳中毒患者要加强现场抢救,心搏、呼吸骤停患者应立即进行CPR。严重中毒者应将患者送往有高压氧舱设备的医院进行治疗。

④ 昏迷病员伴有高热和抽搐时,应给予头部降温为主的冬眠疗法。

2. 搬运和转送

① 仰卧位,持续给氧。

② 途中继续现场抢救的治疗,严密观察病人的生命体征,有变化及时处理。

③ 极重者应转送到有高压氧舱设备的医院。

④ 作好急救记录,认真向抵达医院接诊医生交班。

第六节　毒蛇咬伤

毒蛇是令人恐惧的,但蛇一般不主动攻击人。蛇的听觉和视觉较差,但感觉灵敏,对栖息处的地面或树枝的振动极为敏感,一遇响动便会逃之夭夭。

但是人如果不注意而未发现它,或无意踩及、触及它,毒蛇便会冲出来咬人。因此,在毒蛇出没的地区行动时,应随时注意,以减少被咬的可能性。在多蛇的丛林中活动,还要警惕树上有无毒蛇。

毒蛇的毒腺中含有蛇毒。毒蛇咬人时,从唇腭上的一对唇上腺排出毒液,通过毒牙的导管或纵沟注入患者体内而中毒。蛇毒成分复杂,主要由多种酶、非酶蛋白和多肽类组成。每一种蛇毒含有多种成分。蛇咬伤中毒时并非一种成分单独作用,而是全部毒性成分对机体综合作用的结果。各种蛇毒成分的作用错综复杂,同一症状可由不同毒素或酶引起,通常将蛇毒大致分为神经毒和血循毒(对血液及循环系统有毒性作用),兼有上述两类作用者,称为混合毒。分布在我国的毒蛇已知有40余种,危害较大较常见的有10种,见表6-3所示。

表6-3 我国10种主要毒蛇形态和生态特点比较

名　称	形态特征	栖息环境	活动规律	主要分布地区
金环蛇	通身有黑黄相间的宽大环纹	丘陵山地近水处	多在夜间	东南沿海地区
银环蛇	体背黑白横纹相间,白纹窄	平原丘陵多水处	多在夜间	沿海地区
海蛇	头小,鼻孔朝上,颈细躯干后端粗大,腹鳞退化	海水中	趋光性	辽宁至海南岛沿海
竹叶青	头大、三角形,颈细,体绿色,有白淡黄或红白色侧线	丘陵山区,灌木或竹上	早、晚	我国南部、甘肃、长江流域
五步蛇	头三角形,吻尖,体背棕色背正中有20余个方形大块斑	丘陵、山区阴湿处,岩石上	早、晚,阴雨天	长江沿岸、沿海各省、台湾
蝰蛇	头长,吻宽,体背棕灰色,有三行大圆斑	田野、常在龙舌兰或仙人掌下栖息	日　夜	广东、广西、福建、台湾
铬铁头	头三角形,颈细,头背均为小鳞片,体细长,体背棕色,背中央有一行暗色波状纹	丘陵、山区、林溪边、常上树	多在夜间	四川、贵州、南方各省最多
蝮蛇	体背浅褐至红褐色,有两行深棕色圆斑,腹面灰白色,密集黑褐色点	多于平原、丘陵地区草丛中	早、晚为主	除青藏高原外全国各处都有

续表

名　称	形态特征	栖息环境	活动规律	主要分布地区
眼镜蛇	体背枣褐色,颈背部有白眼镜样斑,前半身可竖立,头扁	丘陵山坡或山脚水边	白天	基本上分布于长江以南
眼镜王蛇	颈背无眼镜样斑,余似眼镜蛇	山区林、水边、岸缝内	白天	东南沿海地区

一、中毒症状

咬伤处剧痛、肿胀明显,并迅速向肢体近端蔓延。局部有广泛瘀血红肿坏死,并有已溶解的血液从齿痕处流出,附近淋巴结肿大。吸收后表现有发热、烦躁不安,甚至谵妄。突出表现为:出血倾向、心血管损害及复视等。

中毒的轻重与以下因素有关:

1. 毒蛇种类

毒蛇排(注)毒量及毒性强弱因毒蛇种类而异,眼镜蛇和眼镜王蛇排毒量大,银环蛇排毒量较少但毒性强,故两者咬伤的危险性相似。竹叶青咬人排毒量少,毒性也较弱,故中毒程度较轻。

2. 毒液的吸收量

毒液主要通过淋巴循环吸收逐渐扩散至全身。毒液在伤口直接进入血循环,则症状重,短期内可死亡;毒蛇咬伤后未及时处理,毒液吸收就较多。

年老体弱者、孕妇、妇女月经期、小儿、有肝肾机能减退者,中毒表现一般较重。

二、现场诊断

1. 是否毒蛇咬伤

毒蛇咬伤的伤口有一对大的毒牙痕,且伴有局部和全身症状,见表6-4所示。如伤口只有2或4行均匀而细小的牙痕,且无局部和全身症状,则多非毒蛇咬伤,见图6-1所示。

表 6 - 4 我国 10 种主要毒蛇咬伤的症状特点

毒蛇种类	局部表现	吸收后表现
银环蛇	仅有轻度麻木感	在 1～2 小时内出现症状,全身疼痛,失声,吞咽障碍,眼睑下垂,视物模糊,呼吸困难,重者瘫痪、窒息
金环蛇	不痛或微痛,轻度红肿	大致同上,但起病与发展均较慢,全身痛疼更剧、阵发性
海蛇	仅有麻木感	伤后 3～5 小时出现眼睑下垂、复视、吞咽困难
竹叶青	灼痛、肿胀明显、有水血疱	头晕、眼花、恶心等一般中毒症状,可能有出血表现,但程度轻
五步蛇	剧痛、肿胀、出血不止、有水血疱	出现快,来势凶,出血倾向明显,血压下降,可有急性肾功能衰竭
蝰蛇	剧痛、出血多、肿胀迅速扩大、水血疱、瘀斑、溃烂	大致同五步蛇咬伤,可有溶血表现
铬铁头	肿胀、剧痛、水血疱	似竹叶青咬伤,但较重,有出血、嗜睡、可发生急性循环衰竭
蝮蛇	刺痛及麻木感、肿胀明显,伤口出血不多有瘀斑、水血疱	伤后 1～6 小时眼睑下垂、复视,重者吞咽困难、心律失常、尿少、尿闭、休克
眼镜蛇	红肿重、伤口中心麻木感,坏死呈黑色,可有水血疱	伤后 2～6 小时出现高热、咽痛,吞咽及发音困难,呼吸困难,重者 24 小时内发生呼吸、循环衰竭
眼镜王蛇	同上,血疱少见	基本同上,但发病急且重,重者伤后半小时出现症状

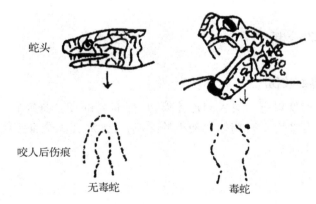

蛇头

咬人后伤痕

无毒蛇   毒蛇

图 6 - 1 蛇头和咬痕示意图

2. 是何种毒蛇咬伤

在制定治疗方案前(包括抗毒血清的应用),应先鉴定毒蛇的种类,可根据毒蛇的形态特征、栖息环境、活动规律和地区分布加以估计,再结合中毒症状予以判定。

三、现场急救

1. 预防措施

① 注意自己的脚步,蛇类平均每周进食一次,每当进食之后或蜕皮之时,它们行动和缓,更容易被踏中;

② 在伐取灌木、采摘水果前要小心观察,一些蛇类经常栖于树木之上;

③ 不要挑逗或提起蛇类或者将它们逼入困境,一些蛇类在走投无路或保卫自己的巢穴时攻击性大增;

④ 翻转石块或圆木以及掘坑挖洞时使用木棒,不可徒手;

⑤ 穿上结实的皮靴——如果有的话,许多毒蛇的毒牙很小不能穿透皮靴;

⑥ 在使用床单、衣服、包裹前要小心查看一遍,蛇类很可能就躲在下面;

⑦ 如果与毒蛇不期而遇,保持镇定安静,不要突然移动,不要向其发起攻击。许多情况下,毒蛇只想着如何逃命;

⑧ 野外露营时,在住地周围适当撒一些六六六或石灰粉,以防毒蛇侵入;睡前检查床铺,压好蚊帐,早晨起来检查鞋子。

2. 急救措施

治疗愈早愈好,应在咬伤1小时内进行。

(1) 防止毒素扩散吸收

① 结扎 立即在肢体咬伤处的近心端,扎以止血带或代用物。结扎紧度以阻断静脉血液和淋巴液回流为准。结扎后每20分钟放松1～2分钟,以免肢体因血循环障碍过久而坏死,待急救处理后,结扎即可解除。

在野外条件困难时,可用火柴烧灼伤口,以破坏蛇毒,并在伤口上方用带结扎,然后急送附近医疗单位处理。

② 冲洗伤口 立即用冷开水、肥皂水(有条件时用生理盐水或1∶5 000高锰酸钾溶液)冲洗伤口。

③ 随即扩创排毒 用消毒手术刀(急救现场可用烧灼过的刀具代替)按毒牙痕的方向纵行切开,如无毒牙痕发现,则经伤口作十字形切开长约1～1.5厘米,深达真皮下,使淋巴液外流即可。再用拔火罐或吸乳器反复多次在伤口吸出毒液,如无以上条件,可直接用口吸吮,但吸吮者应无龋齿、口腔黏膜无破损,吸后伤口要消毒,吸者要漱口。最后将患肢浸在2%冷盐水中,用手自上而下向伤

口挤压排毒约 30 分钟。彻底排毒后,盖以消毒敷料,持续用 1:5 000 呋喃西林溶液湿敷,以利毒液继续排出。对已有水疱血疱者,可先用消毒注射器吸出渗出液,然后再湿敷。

④ 针刺排毒　咬伤超过 24 小时者,不用上法排毒。若伤口周围肿胀过甚,可在肿胀处下端每隔 3～5 厘米用消毒钝针或三棱针刺入 2 厘米后拔出,并使患肢下垂,然后自上而下轻轻按压,使毒液自针眼溢出,每日如法做 2～3 次,连续 2～3 日。手足部肿胀者,可穿刺指间(八邪穴)或趾间(八风穴)以加速排毒退肿。

⑤ 早期冷敷　可使患肢周围减慢毒液吸收,可用冰块或冷饮。

⑥ 其他　保持安静,绝对卧床,限制患肢活动。

(2) 解毒措施

经以上急救处理后,按当时条件,选用以下解毒措施。

① 蛇药

a. 南通蛇药　对蝮蛇咬伤疗效较好。口服蛇药片首次 20 片,捣碎后用白酒 50 毫升加温开水服下(不会饮酒者,酒量酌减),以后每 6 小时服 10 片;配合蛇药片,同时服等量解毒片。若中毒症状严重,可适当加大剂量至每次 30～40 片,并增加服药次数。小儿药量酌减,至全身症状和局部肿胀消退时即可停服。与口服药同时,可用冷开水将蛇药片溶化成糊状,涂于伤口周围约 2 厘米处(勿涂于伤口上),并在肿胀上方 2 厘米处,涂药一圈,防止肿胀扩散。

b. 上海蛇药　对各种咬伤均有解毒作用,须口服与肌注并用。口服通常首次 20 毫升,以后每 6 小时服 l0 毫升,至中毒症状消失为止。重症者首次服 30 毫升,以后每 4 小时服 20 毫升,症状好转后改服常用量。

② 草药

a. 半枝莲鲜草 60 克,浓煎成 300 毫升,每日 3 次分服;并将半枝莲与雄黄一起捣烂,外敷伤处,每日更换 1 次。

b. 七叶一枝花 9 克,半枝莲 60 克,白花蛇舌草 60 克,紫花地丁 60 克,每日 2 剂,水煎服,亦可捣烂外敷。

③ 抗蛇毒血清

如能确定毒蛇种类及毒素性质,可用单价血清(只对同类毒蛇咬伤有效)否则须用多价血清,系由蝮蛇、眼镜蛇、银环蛇等蛇毒血清制成。一般单价血清较多价血清效果好。用前先做皮肤过敏试验,用后注意血清病反应。

(3) 对症治疗

3. 搬运和转送

① 病人应取平卧位,限制患肢活动;

② 途中继续输液,维持通畅;

③ 有呼吸困难者保持呼吸道通畅并持续给氧;

④ 途中严密观察病人的生命体征和意识,随时准备抢救;

⑤ 做好现场急救和途中的病情观察记录,转送到医院后作好交班,以保证接收医院治疗的连续性。

第七节　其他常见急性动物性毒物中毒

一、蟾蜍

1. 中毒机理

蟾蜍头部(耳下腺)、皮肤、内脏和卵均含有蟾蜍毒素,它耐热,作用类似洋地黄,系通过兴奋迷走神经而引起对心脏的毒损作用,毒素亦可直接作用于心肌。

2. 现场诊断

有误食被蟾蜍毒素污染的蟾蜍肉病史。食后半小时即有剧烈恶心、呕吐、腹痛、腹泻、心悸、胸闷、唇及四肢麻木、脉缓伴心律不齐等,呼吸慢而浅,甚至不规则,口唇青紫,最后可死于循环及呼吸衰竭。

3. 急救措施

① 剧烈呕吐可用阿托品,如有烦躁、抽搐给予呼吸兴奋剂;

② 心率缓慢、心律紊乱者也可用阿托品;

③ 氯化钾缓慢静脉滴注有一定解救作用。

二、河豚(河豚毒、河豚酸)

1. 中毒机理

河豚毒素阻断运动神经肌肉接头的传导,可使中枢神经和末梢神经麻痹;先是感觉神经麻痹,随后运动神经麻痹,最后引起呼吸中枢麻痹。

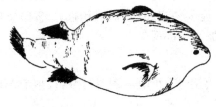

图 6-2　河豚

2. 现场诊断

有误食被河豚毒素污染的河豚肉病史；1/2～3 小时后上腹不适、口渴、呕吐、腹痛和腹泻；四肢无力，唇、舌和指端感觉麻木，四肢运动失调以致四肢瘫痪，呼吸困难；中毒后 4～6 小时内可因呼吸中枢麻痹和循环衰竭而死亡。

3. 急救措施

① 5％葡萄糖生理盐水静滴以稀释和排泄毒素，并保护肝脏；

② 呼吸困难者给氧并用尼可刹米、山梗茶碱和阿托品，必要时作气管切开术；

③ 有惊厥时可用安定、苯巴比妥钠、水合氯醛等；剧烈呕吐腹痛者可用阿托品；

④ 肌肉麻痹者可用士的宁 2～3 毫克，肌肉或皮下注射。

三、蜈蚣咬伤

1. 中毒机理

毒液内有组织胺样物质及溶血蛋白质，个别可发生过敏反应。

2. 现场诊断

咬伤局部红肿、灼痛，严重者可引起坏死；被咬肢体的淋巴管发炎；全身症状有头痛、眩晕、恶心、呕吐、发热等；严重者可发生过敏性休克。

3. 急救措施

① 立即用肥皂水或 5％～10％碳酸氢钠溶液清洗伤口，周围涂敷或普鲁卡因局封，必要时注射杜冷丁或吗啡；

② 有过敏者可用抗组织胺药物或肾上腺皮质激素。

四、蜂螫伤

1. 中毒机理

主要为蜜蜂毒素，能促使组织胺释放，引起局部和全身反应，黄蜂及胡蜂毒素含较多的缓激肽而加剧局部反应。

2. 诊断要点

局部灼痛红肿，一般于 24 小时内消退，全身反应有呕吐、心悸、呼吸窘迫；过敏者有鼻炎、荨麻疹、黏膜水肿、气喘和过敏性休克等。同时受刺几百处以上者，往往危及生命，刺伤眼结膜者，情况比较严重；黄蜂及胡蜂既能尾刺，又能口咬，局部出现组织坏死、严重的全身反应可并发肾小管细胞变性坏死,心律失常或过敏性休克。

3. 急救措施

① 立即拔出蜂刺,蜜蜂螫伤,局部敷以 5％碳酸氢钠溶液、肥皂水或 3％氨水;

② 若是黄蜂螫伤,则用醋酸外敷,伤口周围涂敷南通蛇药;

③ 有过敏者给予抗组织胺药物及氢化可的松 100 毫克静脉滴注。

五、毒蜘蛛咬伤

1. 中毒机理

主要有神经毒、细胞毒和透明质酸酶等,神经毒可使运动中枢麻痹引起死亡。

2. 诊断要点

局部咬处有两个小红点,周围红肿、疼痛;全身出现剧烈痉挛性肌痛、胸部压迫感、腹肌强直、肠痉挛,可历时 1～2 天,同时有恶心、呕吐、大汗、呼吸窘迫、寒战、发热、白细胞计数增高、耳鸣、皮肤麻感、血压下降和意识不清等。

3. 急救措施

① 肢体伤口近端扎血带,每隔 30～60 分钟放松 1 分钟;

② 伤口做十字形切开,抽吸毒液;

③ 用石碳酸烧灼后,放松止血带;

④ 患处四周擦敷南通蛇药,肌肉紧张者静脉注射 10％葡萄糖酸钙 10 毫升;

⑤ 剧痛时可给予止痛药剂;

⑥ 呼吸困难者给氧及呼吸兴奋剂。

第七章　常见灾难事故的急救

第一节　概　　述

一、灾难的概念

人类生活的自然界，随时都有洪涝、暴风、地震等灾害发生；人类生活的社会，自有阶级之后，从来就没有停止过战争；人们在生产劳动和科学实验过程中，各种意外事故也在所难免。这些天灾、人祸、事故达到一定程度，给人造成的严重损害和痛苦，就是灾难。

要想给灾难下一个确切的定义是非常困难的。我国学者张鸿棋等认为，灾难的定义应包括两个要素：第一，灾难必须是一种自然或人为的破坏事件，大多数具有突发性的特点；第二，其规模和强度应超出受灾社区的自救或承受能力。缺少其中任何一条都不称之为灾难。世界卫生组织对灾难下的定义是："任何引起设施破坏、经济严重受损、人员伤亡、健康状况及卫生服务条件恶化的事件，如其规模已超出事件发生社区的承受能力而不得不向社区外部寻求专门援助时，就可称其为灾难。"联合国"国际减灾十年"专家组对灾难下的定义是："灾难是一种超出受影响社区现有资源承受能力的人类生态环境的破坏。"从以上两个定义可以看出，由于社区是相对的，社区的承受能力也是相对的，因此，相同的破坏事件对某社区可以构成灾难，而对另一社区则可以不构成灾难。

二、灾难的分类

对于灾难的分类，由于不同的学科有着不同的研究对象和目的，故分类方法也不相同。我国第一部灾难医学专著——《灾难医学》，提出了如下分类方法。

① 根据灾难发生的原因不同，可将其分为自然灾难和人为灾难。由于自然因素引起的灾难称之为自然灾难，如地震、火山爆发、洪水、干旱、龙卷风、海啸、

山体滑坡、雪崩等。而由非自然因素或人为因素引起的灾难称之为人为灾难,如战争、核事故、空难、道路交通事故等。

② 根据灾难的发生方式不同,可将其分为突发性灾难和渐变性灾难(又称潜在性灾难)。突发性灾难发生突然,往往事先难以预测,而造成的危害很大,如地震、火山爆发等。而渐变性灾难则发生缓慢,往往影响时间长、面积大,且具有一定的隐蔽性,危害也很严重,如地面沉降、环境污染、沙漠化、生态平衡破坏均可称为渐变性灾难。

③ 根据灾难发生先后顺序,可将其分为原生灾难、次生灾难和衍生灾难三类。所谓原生灾难即始发或原发灾难,如火山爆发;所谓次生灾难,即原生灾难所诱发的灾难,如火山爆发引起的火灾;衍生灾难则指由原生和次生灾难所衍生出来的较为间接的灾难,如火山爆发后对天气趋势和气候的影响等。

④ 根据灾难的性质不同可将其分为气象灾难、海象灾难、地质灾难、环境灾难、交通灾难、社会灾难等。

⑤ 根据灾难发生地点不同,可将其分为陆上灾难、水上灾难、空难,或者分为城市灾难和非城市灾难等。

三、灾难的危害和分级

1. 灾难的危害

任何灾难都给人类造成严重危害。小的灾难,如道路交通事故可以造成少数人倾家荡产、终身残废、精神创伤等。大的灾难则可对众多的人乃至一个地区、一个国家甚至全人类带来巨大危害和不可挽回的损失。例如,1976 年 7 月 28 日中国唐山发生 7.8 级大地震,倾刻间将该城市化为废墟,使 16.4 万人受重伤,24.2 万人死亡,直接经济损失达 100 亿元。

从医学的角度看,灾难所造成的危害主要是指对人体的损害和对健康的威胁,有近期危害和远期危害。

(1) 近期危害

近期危害是指突发性灾难直接对人体造成的伤害、对健康造成的不良影响及威胁。如地震发生时建筑物的倒塌直接砸伤人体的某一部位而造成的骨折、出血、休克等,以及继发的水灾、火灾等对人体的直接伤害。又如火灾时的皮肤烧伤、呼吸道烧伤、脱水等也都属于近期危害。

(2) 远期危害

远期危害是指突发性灾难造成的、需要经过一定时间才能表现出来的人体损害,包括精神创伤及治疗后的各种后遗症、残废以及灾后的传染病流行等。如核爆炸、核泄露对环境、气候的影响,水灾过后的瘟疫流行及地震过后造成的心理障碍等。

2. 灾难的分级

从灾难的定义可以看出,灾难的严重程度或等级是与受灾社区的承受或自救能力相关联的。因此,要对灾难进行严格的分级是比较困难的。目前,国际上尚无统一的灾难分级。国内学者根据我国国情,参考人口的直接死亡数和经济损失数,将灾难分为以下 5 个级别。

① E 级　死亡 10 人以下或损失 10 万元人民币以下者为微灾。

② D 级　死亡 10~100 人或损失 10 万元至 100 万元人民币者为小灾。

③ C 级　死亡 100~1 000 人或损失 100 万至 1 000 万元人民币者为中灾。

④ B 级　死亡 1 000~10 000 人或损失 1 000 万至 10 000 万元人民币者为大灾

⑤ A 级　死亡 10 000 人以上或损失亿元人民币以上者为巨灾。

四、灾难的急救

1. 灾难急救的特点

灾难急救是在急诊医学的基础上发展起来的,它与急诊医学有着密不可分的联系。灾难急救除具有急诊的一般特点外,还有如下特点。

(1) 时间性强

交通事故往往在瞬时发生,地震可在顷刻之间将城市、村庄夷为平地,坑道内的瓦斯爆炸更是迅雷不及掩耳。灾难发生以后往往造成大批人员伤亡,需要救援人员尽快赶到现场急救。这时候,时间就是生命,对伤员早一分抢救就多一分生还的希望。因此,时间性强是灾难急救的重要特点。

(2) 任务繁重

列车相撞可一次伤亡几十人、几百人乃至上千人,强烈地震的人员伤亡一次可达几十万人。在众多的伤员都迫切需要立即抢救和治疗的情况下,救治力量往往显得不足,加之多数伤员的情况危重而复杂,使救护人员的任务艰巨而繁重。

(3) 伤情复杂

伤情复杂是指灾难往往造成人体多组织、多器官的损害。一个伤员身上可以有多处损伤,不少伤员合并有大出血、窒息、休克等严重病症,加之伤口都是污染的,很容易产生继发感染,使伤情变得更加复杂。这不但给急救工作带来很大困难,而且要求急救人员具有多学科知识和过硬的急救技术。

(4) 工作条件差

灾难急救的主要场所是在现场,医务人员要在临时场所开展工作,缺少必要的工作条件和医疗设备。加之灾害对水、电、建筑物等公共设施的破坏,工作环境十分艰苦。医务人员在这种情况下执行繁重的救治任务,要克服各种预想不到的困难,需具有良好的素质。

(5) 涉及面广

灾难急救不同于一般的急救工作。一般的急救工作依靠卫生部门内部的力量就可以解决,而灾难发生后的现场控制、伤员的搜寻、转运、通讯联络等,需要部队、公安、交通、电讯等多部门的参与及密切配合。因此,灾难急救是一项系统工程,涉及面非常广泛。

2. 灾难急救的原则

(1) 统一指挥原则

灾难急救是一项复杂的系统工程,尤其是在现场急救阶段,需要卫生、军队、公安、交通、通讯多部门的联合行动。因此,必须建立临时的指挥机构,实行统一指挥,以协调各部门之间的关系。参加急救的部门、单位、组织,要自觉服从命令,听从指挥,主动配合,步调一致,才能完成好任务。

(2) 检伤分类原则

检伤分类是灾难急救的重要手段。第一次世界大战时期,由于有效的实行了检伤分类和现场紧急外科救护,很多在以往战争中可能死亡的伤员都活下来了。在灾难急救中也要坚持这一原则,以保证将有限的急救服务优先给予那些急需救护的人,达到群体急救的最佳效果。

(3) 就地抢救原则

灾难发生在哪里就在哪里组织抢救,不等不靠,不盲目转院。如果当地卫生资源遭到破坏,不能承担急救任务,外援人员也要本着这一原则,该处理的处理,该手术的手术,经初步处理病情稳定后再有计划、有目的地疏散及转院。

(4) 负责制原则

在灾难急救中往往有多个医疗卫生单位同时参加现场救护。上级医院与下级医院之间、先到单位与后到单位之间如何分工负责非常重要,处理不好往往产生互相推诿扯皮现象。为此,必须实行谁救治的伤员谁负责到底的原则。

3. 灾难急救的要点

各种灾难造成的创伤和损害是不相同的,但其急救要点是一致的。

① 伤员有无意识,若无意识,立即让伤员头后仰或偏向一侧,防止舌根下坠阻塞呼吸道。

② 伤员的呼吸怎样,若是呼吸已停止,立即保持呼吸道通畅,并用人工呼吸方法维护有效呼吸。

③ 能否触及脉搏,若心跳已停止,应立即开始胸外心脏挤压术。

④ 是否有体表大出血,若有出血,应立即实行止血术。对于肢体出血,应抬高患肢以减少出血。

⑤ 是否气胸,若为开放性气胸应立即用敷料封闭,若为张力性气胸应立即穿刺减压或行胸腔闭式引流。

⑥ 是否存在脊柱损伤的可能性,若有,伤员搬动前必须采取良好的保护措施,防止脊髓的继发损伤。

⑦ 是否有四肢骨折,若有四肢骨折时,用夹板等物暂时固定。

第二节 公路交通事故急救

公路交通事故是指在公路交通系统中,因过失原因引起的交通协调关系的破坏,并造成直接损害后果的事件。本世纪以来,由于汽车工业的长足进步,全球性机动车辆的迅速普及和发展,促进了社会经济的繁荣,极大地改善了人们的生活内容和生活方式。但是,在汽车工业发展和公路条件日益提高的同时,以汽车事故为中心的公路交通事故,正日益严重地威胁着人类,成为人类自己"制造"的一种灾难。

一、公路交通事故的伤情特点

公路交通事故因其涉及的人员类型不同,如行人、驾车人、乘客、摩托车骑车人等而特征不同。

1. 行人损伤特征

在行人损伤中,由于统计范围和对象之不同,损伤分析结果有别。但总的来讲,头部和四肢是经常的受累部位。据 Ashton 报道,在所有受伤行人中,头部损伤占 50%～80%,下肢近 85%,其次为上肢、盆腔、胸、腹、颈部和脊柱;若排除非致命性损伤进行分析,则行人头部损伤最常见,为 57%～72%,而下肢损伤则为 38%～57%,胸部、腹部损伤不超过 10%;若将分析对象限制在死亡行人当中,则致命性胸、腹部损伤率增高,胸部为 38%～64%,腹部为 14%～42%,头部仍在 61%～85%之间。国内资料报道,死亡事故行人损伤分布中,头部占 30.1%,下肢占 18.8%,上肢占 18.6%,胸背占 17.3%,其余部位不超过 4.3%。

在行人死亡中,主要致命部位是头部和胸部。Solhem 报道,47%的行人死于单纯颅脑损伤,55%死于头部和其他部位损伤。Huelte 报道,54%的行人死于单纯颅脑损伤,并指出,行人头部损伤来源于车辆撞击和行人头部撞地,在头部撞地时,可形成 65％的轻伤 11％的重伤或致命性损伤;33％死于两处复合伤,11％死于 3 处复合伤,3％死于 4 处复合伤;有 12％的行人并非直接死于损伤,而是死于并发症,如肺炎、肺栓塞、肺水肿、腹膜炎、肺坏死等;58 岁以上行人约有 88％死于并发症。

2. 驾乘人员损伤特征

尽管驾、乘人员损伤在形成方式上有相似之处,但两者的损伤特征有所不同。据 SerittS 报道,机动车驾驶员头部损伤占 63％,胸部损伤占 67％,腹部损伤占 37％,脊柱损伤占 13％,其中 1 处损伤 25％,两处复合伤占 29％,3 处复合伤占 32％,4 处以上占 14.5％,最常见的损伤形式是头、胸、腹联合损伤。乘客头部损伤占 81％,胸部占 50％,腹部占 31％,1 处损伤 38％,两处复合伤占 17％,3 处复合伤占 19％,4 处和 5 处均为 8％,头部、胸部和腹部是最经常的联合损伤方式。SerittS 报道,机动车使用者(包括驾、乘人员)头部伤为 42％,多发性骨折和创伤占 30％,其他胸部严重损伤占 25％,胸主动脉破裂占 21％,摩托车骑车人头部伤为 64％,胸主动脉破裂占 16％,其他严重胸部损伤占 24％,多发骨折和创伤占 12％,严重腹部损伤占 20％。国内资料对 48 名乘客损伤分析发现,头部损伤占 56.5％,胸部损伤 13％,下肢占 11.3％,上肢占 9.6％。

对于摩托车骑车人,其骨折和内脏损伤与机动车驾车人损伤有相似之处,但下肢损伤明显增多。

在驾、乘人员损伤中,主要原因是碰撞事故。当车辆突然受阻停车时,驾车人向上、向前屈曲,胸部、腹部撞击方向盘上,下肢脚、膝部撞击在方向机柱、仪表板而致伤。若力量过大,则驾驶员头颈部屈曲,撞击车挡风玻璃,致颅腔、面部损伤。乘客仍然是向上、向前屈曲致伤。前排乘客由于没有阻挡,上肢、胸、腹撞击在仪表板上,头、颈部撞击到前挡风玻璃上。前排以外的乘客,由于前排座位靠背的阻挡而致头、胸、膝等损伤。驾驶员和乘客在向前的撞击结束后,自然向下、向后回落,这时肘颈部产生伸展,由于伸展而导致驾、乘人员的颈椎骨折、颈脊髓损伤称之为"挥鞭样"损伤。

3. 公路交通事故损伤死因特征

掌握公路交通事故损伤死亡的特征,可防止交通事故损伤中伤员的病情向恶化发展,提高公路交通事故伤员的成活率。据 Cilroy 报道,有 41.6％的交通事故死亡原因是出血,30.5％死于脑损伤,15.2％死于多发复合伤。国内资料报道颅脑损伤致死占 78.3％,其中单纯性颅脑损伤占 56.4％,颅脑合并胸、腹损伤致死占 22.4％,血气胸和腹腔脏器损伤致死占 21.2％。

二、公路交通事故的急救措施

1. 翻车

若弯道上车速太快,或山道上驾车疏忽,以及避让不当、方向盘失灵、前轮故障等,都有可能造成翻车事故。

① 弯道和山道驾车,一定要注意标识、控制车速、谨慎驾车。

② 一般翻车,常发生在短暂的几秒钟内,驾车者一意识到有此征兆,双手迅速紧抱方向盘,低头屈颈,胸部靠在方向盘上,直到车辆翻滚停当,才抬起身来,活动活动肢体,设法迅速离开汽车。

③ 若是驾驶室突前的车辆,头部靠前特别容易受伤,可低着头,两手紧握方向盘,手臂伸直,尽量坐低,防备头部受伤。

④ 坐在驾驶室后排或客车座位上的乘客,应尽量猫下腰,抓住任何足以支撑的车上固定物。

⑤ 车辆翻滚时,油箱易破损,而车辆撞击又常引起火星,故翻车常常伴有起火燃烧。因此,一旦车辆翻滚停止,应迅速砸开车窗,爬出去。若一时尚未起火,应迅速帮助其他受难者,首先把他们从受挤压中解救出来,拉他们迅速离开车厢。

⑥ 如汽车在山道上行驶而翻车,常会滚入很深的山沟。急速翻滚时,车内的人是无法采取什么应急措施的。若有可能,应尽量低头屈颈,猫着腰,保护好头部、颈项和胸部,有可能的话,死命抓住车上某固定物。一旦翻滚停当,迅即砸窗跳离车厢。但不要在下冲或翻滚中试图跳出车厢,这样做危险性很大。

2. 汽车起火

① 因相撞、用火不慎、电路故障,以及携带易燃易爆危险品等均可引起汽车起火。起火后,必须迅速扑灭,否则燃油箱加温受热后,有可能爆炸,后果极为严重。汽车起火的扑灭方法同其他火灾一样,关键是隔绝空气和切断燃料供应。

② 如汽车在闹市区车辆众多的街口、加油站或危险品仓库附近起火,一方面迅速发出警告,另一方面努力加以扑灭。若没办法扑灭,一方面警告周围车辆和行人躲让,另一方面迅速驾车驶至人车相对稀少的空旷地带。拉下手制动,关闭点火开关,立即远离车厢,并大声警告周围的人远离车厢,不得靠近。

③ 如正在郊外行车,一发现烟火,立即关闭点火开关,尽快驶到路边停下。但不能抽出钥匙,以免锁住方向盘。即使车停着,也必须立即关闭点火开关。

④ 所有的人都尽快下车,如火势已大,无法从车门而出,应砸窗迅速逃离车厢,并远离起火的汽车。

⑤ 在交通较繁忙的路上,迅速示意两方来车都停下,至少远离着火汽车 90 米,以免爆炸后引燃其他汽车。

⑥ 火势刚起时,一方面迅速加以扑灭,另一方面尽可能拔掉蓄电池两极的电线。

⑦ 若发动机罩内起火,在打开罩时须注意避免扇起风,使火势更旺。可掀起发动机罩少许,向里面喷射灭火剂。灭火剂应对准火焰底部横向喷射,由外而内逐渐熄灭火焰。

⑧ 要彻底扑灭火焰,任何火星都有可能导致死灰复燃。

⑨ 火势较大时,应迅速报火警,打 119 电话召消防车。

3. 汽车翻入水中

① 汽车翻人水中,通常不会立刻下沉,可利用下沉前的片刻,从车门或车窗及时逃生。若已下沉,也不可慌乱,因为除货车外,小客车、大客车的车厢注满水,需很长一段时间,可抓紧机会逃离车厢,游浮到水面。

② 打开车厢照明灯和前灯,解开安全带。

③ 必要的话,迅速关上车窗,以使车厢内的空气丧失减慢,防止水大量涌入。

④ 车下沉时,车身缝隙中会不断渗进水来,直到车厢内外压力相等时才不再渗入。在这段时间内要耐心、镇静,内外压力不等时,想强行打开车门是徒劳的,只会消耗体力,错失逃命机会。

⑤ 车厢内水位不再上升时,表明内外压力已接近。深深地吸一口气,打开车门或车窗游出去。上升浮起时,要慢慢地呼气。

⑥ 如有多人被困,逃离时要手拉着手,直到大家都浮上水面或游到岸边才松手。

⑦ 若系密封性能很差的公交汽车或卡车驾驶室,就不能等到完全沉到水底才逃脱,可立即打开车门或车窗游出去。因为这种车辆进水很快,常无空气层形成,延误时机的话,徒增危险。

⑧ 一般总是发动机所在一端先下沉,另一端车顶部会形成一个空气层,人可爬到这一端,籍以逃命。

4. 抢救伤员

在查明事故状况、消除危险的同时,应立即确定现场伤员临时抢救治疗点,并设立明显标志,待危险除去后,迅速对伤员进行简单、明了、及时有效的救命抢救,如控制昏迷、抗休克、伤口的止血、包扎、骨折固定、畅通气道、人工心肺复苏等。

对伤员进行紧急救命的同时,应设专人对伤员进行检伤分类和填写伤员分

类卡,以确定首先需要送医院抢救的重伤员,以便进一步检查和抢救治疗,然后再将伤情较轻的伤员送到相应的医院进行检查和治疗。

第三节　铁路交通事故急救

铁路同公路、水运、航空、管道等一起,构成现代运输的 5 种方式。在不少国家,铁路还是诸多运输方式中的骨干,承担着国计民生的大部分运输任务。建国以来我国铁路旅客安全运输总的情况是好的,保证了繁重的旅客运输任务顺利完成,但也发生了一些危及旅客安全的意外事件。例如,因桥梁断裂客车坠入河中,因拥挤造成大量旅客被压死、压伤在候车室内,还有诸如餐车起火、危险品爆炸等。

一、铁路交通事故的伤情特征

铁路事故中最常见的是由运动导致的损伤。高速行进中的列车事故,可使人体遭受多个方面的暴力,往往发生多个部位、多种脏器和多种类型的损伤。快速运动的车辆,因故突然停止时,车内乘员因惯性,躯体依然向前行进,车厢内各种结构如座椅、铺位、门窗等均成为强有力的碰撞面,可致头部外伤、颈部外伤、心脏挫伤、胸及腹部内伤、关节脱臼、骨折等。伤员有时被车辆撞击后,被抛出数米之外,这时着地的头部可发生直接的颅脑损伤和间接的对冲性颅脑损伤,剧烈的震荡常可导致内脏破裂。列车车厢受到剧烈撞击后可发生严重的变形扭曲,人体被挤压在车体之中,或被大量行李物品挤压;最初受压的部位可变形,组织被牵拉撕裂,如挤压力量超过组织的耐受力,即引起破裂、断裂。飞来的物品或破碎的各种物件,可造成身体各部位的穿透伤、钝器伤。事故发生引起的火灾可放出大量有害气体,除了造成不同程度的皮肤烧伤外,还可引起吸入性烧伤。铁路事故中常见的伤情特征有下列两种。

1. 颅脑损伤居首位

头颅的比重大于躯干,列车碰撞突然停止运动时,头颅的减速后于躯体,因而头部过度前伸,使头面部与前方碰撞面发生剧烈撞击致伤,同时颅颈交界处的韧带、关节、骨骼以及椎管内的脊髓和颅内的脑组织亦可发生损伤。据统计资料,铁路交通事故引起的死亡病例,其中 2/3 是由于颅脑损伤,这也正是铁路伤亡事故中死亡率高的主要原因。

2. 复合伤、多发伤发生率高

列车运行发生事故,在惯性、挤压、撞击、坠落及烧灼等因素的侵袭下,复合伤、多发伤相当常见,其中以颅脑、颈椎骨折、胸部腹部重要脏器伤最为常见。一旦发生大出血、休克、开放性胸腹部伤、颅脑血肿等重症伤,伤员可能在极短时间内死亡。

二、铁路交通事故的急救措施

鉴于铁路重大交通事故发生突然、伤员数量多、伤情复杂、影响面大,而在急救的最初时间内医务人员在场的机会也极少,即便有,对突如其来的不测事故也可能无能为力。因此,处在急救第一线最多的是围观群众和其他未受伤者或轻伤者,他们往往迈开了急救的第一步,之后才有大量有组织的救治工作延伸到事故现场。总结历年来铁路交通事故的抢救经验,应从以下几个方面去认识和实施救难措施。

1. 铁路交通事故现场抢救的特点

(1) 分三阶段

铁路发生灾难性事故后,受伤人员的早期紧急医疗救护是救灾的中心任务,通常可分为三个阶段。

第一阶段:突发性灾难往往只持续几秒到几分钟,这一时期对受伤人员来说是决定生死的重要时刻。灾区这时与外界呈隔绝状态,营救只能自发进行,以个别人员自救互救为主。

第二阶段:灾难发生数分钟到几小时,进灾区的援助力量与现场的医务人员协作实施维持基础生命急救。

第三阶段:大规模外来救援力量进入灾区,开始有组织地对伤病员进行救护,并把重伤员送往具有抢救水平的医疗部门。

(2) 有三难

① 救人难。两列车相撞后,往往车体毁坏严重,车体变形,伤员受压,难于抢救。车内的空间太小,变形后人更难进出,有的地方甚至连手都伸不进去。没有正常的通道,伤员的躯体或四肢被各种金属部件紧紧地压着,难以移动,呻吟不止,痛苦万分。但由于一时没有合适的抢救器材,医务人员束手无策,或只能采取一些简单的抢救措施,解决不了根本问题。1990 年 1 月 15 日宜昌开往北京的 250 次列车在河南省宝来县余官营车站与 3173 次货车相撞,距事故现场20 余公里的平顶山市卫生局闻讯后,立即调集了 16 辆救护车,火速赶到现场,竭尽全力组织抢救。无奈条件所限力不从心,有的伤员被变形的车厢和断裂的钢梁压在里面、呻吟不止,苦于没有合适的起重、切割等抢救急救设备,医务人员束手无策,眼睁睁地看着伤员死去。而最后几名伤员被救出时,已是撞车后的12 小时零 27 分。因此,医务人员在救死扶伤中虽然处于主导地位,但这样重大

事故的抢救,必须依靠有关部门通力合作才行。即使铁路及地方有关部门调集一些抢救设备,有的也难于施展。有时调来的起重设备由于吨位不够,只能移动些小的部件,伤员受压问题得不到迅速解决。

② 行车难。事故现场发生在市区或人口密集地段,很快因群众围观,各种车辆堵塞,各种交通迅速中断,以致救护车辆无法前往,严重影响现场救护及伤员转运。更为多见的是现场比较偏僻,只能在土路上勉强行车,四周或是山岭、悬崖峭壁,或是农田水网或凹凸不平的空地。若再遇刮风、下雨、下雪等恶劣天气,道路泥泞不堪,车辆打滑,则前往现场的各种救护车难以接近出事地点。因此,尽早开通线路专列,或求助于直升飞机空运,是转运伤员有效的手段。

③ 指挥难。毋庸置疑,对重大的铁路交通事故,伤员抢救工作需要有关部门通力合作才能完成。一般应当在当地政府统一领导下,实行"铁路负责抢险、医院负责救人、公安负责警戒"的分工合作形式。但实际上,由于缺乏经验,抢救工作往往没能很好地统一指挥,未能按检伤分类有条不紊地进行。鉴于目前院前急救还存在许多薄弱环节,发生铁路伤亡事故时,有时多数伤员院前得不到有效的急救处理。应当指出,任何伤害事故的抢救都必须以救人为核心,同时要防止事态的进一步扩大。长时间的抢救,还要解决现场抢救人员的生活用品问题,以确保抢救成功率。

2. 铁路交通事故的现场急救

(1)相撞、出轨或翻车

上述严重事故发生以前一般没有什么先兆,有时只是觉察到剧烈的紧急刹车。具有应急常识的人,应利用紧急刹车这短短的几秒钟做些准备。

① 紧紧抓住或靠住牢固的物体,如车椅子的坐板或靠板,固定椅子、桌子的铁杆、支柱等,以防被抛出车厢外。

② 低着头,下巴紧贴胸口,尽可能压低自己重心,并防止颈部受损。

③ 若停留在车厢连接处或车门口的,应尽快离开,并顺势抓住任何牢固的固定物体。

④ 火车出轨向前冲或向下掉时,不要尝试跳车,否则身体会因惯性撞向路边而凶多吉少。也不要试图打开关闭着的窗。

⑤ 经剧烈颠簸、碰撞、翻腾后,车辆不再动了,说明车已停下。此时,先活动一下自己肢体,看看损伤情况。然后迅速去解救车厢内其他受难者,稳定他们的情绪。

⑥ 车已停下,周围情况允许或必须立即离开车厢时,要弄清楚车厢有没有进一步左右翻覆的可能。不要向车厢倾斜的那边爬出去,可向高的一边爬去。因为松软的地势和重力作用,有时车厢还会翻倒。

⑦ 地铁路轨上通有电流,电气化线路因失事也可能造成路轨带电,故爬出

车厢后,不宜行进在路轨上,以免被电击伤。地铁出事若非车厢内起火等逼迫撤离,仍以待在车厢内为妥。

⑧ 离开失事火车后,立刻设法报警,通知救援人员。

⑨ 迅速抢救受伤严重的人员,解救被压在重物下的受难者。

⑩ 离开火车后,在没有完全解除危险之前,绝对不能返回车厢内去取行李等。受难者可集中在一起,等待营救人员。

⑪ 火车车窗玻璃很厚。翻车后车厢变形,常无法开启车窗。此时,断然不可用手掌或拳头猛击车窗玻璃,最好是找硬物去敲碎它。万不得已,穿着厚实衣服用肘关节击碎它,或用皮鞋跟蹬碎玻璃,小心取下碎玻璃片后再谨慎地爬出去。一般说来,紧靠机车的前几节车厢,出轨、相撞时危险性大,而最后几节车厢除非停车或慢速行驶时被后面列车撞上,一般说来危险性要小得多,翻车等的可能性也较小。

⑫ 车厢连接处是最危险的地方,故不宜停步、逗留。

⑬ 行驶中,向外探身、伸手等都是非常危险的,随时有可能被飞速驶过的相向列车撞伤,或为路轨旁的物体碰伤。

⑭ 发现急速行驶中的列车车门已打开,不要尝试去关上,弄不好会被甩出车厢外。速请乘务员前来处理。

（2）车厢内起火

火车车厢内助燃材料很多,又常因旅客抽烟或违章夹带易燃、易爆等危险品,故车厢起火、爆炸屡有发生。

① 一旦起火,火势较小时,应迅速将其扑灭。

② 若火势已大,想扑灭已不可能时,应迅速撤离现场。

③ 列车在快速行进中起火,若自己的位置紧靠紧急制动装置,应迅速启用紧急制动装置,使列车停下。若紧靠警铃或警钟的,立即按响,尽快通知有关人员。但非十分必要,不一定要告诉全体乘客,这常会引起极大混乱而使局面无法控制。

④ 行进中的列车起火,火势蔓延很快,应迅速组织所有乘客撤离。此时,切不可不顾安危地去抢搬各自的行李。若带着大包小包,撤离速度受限,而且相互挤撞,容易堵塞通道。尤其是幼童、老人及体弱者易被推倒,即使不被大火所吞没,也容易在拥挤的人流中被踩踏致死。

⑤ 旅客众多时,撤离更应强调有秩序。若见过道已经堵塞,硬座车厢中可跨越椅子、桌子。

⑥ 在火势尚未阻断整个车厢时,沿列车行进方向撤离更为安全。

⑦ 非万不得已,行进中不可跳窗逃生。

⑧ 若车速已减慢或车已停下,须看清楚窗外情况再决定是否跳窗。若离着

火处还有一段距离,时间允许的话,可用背包带、绳子乃至皮带等扎在一起,套住茶几固定处,拉着绳带,爬出窗外,以免跌伤。若车窗外已有人,可相互接应,爬出窗外。切不可贸然下跳,以免摔伤。

⑨ 若人员撤离很慢,火势已近,自己又处在断后位置,可迅速取下大件行李,堆积在过道上,形成一堵障碍,以延缓火势的蔓延。

⑩ 厕所、乘务员室和有门的盥洗室等都可暂时躲避一下蔓延已近的火势,不过进去后必须迅速关紧门。同时尽快打开车窗,伺机爬出车厢。

⑪ 人员全部撤离起火车厢后,最后撤离者应迅速关死车门,列车车门能有效地阻止火势的蔓延。

⑫ 设法打开车厢两旁的上下车车门。如火车仍在行驶,可拔去车厢间的连接销,让安全的车厢与起火的车厢脱钩分离。

⑬ 逃离起火车厢后,应设法迅速通知救援人员。同时积极帮助抢救伤员,安抚受惊的人们。

(3)伤员的处理

① 凡出现危及伤员生命的指征,如窒息、大出血、心跳呼吸骤停等应立即进行抢救。

② 条件允许时切忌忙乱中由非医务人员随意搬运伤员。

③ 重症伤员应标有医务人员熟悉的标志,以便对重点伤员实施特殊处理和护送。

④ 一般应有医务人员随同护送,生命体征不稳定的伤员不能轻易后送。

⑤ 后送途中要绝对保证伤员呼吸道通畅,保证输液通畅和最有利于伤情的体位;绑扎止血带的伤员,应按时放松止血带。后送人员到达后送目的地,要将受伤人员创伤时间、伤后主要抢救经过向接收医院作详细的口头或书面报告。

⑥ 伤员众多时,需要边转移边抢救。

第四节　海运交通事故急救

一、海运交通事故的种类及原因

由于海上航船的密度迅速增大及受各种自然条件的影响,各种海难事故也在相应增多,给人们的生命财产造成了巨大损失。

1. 种类

损害、威胁舰(船)员生命危险的灾害一般可分为两类。

（1）自然灾害

船舶在海上航行或停泊期间，有时可受到各种自然灾害的影响，较为常见的是狂风巨浪或台风、海啸、冰山等。

（2）人为灾害

人为灾害在海上主要有战争、碰撞、触礁、火灾与爆炸等。

在两类海难事故中，有 3/4 是由人为因素造成的。各类事故在海事中的比例是碰撞占 38％，触损 24％，搁浅 10％，火灾 6％，触礁 4％。

2. 原因

（1）台风袭击

台风是一种巨大的空气漩涡。它产生在靠近赤道两侧的热带洋面上。一个强台风的总能量，相当于两万颗原子弹的威力，一个中等强度的台风的总能量，也相当于两千颗原子弹的威力。

（2）遇浓雾、低温和冰山

浓雾、低温和冰山也是造成海上突发事件的原因之一。譬如低温能使卷到水线以上的海水很快结冰，冰层在上层建筑物上逐渐积聚造成船体不稳，以致倾覆和沉没。

（3）碰撞、触礁和搁浅

因碰撞、触礁和搁浅而沉没或全损的占一半左右。

（4）海上火灾与爆炸

（5）海上战争

二、海运交通事故的援救特点

海运交通事故的援救是对海上失事舰船、飞机实施援救，及时对遇险人员进行寻找、捞救和医疗后送工作的总称。由于各种原因，舰船和飞机在海上活动有时会遇到各种险情，财产和生命安全受到极大威胁。海上救援不同于陆地救援，为了及时组织人员对遇难者进行救护，有时需要国际救援组织的参与，整个救援工作需在海上援救协调中心的统一指挥下，由海难救助部门（或防险救生部门）和卫生部门协作共同实施。

海运交通事故发生后，对遇险人员的援救特点如下。

1. 海上环境对遇险人员生存的威胁大

无论是遇难舰船上的幸存者，还是落水人员，如不能及时获得营救，其生存将会受到严重威胁，因此必须快速营救。威胁主要来自：遇难舰船对人员的伤害因素，如火灾、爆炸、有毒气体泄漏等，船体破损进水，最终可能颠覆；人员落水后，吸入大量海水到肺内或因喉头水肿、痉挛引起窒息；气温、水温过低时，落水人员因体温急骤下降，可能会很快失去意识；人员落水后，可能受到海洋生物，如鲨鱼、海蛇、水母等的侵袭伤害；中毒、严重创伤人员落水后，将大大增加生存难度，即使是已登上救生筏的人员仍将面临严重的缺水、缺粮、寒冷、晕船、炎热酷暑和心理障碍等问题，而这些的问题的持续时间可从几天至数月；漂泊在海上的遇险人员的医疗救护不能保障等。如果上述威胁同时存在，遇险人员的生存时间将大大缩短。

2. 组织指挥海上援救难度大

海上救援是一项艰巨复杂的任务。援救能否成功，不仅取决于舰船遇难性质、遇险人员数量、海区自然条件、救生器材的完备程度等多方面的因素，还取决于援救协调中心和现场的组织指挥，以及有关专业援救队伍、训练水平和援救器材的先进性等。因此，要求做到精心组织、密切协同。

建立严密的援救组织是非常重要的。尽管世界大多数海事国家都有协定，规定了救援组织职责、援救方法、援救海域和通讯频率，建立了一些制度，但由于海难可发生于任何海域，投入的援救力量可能会涉及海上和陆上、军方和民间、国内和国外、海上和空中的协调，援救人员被临时抽调来组织援救，水平可能不高，援救预案可能不完善等。这些问题目前已引起很多国家的重视。

3. 必须有先进的援救器材

实施遇险人员救护、打捞、寻找、医疗、后送等各个环节都要有先进的援救器材，否则达不到良好的效果。目前各国对此都进行了努力，如为航海人员配备个人无线求救发射机。捞救个人落水者采用特制可控铝环打捞环，对极度衰弱人员用特别尼龙网打捞；对大型客船的旅客疏散使用类似大型飞机膨胀滑梯，使旅客快速撤离遇难船；对进入火灾场及有毒气体泄漏舱内的抢救人员配备个人携带式微型氧气瓶；在救援船上设置海难伤员复苏、复温室，并配制相应的药品器材等。目前从整体要求来说，各环节上仍有很多不足，而且装备、方法都未制式化，推广使用尚有一定难度。

4. 海上医疗救治及后送困难

获救后的遇险人员，需要进行优良的救治及快速后送。然而，在一般失事现场，尤其是在远海，装备优良的救治机构不可能延伸，因此需要国际间的积极合作。希望得到求救信号的各国救援协调中心的积极配合，并迅速投入援救力量、调配快速运送工具、部署岸上待救床位、调剂药品器材，并协调好海难援救的善后处理。

三、海运事故人员的现场救护

舰船遇难后,舰船上的人员可部分或全部落水,或被围困在暂时未沉没的遇难船上。由于情况紧急,对海上遇难人员的救护应快速、有效、措施得力。遇难人员在没法争取救助力量支援的同时,积极开展自救互救也是非常重要的。

1. 自救与互救

船舶在海上失事,全体船员应尽力抢救,包括灭火防爆、堵漏排水、脱浅离礁等。只有当采取一切自救措施而无可挽救的船舶、不弃船则无法保全船上人员安全和国家重大利益时,船长应果断地下达弃船命令。弃船命令下达后,全体船员在船长的领导下仍是一个集体,各项工作应按船长的应变部署进行。救生艇的备使、降放和组织人员上艇是最重要的,务必全力以赴,切实做好该项工作。船上有关人员要利用一切可利用的时间来配齐每一救生艇上的航海设备、通讯联络工具和其他应急物品。采取果断有力的措施,控制旅客恐慌和骚动,维持好人员集结区、甲板和梯道的秩序,有计划、有步骤地组织人员登上救生艇、救生筏。如条件许可,人员撤离前应巡视全船未沉没部分,查清是否还有人留在船上,撤离时应尽量将人员撤出,尤其要协助伤病员安全转移。

如果情况紧急,遇难者不得不跳入水中的话,则要冷静判断一下船舶面临的整体险情,选择跳水离船的最佳方案。如人员应从严重破洞的对侧离船,不然有被吸入破洞的危险;船未沉没前,人员尽可能从迎风侧或从船身高的一侧下水,因为船可能比人漂移得快,而且可能在人游离前翻船。

救生艇或救生筏在驶离遇难船的过程中,艇上人员应仔细搜索海面,发现落水人员应主动向他靠近,帮助他登上救生艇或救生筏。远离遇难船舶后,应立即对艇、筏进行检查,及时堵漏与修理。待救生艇、筏内救生工作基本展开就绪,应发出紧急无线电求救信号,报告艇位,并不失时机地发出灯光、烟火和音响求救信号,组织专门人员瞭望,艇内人员还应立即对危重伤病员进行抢救和治疗。

如果事故天气或水域较为寒冷,应注意保暖,预防体温下降过快或过度下降,具体方法见溺水章节内容。

遇难伤员的自救和互救是海难援救工作中的一个重要环节。据统计,海难发生时,除少数伤员能进行自救外,大部分伤员需由其他人员对其进行包扎、止血、固定、复苏等急救。

2. 落水人员的救护

救援船或遇难艇、筏上的人员实施海上落水人员的救护,应根据海域、天文、气象和船舶遇难的情况,灵活应用下列原则进行救捞,以提高救护工作的效率。

① 先发现先救,后发现后救。因为在浩瀚的海洋上不易发现落水人员,一旦发现应立即救援,不要错过时机。特别是对少数或个别漂浮流散人员,更应及时援救。

② 先救单人,后救集体。因个别漂流的落水人员多系伤势较重,或受风、浪、涌的影响单独漂流,精神紧张、体力不支,且不易发现;而集体漂浮人员,能互相帮助,互相鼓励,支持力较大,容易发现。因此,在两者被同时发现时,应先救单人,后救集体。

③ 先救无救生器材者,后救有救生器材者,前者支持力小,危险性大。

④ 先近后远。

⑤ 先救伤病员,后救健康者,最后打捞死亡者。对落水的健康人员,可令其向援救船浮游,沿舷梯上船,船上的人员给予必要的协助。如落水者已失去浮游能力,救护人员应乘舰艇或橡皮救生筏,对落水者进行救护,然后将其搬运上船。

在一般情况下,如果水中、遇难船和救生艇上均有遇难者,应首先营救水中的人员。给最需要者以优先援救,这是一个不可动摇的抢救原则。

3. 海洋生物损伤的急救

海上遇险若是在热带或亚热带水域,虽然没有寒冷海水之威胁,但随着水温的升高,遇险者受鲨鱼、海蛇、海蜇等有害生物的侵袭随之增多。

(1) 鲨鱼咬伤

鲨鱼凶残好斗,狡诈多疑牙齿锋利,游泳速度很快,嗅觉、视觉等感觉器官极为灵敏。预防鲨鱼咬伤主要有以下措施:

① 减少反差。弃船入水应穿戴暗色手套、袜子,取下身上任何外露的反光物品,如手表、戒指及其他金属物等,以防由于反差较大而引起鲨鱼的注意。

② 不出气味。落水者应保护好自己的身体切勿受伤出血,也勿使身体由于劳累而出汗太多。若近处有鲨鱼活动时,也不要小便。

③ 不要震动。如发现附近有鲨鱼活动,应保持冷静沉着,不要急于游泳逃避,因急速逃避的动作必然引起周围压力场的变化,而被鲨鱼发觉位置。

④ 施放驱鲨剂。此法可在落水者周围布下一层厚厚的药物,使鲨鱼望而却步。

⑤ 猛击其鼻、眼等敏感部位。若上法无效,遇到鲨鱼袭击时沉着应战,向它的鼻、眼等敏感部位猛力打击,如能击中定会使它游开。

鲨鱼咬伤后的急救:

① 迅速止血。若是四肢咬伤或撕裂伤,可在伤口上方用止血带或纱布加压包扎止血,若伤口在躯干,则用纱布包扎止血。

② 止痛。

③ 快速补液。快速口服大量饮料,有条件时输入葡萄糖盐水、代血浆等,以

维持血容量。

④ 必要时给氧,尽快送医院救治。

(2) 海蜇螫伤

海蜇是生长在海洋中的大型暖水性水母类动物,它是一种美味食品,但它能螫人,甚至将人螫死。海蜇的外形看来很讨人喜爱,它的行动也颇端庄和文雅,但一旦触动它的触须,会立即放出毒刺,像注射器一样,将毒素注入人体内,导致机体中毒。

诊断要点:

有海蜇接触史,接触后即刻出现针刺样疼痛或荨麻疹样刺痛,直至剧烈的烧灼痛、跳痛和击痛,严重者有肌肉痉挛、呼吸困难等全身症状,甚至休克。

预防:

① 在水中遇上海蜇应避开,更不应玩弄,死、活海蜇触须均能伤人,故须注意。

② 弃船下水前应穿好衣裤,以防刺伤。

急救:

① 被螫伤后,迅速用衣服、海草或砂土等除去皮肤上的触须或毒素。注意不要用手直接碰到触须。

② 减轻局部症状可用明矾水擦洗患处,也可用氨水或碳酸氢钠液擦洗。使用可的松类软膏涂擦,口服抗组织胺药物。

③ 解除全身症状。重者采取头低脚高位,口服抗组织胺类药物外,同时进行其他对症治疗。

第五节　航空交通事故急救

现在飞机已成为或正在成为长距离运输或国际旅行的主要工具。空中交通事故的发生,造成人员的重大伤亡和经济上的巨大损失,也越来越受到人们的重视。虽然它不像公路交通事故那样被人们看作是可以避免却又频繁发生的,也不像人们想像的那样坐飞机比坐汽车、火车危险性大,但是一旦发生对社会心理上的影响是严重的。

若空中交通事故发生后抢救及时、措施得当,可使一些旅客幸免于难,此类资料屡见不鲜;反之,由于抢救措施不当,本来可以避免伤亡的,事实上却发生了大量人员的死亡。

一、航空交通事故的特点

1. 突发性、难以预测

一般空中交通事故都是突然发生、难以预测的。

2. 爆发性、伤亡大

空中交通事故往往是飞机爆炸,人员死亡多。随着科学技术的发展提高,大型客机数量增多,一架客机最多可载 600 多名乘客。虽然这类客机可靠性能高、航线条件和作业环境都较完善,飞机失事率低,但一旦发生空中交通事故将会造成大量人员伤亡。

3. 灾难性、死亡率极高

从各种交通事故的年平均死亡人数看,航空运输事故死亡人数最少,但每次事故的死亡率以飞机事故最高。

二、航空交通事故的伤情特征

空中交通事故引起的损伤,主要是由于减速度、舱内起火、碰撞、被飞来的物体击中和窒息所致。例如发生事故时的减速度作用于飞机中的人和物,人与机舱内壁、机舱部件相撞;飞机突然停止运动的瞬间,惯性作用再次使人与座舱内的部件相撞。这种碰撞受伤的程度由身体固定的程度而定。如果身体未被固定,或座舱松脱时,就会以接近飞机的速度向前抛掷,直到被坚硬的物体阻挡住。如果被地面和减速的飞机的某一部位所阻止,就会产生最大的减速度损伤,引起一处或多处损伤。此外身体与安全限制系统之间也发生碰撞,造成躯干和四肢的软组织损伤。

(1) 头部损伤

头部损伤是空中交通事故中最常见的死亡原因,头部损伤率占 72%。由于在安全带以上的头、颈和上半身未束缚,也无保护,与飞机结构相撞则造成严重的或致命的颅脑损伤。

(2) 脊柱损伤

脊柱损伤是仅次于头部损伤的损伤,损伤的类型以脊柱压缩性骨折最常见,发生的原因是旅客在坐位时突然飞机减速或座椅脱落,躯干前屈,造成椎体压缩性骨折。脊柱骨折加下肢骨折占骨伤的 75%。

(3) 四肢损伤

四肢损伤是由于未固定的肢体甩打和在可撞及的范围内与飞机结构相撞造

成的,飞行员的手臂和腿可能撞在仪表板上而形成"仪表性股骨骨折",旅客的腿可撞击在前排旅客的座椅后背上,引起髋骨或股骨干骨折。

三、航空交通事故的急救

空运交通事故若发生在空中,如空中相撞、爆炸、坠毁等,往往失去急救的机会。若发生在起飞或降落时,如与地面建筑物相撞、地面磨擦起火等,其急救方法与其他交通事故中类似情况相同。

① 飞机失事多发生在起飞和降落之际。因此,登机后应仔细听取乘务员的讲解,知道怎样应付紧急事件,了解飞机上各种安全设施的性能及使用方法,包括太平门在哪个方位、怎样开启,把前面椅背袋子中的紧急措施说明拿出来看一遍。升空和降陆时应注意听从乘务员吩咐,系上安全带。

② 一定要记住靠自己座位最近的太平门在哪里,以及怎样开启。万一出事,要能在浓烟中摸到太平门,将它打开。

③ 有事故征兆时,乘务员大多会提出警告或指示。要听从指示,不可慌乱,也不可自行其是,否则会把事情弄糟。

④ 一有事故征兆,即应脱下眼镜,卸下假牙,取出口袋里的尖锐物品,以免在事故中造成对自身的伤害。

⑤ 事故中机舱常充满烟雾,此时应用手帕、毛巾(最好先弄湿)掩住鼻子和嘴巴,蹲下身体或俯曲于机舱地面,并尽可能移向机舱舱门(太平门)。

⑥ 机舱门一打开,充气逃生梯会自行充气膨胀,可迅速跳到梯上,滑到地面。

⑦ 若降落或起飞时失事,飞机滑到地面,必须立即远离飞机。这时不能再折回机上取行李,因为飞机随时有可能起火、爆炸。

⑧ 大型客机每个座位上都配备有救生装置,若事故征兆发生在高空飞行时,仔细聆听乘务员的讲解,迅速、正确、牢固地穿上救生装置,并尽可能腾出时间,帮助周围老人和孩子穿好救生衣。

⑨ 穿好救生衣离开机舱后,降落伞很快会自行张开,这时候最好靠拢其他遇难者,以便相互策应,也利于落地后的相互照顾。

⑩ 万一空中脱离机舱,没穿降落伞或降落伞没打开,要极其冷静,设法收缩腹部,使自己不断在空中前后翻滚,这是唯一可以降低下跌速度,有可能死里逃生的措施。

⑪ 到达地面后,设法与其他乘客取得联系,汇聚在一起,等待救援。这时,要安慰各位难友,保持求生意志,同时积极抢救伤员。

第六节 火 灾

一、概述

火灾,不论是平时,还是战时,不管是乡村,还是城市,均可随时随地发生。火灾发生后,不仅造成社会财产的巨大损失,还可严重危害人民生命安全。导致火灾的常见原因有以下几点。

1. 森林火灾

森林火灾可因人为因素所致,也可因气候干燥自然引发。例如近年中国历史上最大的森林火灾是 1987 年 1 月黑龙江省发生的森林大火。这是由于野外工人抽烟和割灌机打火引发的一场史无前例的森林火灾,大火持续燃烧了 27 天,受灾群众达 56 092 人,死亡 193 人,烧伤 226 人。除人员伤亡外,还给国家经济财产造成巨大损失。

2. 油库火灾

油库也是火灾易发场所。1989 年 8 月 12 日我国青岛黄岛油库火灾为我国油库最大的火灾。这场火灾发生后,消防部门动用了各种现代化消防车辆工具,经过了 104 小时的激烈战斗,终于扑灭了大火。但在此战斗中有 14 名消防干警、职工牺牲,80 多人被烧伤。

3. 工厂火灾

工厂内的各种原材料、成品或半成品是易燃或易爆的,加之工厂不可避免的存有火源,故极易发生火灾。1987 年 3 月 15 日哈尔滨亚麻厂发生了一起麻粉尘爆炸事故,顷刻间燃起熊熊大火,造成大批上夜班的人员伤亡,共死亡 58 人,烧伤 182 人。

4. 生活用火火灾

生活用火可引起大小不同的火灾。最常见原因为吸烟、取暖、照明、煮饭用火、烹饪、儿童玩火等。由此类原因引发的火灾约占全年火灾总数的 20%。

5. 电及雷击引起的火灾

随着电应用的普及,加上各类电器已进人家庭,故由此引发的火灾已占近年火灾的 37%左右。这是由于电线年久失修、绝缘性差、电线短路等产生电火花引起,也可因发热元件过热,直接引燃易燃物引起。雷雨天气时,雷击高压放电引起巨大火花,也可引发火灾。

6. 烟花爆竹引起的火灾

我国人民每逢盛大节日,有燃放烟花爆竹的习惯,但是在烟花爆竹的生产和燃放过程中,均有爆炸、起火事故发生的可能。

7. 交通事故引起的火灾

汽车、拖拉机、轮船等以油料作为动力,装有不定数量的燃料,如果发生撞车、翻车、撞船、油箱破裂、燃料外漏,遇有明火,即可引发火灾,造成人员伤亡。

二、现场急救

火灾发生后,可使处在火境中的人员发生不同程度的损伤。一是由于火焰高温对人体造成物理性损伤;二是由于燃烧物质分解出烟雾或放出有害气体,使人吸入造成窒息或中毒;三是火灾发生后,由于建筑物倒塌,还可造成人员其他复合性外伤。

1. 及时正确的报警

在日常生活和工作中,如果因意外情况发生了火灾,应立即向公安消防部门报警,同时,应使用现场的灭火设备控制火势蔓延。但是,由于突然而来的火灾,往往会使人惊慌失措,结果由于不会报警,扑救不力,小火变成了大火。因此,普及、宣传报警常识十分重要。

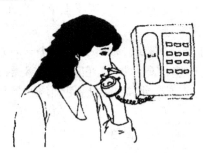

图 7 - 1　及时正确报警

发生火灾时,千万不要惊慌,应一面叫人迅速报警,一面组织力量积极扑救。

我国的火警电话号码是 119,火警电话是直通消防队的。打电话报警时,情绪要镇静,必须详细说出火场地址、起火地点,火势大小及报警人姓名。一般在在仓惶间往往忘记说出这些重要资料,以致延误援救。不要假定别人可能已经报警,对于消防部门来说,多接一个报警电话没有什么坏处,否则会贻误救火时机。报警时要镇静、清晰、简明地报告并等待回答对方可能提出的问题,然后才能放下电话。

报警后,起火单位还要尽可能及时清理通往火场的道路,以便消防车辆能进入火场。同时,应派人在起火地点附近路口迎候消防车辆,使之迅速准确地到达火场,投入灭火战斗。

2. 火灾自救常识

火灾发生后,在消防队人员还未及时赶到火灾现场时,进行火灾自救、保障生命安全是头等要事。在进行火灾自救时要清楚并做到以下几点。

(1) 楼房失火时的自救

① 如果楼里着火了,但自己家里还没有着火,要沉着镇静,赶快关闭通向燃烧区的门窗。因为关闭门窗使空气不流通,新鲜空气不会进入起火的地点,火势不会凶猛发展,也不会很快地窜到你的屋里来。同时,你可发出求救的信号,如果是晚上,可以打手电筒或扔出东西发出声音,向邻居求救。

② 楼内着火不能开门。如果发现自家房间里着了火。不要随便去开门窗。因为着火屋里的门窗关闭时,空气不流通,室内供氧不足,火势发展缓慢,一旦门被打开,新鲜空气大量涌入,火势就会迅速发展。若打开门窗,由于空气的对流作用,火焰就会向外窜出,所以,不能随便开门窗。

在什么情况下可以开门呢? 屋里只有烟雾而未见火苗时,说明刚起火,可以稍稍开门,进去查看,尽快灭火。如果屋内已出现火光。说明火势已发展了,不能随便开门,而是要先准备好灭火器、水桶、沙箱等灭火工具,然后再轻轻开门,立即灭火。如果火势已经很凶猛,不能空手进去。屋里着火了,开门时要站在门外的侧面,不要站在正面,防止火焰突然从屋里窜出来而造成烧伤。

(2) 用水灭火及注意事项

如果是一般可燃物,如木头、纸、布所引起的小火,可以用水浇灭火,使火不致于蔓延烧伤人。水是比热很高的物质,它被浇到燃烧物上时,能吸收大量的热量,使燃烧物的温度大大降低。水浇上去后使燃烧物的温度降至它的燃点以下火就能熄灭了。

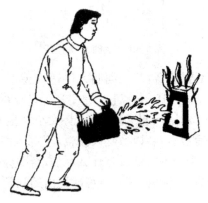

图 7 - 2　用水灭火

不过,有几种可燃物起火水是扑灭不了的,如:汽油、煤油、食油等可燃液体。它们都比水轻,而且油水不易混合。水浇上去后,油仍会飘浮在水面上燃烧,这样水不但不能灭火,反而会使液面升高,甚至从容器内溢出使燃烧的范围扩大。钾、钠、电石等遇水燃烧的物品,也不能用水扑救。炽热的金属、熔融的盐类,遇水会急剧气化,发生爆炸,所以也不能用水灭火。精密仪表、档案、古籍和贵重文物也不宜用水扑救,因为用水一浇,它们就成废品了。带电的电线、电气设备起火,也不能用水扑救,因为水可导电。

（3）使用灭火器灭火

目前我国常用的灭火器有4种:泡沫灭火器、干粉灭火器、二氧化碳灭火器和"1211"灭火器。

① 泡沫灭火器。适用于扑救油类、可燃液体和可燃固体的初起火灾。使用时将灭火器桶盖朝下,使瓶胆内的药液和筒体内的药液混合,泡沫便从喷嘴喷出。

② 干粉灭火器。适用于扑救易燃、可燃液体;高压电气和可燃固体等小面积初起火灾。使用手提式干粉灭火器时将灭火器提到距火源适当的距离,选择好风向,一手握喷嘴对准火源,另一只手向上提拉钢瓶上的提环,干粉即可从喷嘴射出。使用前最好将灭火器颠倒过来上下晃动几下,使沉积的干粉松动。喷粉时对准火源水平喷射,左右晃动,快速推进。有的供家庭使用的干粉灭火剂是用手撒的,较简便。

③ 二氧化碳灭火器。适用于扑救图书档案、贵重设备、精密仪器和电气设备的初起火灾。不能用于扑救水物质和可燃液体的火灾。使用时先选择好距离和方向,一只手握住喷筒对准火源,另一只手向左拧开开关,二氧化碳即可喷出。如果是鸭嘴式开关,可用手拔去保险销,握住喷筒,另一只手将鸭嘴向下压。

④ "1211"灭火器。适用于扑救油类、可燃液体、可燃气体、高压电气、精密仪器、档案资料和贵重设备的小面积初起火灾。"1211"灭火器有手提式和推车式两种。使用手提式灭火器灭火,将喷嘴对准火源,选择好风向和距离,用手紧握压把,阀门即开,气体喷出。如果阀门有安全销,先将安全销拔出。

如果发现着火了,附近有灭火器、干粉灭火剂,就可以用它灭火。但是,人身上如果着了火,千万不能用灭火器往人身上喷干粉灭火剂,以防止感染。

（4）被围困时的自救

火势烧到了天花板,拉下窗帘及拉门之类的引火源,可避免火势的扩大。如窗帘和拉门着火,应立即拉下窗帘,推倒拉门,扑灭火源。

① 如果被火围困了,可向窗外呼救,可挥动白衣服作信号求救。

② 如果在宽敞的楼层内起火,浓烟滚滚看不见人,可趴下呼救。因为火势是随着空气上升的。低矮的地方可燃物已烧尽或没有燃烧,声音容易穿过空隙传出去,所以卧着呼救效果好。

③ 如果火蔓延到房门,要及时用水泼身上。衣服湿透不致于着火,再用湿毛巾捂着鼻子、嘴冲出门外。如果火起烟雾大,也可以趴在地面匍匐前进,见图7-3所示,赶快离开火场。

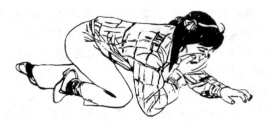

图7-3 湿毛巾捂着鼻子、嘴,趴在地面匍匐离开火场

④ 楼内起火后,不要乘电梯。若电梯出故障,人进去出不来。

⑤ 如果楼梯已起火,楼房不高可以用绳子或撕床单连结成长布条系在窗框上,慢慢下楼,也可以顺水管慢慢爬下来。千万不要盲目乱逃,更不能跳楼,这样更容易造成伤亡。

⑥ 如果身上着火了,千万不要奔跑,要赶快把衣服脱下,或躺在地上打滚把火苗压熄。

如果屋内有儿童,则应事先指定一个或几个年长的儿童作为他们的带头人,带头人的任务是帮助年幼的孩子撤离现场。

3. 家庭失火自救法

当家庭失火或楼道失火并已发觉时,首先不要惊慌,要根据当时的情况进行适当处理。

(1)家庭失火逃生方法

当烟火监测器的报警声将您和家人惊醒,或是被火灾的浓烟呛醒时,必须马上下床屈膝弯腰爬行到门口开门,不要停下来收拾钱财,须知生命比钱财更宝贵。

开门时若摸到房门是冷的,要先从门缝检查一下是否有烟雾,如果没有,可马上离开。开门时要用脚抵住门下方,防止热气流把门吹动。如门外已起火,开门会鼓起阵风助长火势,打开门窗则形同用扇扇火,应尽可能把全部门窗关上。逃生时,如遇上浓烟,务必匍匐前进,保持头部低垂,因为浓烟从下往上扩散,越近地面浓烟越稀薄,呼吸较容易,视野也较清晰。

如果开门时门把烫手,或门隙有烟涌进来,切勿开门,如果决定要打开门,应该先用脚顶住门,再缓缓把门打开。最好从窗口或其他出口逃生。

(2)身体着火的预防和扑灭

冲出火场或冲入大火中时,需要当头倒下一桶水,把全身淋湿。如果衣服着火,千万别奔跑,因为这样做等于在扇火而助长了火势。

一旦头发着火,若猛然跳动,不但火灭不了,反而会使火势越来越大,甚至还可能使头部负伤,如能镇定自如,马上脱下衣服盖在头上,火一旦与外界隔绝而失去空气,就会很快熄灭。

身上着火了,如果奔跑,身上的火就会越来越大,因为奔跑时会形成一股小风,大量新鲜空气冲到身上,就像给炉子扇风一样,火会越烧越旺。身上着了火还乱跑,会把火种带到其他场所引燃别的东西。所以身上着火后,一定不要乱跑。此时,正确的做法是用双手保护面部躺下,在地上缓慢地来回打滚,以弄熄火焰,或用厚大衣、毯子包裹全身灭火。如果有别人在场,可请他用湿麻袋或湿毯子把着火的身体包裹起来,就能把火扑灭。衣服一旦着火要立即把衣服脱掉,如果让衣服在身上燃烧,不仅会将人烧伤,而且还会给以后的抢救治疗增加困难。因为衣服尤其是化纤衣服,受高温熔化后会与皮肉粘连,还有一定的毒性,会使伤势恶化。治疗时要先去除烧剩的布片,这样受伤者会更痛苦。如果来不及脱衣服,也要尽快卧倒在地上打滚,把火苗压灭或者往身上浇水。

4. 煤气着火扑救法

在我国城镇及部分乡镇,气体燃料已经普及。目前,一般家庭使用的气体燃料,主要是煤气和石油气。这两种气体在燃烧不充分时,会产生无臭无色的一氧化碳有毒气体,不易察觉。因此,气体燃料在输往用户前已加了气味,一旦泄漏出来,可以尽早发觉。

(1)谨防漏气

液化石油气着火通常是由以下4处漏气引起的:液化石油气瓶嘴与减压器连接处漏气,输气导管和软管漏气,灶具漏气,气瓶总阀失灵漏气。

(2)安全须知

经常检查液化石油气罐和灶具是否漏气。如发现漏气要立即打开门窗,通风换气,切断一切火源、电源,迅速将气罐放于安全地点。

必须按先点火后开气门的顺序使用(电子点火灶除外);使用期间要有人照看,以免汤水溢出烧灭火焰,或被风吹灭火焰,使液化气大量冒出,遇有明火爆炸。

气瓶不得靠近暖气、火炉。用完后别忘了关上气瓶上的阀门。气瓶内的残液不应自行处理或倾倒在下水道中。

一旦发生火灾,应将气瓶上的阀门关闭,拧下调压器或剪断胶管,把气瓶转移到室外安全地带。

(3)补救措施

液化石油气瓶在使用中万一着火,首先不要惊慌,迅速采取措施。在一般情况下,液化石油气着火,只要关闭气瓶阀门,断绝气源,火焰就会逐渐熄灭。如果气瓶阀门失灵,可以用湿手巾、黄泥或肥皂临时堵塞漏气处,然后,将气瓶挪到空旷的地方,使其自然排空。

为了防止在关闭空瓶阀门时被火烧伤,手上可以戴蘸水的手套或裹上湿毛巾,侧着身子,面部避开火焰,按顺时针方向关闭气瓶阀门。

气瓶着火时,往往有呼啸声。这时不要因担心爆炸而惊慌失措。只要气瓶仍竖着放置,液化石油气不会流出来使燃烧更猛,周围环境的温度不超过摄氏60度,气瓶就不会爆炸。而在一般情况下,气瓶周围温度是不易上升到爆炸温度的。

千万不可碰倒气瓶。因为这时气瓶里的液化石油气会经喷嘴流出,这些液体迅速胀大成为250~300倍的气体参加燃烧。此时,强烈火焰所产生的高温会使气瓶内部压力增大,使气瓶变形、胀裂,导致爆炸。因此,如果气瓶碰倒了,要及时扶起来,并立即将阀门关紧。用砂土、干粉灭火剂等虽可将火焰扑灭,但不能制止气瓶内的可燃气体向外溢出。此时,要注意通风,避免液化石油气聚集。如果气瓶胀裂,大量液化石油气跑漏,在一定范围内将出现白色雾状气层。此时,断绝该场所和附近的火源最为重要,以防爆炸。

如火势较大,难以控制,应迅速报警。尽快移开周围容易着火的物体,控制火势蔓延。尽快把气瓶移出失火现场,以免气瓶受热而爆炸。

5. 高楼起火自救法

现代的高层建筑越来越多,这是经济高速发展的必然结果,也是社会繁荣富裕的象征。但是高层建筑的防火能力十分薄弱,有时,一支小小烟头,可使一幢大楼毁于一旦,几十上百人的性命葬身火海。

高层建筑失火容易,逃生却很困难,遇难的机会要比普通建筑高得多。但如果一个人有很好的应变能力,一旦遇到火灾,存活下来的可能性还是很大的。那么,火灾时的自救方法有哪些呢?

(1)学会利用大楼本身的条件自救

火势情况瞬息万变、错综复杂,利用器材救生毕竟受时间、地点、器材功能等条件的限制,更何况救生器材的数量也是有限的。所以,学会利用大楼本身的条件来自救,才是最重要的。

大多数高层建筑的内部都有安全楼梯,在发生火情时,可以疏散居住、办公人员。安全楼梯从底层直通楼顶,在每一个楼房的出入口处都有防火门,阻挡火势、烟雾和热气流。安全梯内所有的建筑材料都是耐火的,除消防器材外,平时不允许堆放任何东西,所以即使火蔓及大楼其他地方,安全梯仍较安全。

高层建筑里,一般设计安装有消防电梯。消防电梯入口前有一个空房间,称为前室。前室的门都是防火的,能起防烟、隔离热空气作用,避免热空气进入电梯竖井而产生可怕的空气对流。另外,消防电梯的电源是单独铺设的,一般情况下不会发生因停电而使电梯不能运行的现象。

（2）不要空等电梯而失去宝贵的自救时间

通常情况下，一般的载客电梯在发生火灾时，会自动降至底层停止工作。所以，人们不要空等载客电梯而丧失宝贵的自救时机。更何况，即便进入了载客电梯，电梯竖井内的热气流、火焰也会将乘客活活烧死。发生火灾时，还很有可能发生电源突然中断而被困的情况，此时自救无望，只有坐以待毙。

（3）防止被烟雾等有毒气体熏呛

现在的高层建筑大多使用新的材料，这些新型建材遇到燃烧而温度升高时，大多会释放出有毒气体。因此，在许多火灾中，真正被烧死的人还不如被烟熏死的人多。由于大火使温度升高，浓烟的比重小，流动于空间的上半部，而含有氧气的新鲜空气因比重大，流动于空间的下半部。所以，趴在地面上匍匐前进，得救的机会就大。当然，如果有防烟面具就不必趴在地上匍匐前进了，可以迅速沿着墙壁行走，得救的机会也就更大了。

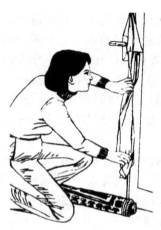

图 7-4 用湿毛巾、床单等把门缝堵上

高层建筑失火，烟雾比火焰具有更大的危险性，它往往是火灾中的杀人元凶。国外曾对 1 464 名死于火灾的人进行调查，发现直接被大火烧死的只占24.4％，而因吸入烟雾致死的竟高达 72.5％。因此，一旦遇上火警，首先要阻止烟雾侵入自己周围。这时可以用湿毛巾、床单等把门缝堵上，见图 7-4 所示，再用水把门、墙、地板等凡可能燃烧的物体统统弄湿。如果有地毯，把靠近房门处的地毯卷起来。靠近窗口的家具、沙发、台灯以及窗帘等也要掀开或扯下，以防止辐射热通过窗口传入屋内烤燃这些东西。同时要把自己的全身弄湿，并用湿毛巾捂住口和鼻子，还要保护好自己的眼睛。

（4）根据起火地点的不同采取不同的逃生方法

在高层建筑中遇到火灾时，还应注意按起火地点的不同，采取不同的逃生方法。起火地点在上方时,只要迅速沿着安全楼梯往下跑就可以逃生。然而,如果起火地点在下方,而安全楼梯又被大火封死时,除了往上跑之外,别无他法。如果火已烧到自己的房间而无法逃生时,就只好从窗口往下逃生,但千万不要从高楼窗口往下跳。这时应找一根绳索,如绳索长度不足以到达地面时,只要利用绳索下降到尚未起火的楼层,踢破玻璃进入寻找安全楼梯,仍可逃生。

高层公寓发生火灾,一般都是从下往上扩大火势。如高楼上部出现火灾,一般火势不会马上往下转移。这样,楼下的住户就有充裕的时间可以转移。但需要镇定、冷静地确定先做什么,后做什么。救护梯的最高限度只有33米,如果事先了解自己居住或工作的楼房的高度,在救护梯还未赶到之前,应立即跑上楼顶避难。为此,事先了解楼房的高度是非常重要的。

6. 宾馆起火自救法

(1) 认清自己的方位

当住进旅馆后,为了在火灾发生后能及时逃离,旅客一住进大楼就应该弄清楚自己所处的位置,记住消防楼梯的入口处和避难层在自己房间的左边或右边的什么地方,有多远,中间需要经过几扇门,有什么特征。因为一旦发生火灾,整幢大楼会被烟雾充斥,目力所及非常有限,这时就可凭触觉和感觉打开通往安全之地的大门。很多旅馆和酒店的房间或走廊都贴有火警逃生路线图,进房后应仔细看一遍,并切记从你客房到安全门的最佳路线,否则紧急时就来不及了。

(2) 做好预防准备

旅客住进旅馆或酒店后应试推开防烟门,如果上了锁,应该把锁打开。看看你的客房浴室是否有排气孔,一旦着火,可打开排气孔排烟。打开窗户看看外面是否有阳台要将旅行中带着的手电筒放在床头柜,一旦旅馆起火、电路中断而一片漆黑时,这手电筒能使你镇静,并提供寻找出口的便利。

(3) 根据黑烟或空气流动方向判断起火地点

身陷火窟时,首先要考虑的是起火的地点在哪里。然而这不是一件简单的事。要认清火场,先是要查看火焰或火光的所在之处。但是,如果在黑暗或像迷宫一样的走道里就比较困难了。因此,最好先弄清楚黑烟或空气流动的方向,再来判断逃生的方向。黑烟冒过来的地方,或者空气沿地面流动过去的方向就是起火的地点。若要确定黑烟的流向,用备置在房间里的手电筒照射一下就知道了。但是,在管理不善的旅馆里,房间里往往没有备用手电筒,这时可以用两个手指头沾上口水朝上举,再以手指头较凉的一方来判断新鲜空气的来处。

(4) 迅速撤离起火现场

一旦发现自己客房起火,要及时撤离,不要考虑行李,否则会因延误时间而丧生。如果在熟睡中被烟呛醒,不要急着坐起,这样很可能使头伸入密度较小的烟层。如烟是从房外传来,不要急着打开房门,可以通过门上窥视孔或用手触摸门（试温度）等手段来判断，见图7-5所示。如果看到门外有火苗，千万别打开门，这样可使自己不受涌入的火焰和浓烟的危害。如果房外火情严重，打开门后要爬行逃离，因为烟层已将新鲜空气压在靠近地面的地方。

从客房逃出后，迅速赶到安全门，进去后将门关上，以防浓烟充满安全楼梯竖井。假如安全楼梯竖井没有烟，要迅速下到楼底，逃离建筑物；如果楼梯遭浓烟或大火封锁，切勿试图过去，应折返房内，或及时冲向楼顶，到达楼顶时打开安全门并让它开着，然后站在迎风处等待救援。要记住楼顶是第二安全避难所。

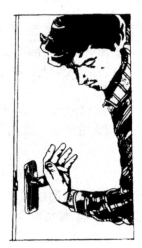

图7-5　用手触摸门（试温度）来判断可否开门

（5）想方设法发出求援信号

要想方设法同外界联系。如有电话应拨电话求援，大楼虽然停电，电话也许仍可接通。把电灯搞得一亮一灭，向外发出求援信号。从楼上往下扔不会砸伤人的软东西引起救援人注意。如被困高处，呼救无效，可在窗前挥动被单、枕头套、毛巾或彩色布条。总之，通过各种方法让人注意到客房里还有人，以便救生人员及时营救。

（6）要保持头脑冷静

不管情况如何，最好的方法是保持头脑冷静。有的人一听到火警，就惊慌失措，明明房门钥匙就捏在手里，却猛擂房门，大喊别人帮他（她）开门。有时明明门没锁上，只要一拉就可打开，却拼命往外推，结果贻误了脱身的机会。还有的人，已经看到消防队在架梯营救，仍纵身下跳，而住在高层建筑里的人要想跳楼逃生，只能是九死一生。

7. 烟雾中的逃生法

当高层建筑发生火灾时，由于建筑中大量使用可燃装修材料，在燃烧时会放出有毒气体，往往使人中毒死亡。因此，在火场要谨防吸入有毒气体，才能安全地逃离火场。如果无法逃离火场，还必须采取一定的措施，防止吸入有毒气体、烟雾，等待消防人员前来救助。主要方法有以下 3 种。

① 越过烟雾、逃离火场。当楼梯间或走廊内只有烟雾、而没有被火封锁时，最基本的方法是将脸尽量靠近墙壁和地面，因为此处有少量的空气层。避难姿势是将身体卧倒，使手和膝盖贴近地板，用手支撑，沿着墙壁移动，从而逃离现场。用浸湿的毛巾或手帕捂住嘴和鼻，也能避免吸入烟雾。有的人将衬衣浸湿蒙住脸，也可脱离危险区。

② 当楼梯和走廊中烟雾弥漫、被火封锁而不能逃离时，首先要关闭通向楼道的门窗。用湿布或湿毛毯等堵住烟雾侵袭的间隔，打开朝室外开的窗户，利用阳台和建筑的外部结构避难。应将上半身伸出窗外，避开烟雾，呼吸新鲜空气，等待救助。

③ 当听到或看到地面上或楼层内的救护人员行动时，要大声呼救或将鲜艳的东西伸出窗外，这时救护人员就会发现有人被困而采取措施进行抢救，将你救离险区。

8. 遇到森林大火的自救法

森林大火发生前的第一个迹象是浓烈的烟雾，看到火苗前你也许能听到草木燃烧的噼啪声。在意识到火灾发生之前，你可能会注意到一些动物的异常举动。

(1) 逃离线路的选择

假如火势正在蔓延，但大火离自己距离相当远，有时间逃脱险境就不必慌不择路、掉头就跑，除非大火已逼近得无从选择。

尽管身上的衣服可能妨碍行动，但除非已经着了火，否则不可以脱下！衣服可以提供一定的庇护，使身体免受猛烈的热辐射的侵袭。

浓烟的方向预示着风向，同时也向你表明火势蔓延最快的方向。如人在火中，则只能顶风逃出火海。寻找天然的防火带，例如树林中的一条开阔平地就可以阻挡火势。河流是最理想的防火带——即使火苗能够越过河流，呆在水中依然相当安全。所以最好能在丛林中找到道路、河流和其他防火带。

不要慌不择路、四处乱跑，应选择好脱险的路径。注意观察周围的地形以及风向，估计火势扩展的趋势。

如果大火随风迎面扑来，须提防大火的推进速度可能比你预计的更快——火苗可以跳跃式前移，所以最好能绕道避开大火。不过如果大火在前面绵延数公里，你既不能绕过火场边缘也不能将大火远远抛在身后就寻找一个宽大开阔的水道或峡谷，躲在其中。

(2) 被包围在大火之中怎么办

有些时候，脱险的最佳方式就是穿过火场快速奔跑。但如果火势强劲或者大火覆盖大片地域,这种做法便成了下策。在开阔地带或荒地,穿过火势较弱的地方到业已烧光的地面避难则是可行的。这时要尽可能遮蔽体表,如有水,要将衣服浸湿,头发及覆盖不到的体表也弄湿,并用潮湿的衣服遮住鼻和嘴。

草木繁茂的地带火势很旺,因此要放慢速度,选择利于穿越的地点,坚定信念,不要耽搁,蒙住口鼻避开浓烟,跑出去。

（3）与森林大火搏斗

在丛林之中主要的往来路线,间隔一段距离放上一些灭火器具,将一束树枝系在扫帚上,在火势刚起时,这个工具很有作用。

不要用树枝快速击打火焰,这只会煽风点火扩大火势。正确做法是将这些简易工具压在火苗上,窒息火势。宽大扁平的叶子在窒息刚开始的火苗时特别有效。

如果没这些东西,用大衣或毯子压盖火焰、切断火苗的氧气供应也是可行的。

（4）躲在地下

如果没有天然隔离带或山谷可以躲避,火势又猛,想穿过它等于送死,那么可能不得不向泥土寻找保护。

许多人在熊熊大火中运用这一方法侥幸生存下来:在地面挖一坑钻入,用泥土覆盖,忍受大火在身上烧过。这样做当然十分危险,不仅因为灼热难耐,而且会引起窒息——大火会消耗氧气。

尽可能挖出一个合适的凹形坑,将泥土盖在大衣或布料上（如果有的话）,然后将被泥土覆盖的大衣拉到身上,手弯曲放在口鼻上以利于呼吸。这样虽然不能增加氧气量,但可将过热的空气和火星过滤一遍防损伤呼吸系统。当火焰通过时,要屏住呼吸。

（5）以火攻火

如条件许可,无法脱离火势或穿越火场,而大火仍有一段距离可采用此法,以火攻火。方法是在大火主体到达前点燃大火主体要经过的地段上的可燃物,使其在大火主体到达前烧尽可燃物,由于没有可燃物,大火主体自然无法前进,这样就给自己提供了一个避难所。采用此法注意与大火主体必须间隔一段距离,以便有时间烧出一块空地,形成隔离带。

点燃的火带要尽可能宽,至少也要宽 10 米。它将同火灾火势向同一方向燃烧,产生一条足以避难的隔离带。因此,对方向的判断一定要正确。

提示:风有可能旋转变向,火可能会自己产生气流。因此或许必须冲出自己点起的火势,必须使自己点着的火与火灾火势有相当的距离,不能低估火苗的前行速度,它或许比你跑得更快。

第七节 地 震

一、概述

地震是世界上最严重的自然灾难之一,大地震往往在极短的时间内给人类以毁灭性的打击。近百年来,世界范围内因地震造成的死亡人数已达 260 万人左右,占各种自然灾难死亡人数的 58%,因地震而受伤的人数是死亡人数的 3 倍。

虽然人们为减轻地震灾害做出了长期不懈的努力,但因现阶段技术水平所限,对大多数严重地震仍无法及时、有效、准确地预报,因此地震造成人员伤亡不可避免。地震发生后人员的急救和伤员的救治对于减少人员伤亡是至关重要的环节。

1. 地震的分类

地震是地球表层的震动。根据其震动性质可分为天然地震、人工地震、脉动三类。

天然地震是指自然界发生的地震现象,是地球构造运动的一种表现形式。一次强烈的地震,通常出现大规模地震断层或其他地表破坏。地下岩层所积累的应变能以弹性波的形式向外传播,造成地面剧烈的振动。天然地震按其成因不同,又可分为构造地震、火山地震、塌陷地震及人工诱发地震等多种类型。

构造地震:由于地质构造力的作用,造成地下岩层断裂或错动而引起的地震。这类地震数量最多,占全球天然地震的 90% 以上,破坏力最强。几乎所有的强烈地震,都属于构造地震。

火山地震:伴随火山喷发或由地下岩浆的冲动而引起的地震。火山地震较少发生,占天然地震的 7%。

塌陷地震:由于地层塌陷,如溶洞、矿顶下塌等引起的地震。

人工诱发地震:由于人类工程活动诱发构造活动引起的地震。常因水库建设、油田注水开发引起。

2. 地震的地理分布

全世界地震主要集中在两大地带,即环太平洋地震带和喜马拉雅——地中海地震带,这两大地震带上的地震所释放的能量分别占全球地震能量的 76% 和

22％。我国处于这两大地震带中间，是多地震国家，地震分布范围很广，主要分布在23个地震带上。这些地震带是：① 郯城——庐江带（从安徽庐江经山东郯城至东北一带），② 燕山带，③ 山西带，④ 渭河平原带，⑤ 银川带，⑥ 六盘山带，⑦ 滇东带，⑧ 西藏察隅带，⑨ 西藏中部带，⑩ 东南沿海带，⑪ 河北平原带，⑫ 河西走廊带，⑬ 天水——兰州带，⑭ 武都——马边带，⑮ 康定——甘孜带，⑯ 安宁河谷带，⑰ 腾冲——澜沧带，⑱ 台湾西部带，⑲ 台湾东部带，⑳ 滇西带，㉑ 塔里木南缘带，㉒ 南天山带，㉓ 北天山带。

3. 地震有关术语

① 震源：地球内部发生地震的地方。理论上可把震源视为一点，而实际上这是一个区域概念。

② 震中：震源在地表上的投影，一般用经、纬度表示。实际上震中也是一个区域，亦可称之为震中区。

③ 震源深度：震源到地表的垂直距离。

④ 震中距：从所指点到震中沿地面所量得的距离。

⑤ 震级：用地震仪测得的地震波振幅，表示地震释放能量大小的一种量度。

一般而言，人们对3级以下的地震都察觉不到，这种地震称为微震；3～5级的地震就能感受到，称为小震；5～7级地震称为中强地震，可造成灾难；7～8级地震称为强烈地震，可造成严重灾难；大于8级的地震，称为特大地震，可造成特大灾难。

⑥ 烈度：地震对建筑物的破坏程度、地表振动大小、人对地震的反映等，表示地震对不同地区的地面影响和破坏程度的一种量度。

4. 地震灾难的分类

地震灾难按成灾机制可分为原生灾难、直接灾难、次生灾难和诱发灾难。

原生灾难：震源处产生断裂、断层错动、地面倾斜、升降和变形等原生现象造成的灾难。这一类灾难出现在震中区，因其破坏力大，灾难十分严重。

直接灾难：地震产生的弹性波引起地面震动而直接造成的灾难。它包括房屋建筑、工程设施等人工建筑的破坏造成的灾难；山崩、地裂、滑坡、坍塌、喷砂、冒水等地表破坏；地震波造成的水振荡，如海啸、湖啸等。还有一种也属于直接灾难，就是由地震时逸出的可燃性气体造成的，主要表现为人畜和植物的烧伤，我国海域、唐山地震时都发生过这种情况。

次生灾难：由于建筑物、构筑物或其他设施因地震遭破坏，由此而导致的继发性灾难，如火灾、水灾、毒气污染等。

诱发灾难：由地震灾难引发的各种社会性灾难，如瘟疫、各类传染病流行、饥荒、停工停产、经济失调、社会秩序混乱、计算机损毁引起的各种混乱和灾难等。

5. 地震灾难的特点

地震灾难除了具有突发性、难以预料、成灾广泛、破坏严重等特点以外,在灾害种类方面有以下特点。

① 直接灾难是主要的地震灾难,由于房屋倒塌和地面破坏造成的损失约占全部地震损失的95%以上。这种灾难中,发展中国家比发达国家严重,城市、平原比山区严重,楼房比平房严重。

② 地震火灾是最严重的次生灾难,其损失有时超过直接灾难。这种灾难在发达国家尤为严重。在我国,随着城市煤气化的发展,预计地震火灾可能成为未来城市地震的主要危险。石油化工企业的易燃易爆物很多,地震火灾也是其主要危险。

③ 山区地震时易发生滑坡、泥石流、水灾等灾难。

④ 随着社会经济的发展,地震诱发灾难有加重的趋势。地震诱发社会灾难与社会经济的发展水平密切相关。古代生产力水平低下,主要是个体手工劳动,地震造成的社会经济影响较轻,主要是饥寒和各种传染病流行。在生产力水平很高的现代社会,生产、生活的社会化程度很高,地震灾难可引起一系列的连锁反应,大地震一般伴随着经济失调、社会秩序混乱等灾难。

二、地震对人体的危害

1. 建筑物破坏对人体的危害

地震初期的人员伤亡,98%以上是房屋破坏倒塌造成的。不同形式的倒塌体,对人的伤害程度不同,据我国现行城镇和农村房屋的实际震害状况,倒塌体分类及致伤效应大致有以下几类。

(1) 瓦砾堆

房屋承重结构完全破坏,墙体酥裂,屋盖和楼板破碎,散落成堆。处在这类破坏体中的人员往往受到塌落构件的猛烈砸击压埋。唐山地震时,新市区的砖混住宅楼完全倒塌,人员遭受砸压,死亡率高达80%。瓦砾堆中的残垣断壁和大块构件的存在,往往可构成空隙,遇险者如处在这些间隙中往往可得以幸存。处在倒塌楼房地下室或半地下室的人员幸存的机会也较多。

(2) 叠层式倒塌体

多层砖混房屋或混凝土楼房的屋盖和楼板整体塌落时,屋盖和楼板重叠在一起,这类倒塌形式的死亡率极高。

(3) 边沿瓦砾堆

它是房屋破坏时飞到瓦砾堆或破坏体外的瓦砾块形成分布不均、大小不一的瓦砾堆,主要是由毁坏了的建筑构件和破碎的家俱构成。边沿瓦砾堆一般均不高,它主要对屋内外逃人员或行人施以砸击式的伤害,有时也能将遇难者掩埋起来,但一般较浅,易施救。

(4)我国农村有某些特殊形式的瓦砾堆

① 土砾堆:北方农村现在仍有大量的老旧居建筑,多为土坯墙或夯土墙房屋。一般均为硬山搁檩,屋顶为泥顶或灰顶,年年加抹,厚实沉重。房屋倒塌时墙体墩散,屋顶塌落。由于屋顶矮、构件轻,砸压伤害程度比较轻,但厚灰顶、土墙散落,压埋密实,窒息致死相当常见。

② 毛石堆:山区农村的老旧民宅多以当地毛石为墙体材料,屋顶为瓦顶或泥草顶,地震时会塌落成乱石堆。最严重的伤害是石墙倒塌对人的砸击。

③ 黄土堆:黄土高原地区,典型的旧民居是窑洞,严重地震时窑洞将塌成一堆黄土。发生大面积滑坡时,崖窑将完全破坏,或被黄土滑坡埋掉。这种类型伤害主要造成窒息死亡,且极难进行挖救。

2. 地震续发灾难对人的危害

地震造成建筑物破坏,同时工程设备破坏倒塌,继而可以发生一系列工业灾难。如易燃易爆、有毒物质泄露引起的爆炸、火灾、毒气和放射性物质的污染,可危及人身安全。地震也可对环境产生破坏,形成一系列继发性自然灾害,如山崩、滑坡、泥石流、水灾。地震续发灾害对人的危害是多种多样的,如地震——火灾烧伤,地震——毒品泄露中毒,地震——放射性物质泄露造成辐射伤害或灼伤,地震——冻伤。如地震对工矿区破坏,伤员往往同时遭受多种损伤,如砸击伤、挤压伤、烧伤(化学烧伤或电击伤)、化学中毒,矿井遭受水淹时遇难者可受到砸击和淹溺等等。

3. 地震对人体的损伤

颅脑损伤是地震伤中死亡率最高的,早期死亡率达30%。颌面、五官伤常造成严重功能障碍,可因血凝块和组织移位造成窒息。四肢损伤占人体受伤各部位的50%左右,并且常伴有周围血管和神经损伤。腹部损伤的发生率低,一旦发生往往因得不到及时救治而发生大出血死亡。骨盆损伤往往伴有膀胱和性器官、尿道损伤。

在历次地震灾害中,骨折往往占有较高的比例。唐山地震统计资料表明,四肢骨折、脊柱骨折、骨盆骨折和多发性骨折占第一位,软组织损伤,包括周围神经损伤占第二位,挤压综合征占第三位。

脊柱骨折(包括颈椎、胸椎、腰椎)占骨折的1/4左右,其中30%~40%可并发截瘫,而截瘫中又有2/3属于完全性截瘫。有相当数量在搬运过程中截瘫加重。四肢骨折以闭合性为主,开放性骨折低于10%。肋骨骨折也多为闭合性伤,骨断端常刺破胸膜、血管,造成气胸、血胸,死亡率很高。

挤压伤和挤压综合征也是地震伤的特点之一。人体肌肉发达的肢体受到强烈挤压或被重压6小时以上,受挤的肌肉组织坏死,释放出大量蛋白分解物质进入血循环内,可导致休克和肾功能衰竭,称为挤压综合征,死亡率很高。较轻微的挤压伤,造成局部肌肉组织缺血,肌肉失活被瘢痕组织所取代,日后常发生Volkman挛缩,直接影响肢体及手、足的功能。

完全性饥饿,长时间被困于地震废墟中的人员,食物来源完全断绝,仅能依靠自身的营养物质维持生命。正常人不进食,如能获饮水,仅能维持14～18天,但震灾时这一生命极限一般将缩短,长时间消耗,体内储备物质枯竭,终因极度衰竭而死亡。

休克与地震伤感染往往也是地震伤死亡的主要原因。严重的创伤、大出血、饥饿、脱水、疲劳、精神创伤,以及挤压综合征等均可导致休克。地震现场卫生状况差,创口极易遭受各种细菌的入侵,尤其是破伤风杆菌和气性坏疽杆菌对创口的威胁最大,应特别予以重视。

地震时人体受到塌物压埋、砸击时,常有两个以上的脏器同时受到损害。多部位合并伤的病情常常相互掩盖,检伤时易被忽视。

三、强震时的逃生措施

在发生强地震时,如何采取正确的措施得以逃生,是每个人的共同想法。下面介绍几种在不同场合不同地方的逃生方法。

1. 在公共场合的逃生法

(1) 在百货大楼的逃生法

在百货大楼里遇到地震时,不要慌乱,你可以躲在大柱子或大商品旁边,屈身蹲下,等待地震平静后,再有秩序地疏散。

(2) 在电影院等娱乐场所的逃生法

在电影院里遇上地震时,更应沉着镇定。首先出现的将是断电,场内漆黑一团,若乱喊、乱拥、乱挤、乱踩,必然会导致人为大祸。如果所坐的座位离门较远,那么,就不要挤进蜂拥在门口的混乱人堆里去。因为影剧院的观众数以千计,平时散场也需要十来分钟,而现在发生了混乱,就更难以很快散尽。在这样一段拥挤的时间里,既容易被倒塌物砸伤,又容易被混乱的人群挤伤、踩伤。因此,此时不应急于外逃,可先躲在排椅下或舞台脚下,护头避震,待晃动和混乱停止之后再行动。

同样的道理,地震发生时如果你在其他公共场所,如舞厅、展览馆、餐厅等,如果出入口拥挤不堪、乱作一团,那么,你也应该先找一处合适的地方暂避。

在商店、剧院等的工作人员，应事先培训，在发生地震时，能够指挥群众不慌不忙地疏散。特别是对老弱妇孺的关照，人人有责。

（3）在体育场的逃生法

当在体育场观看比赛时发生地震，应该听从大会的指挥，有秩序地从看台向场地中央疏散。但往往很少会有这种理想的情况，大多数是一片混乱的景象，整个场面乱作一团，这是易发生挤压踩踏等伤亡事故的。当被卷入混乱的人流中不能动弹时，首要正确呼吸，背和肩承受外来的压力，随着人流的移动经常使身体活动活动，特别应该注意不要被挤到墙壁，栅栏旁边去。如有可能，要尽快远离人流。最好趁早将领带和衬衫解松。手插口袋是极其危险的，双手应随时做好防御的准备。

在处于混乱状态的人群中，最必要的自我防御方法是要与自己的恐惧心理作斗争。在这种情况下，要判断出怎样才能不被卷入混乱的人流中去。要冷静地观察，选定自己的避难路线，然后再采取行动。

（4）在地铁上的逃生法

近年来，在地下铁道的设计和建设中是充分考虑到了防震的措施和对策的，一般地说地下铁道比地面更为安全，但也不能麻痹大意。地下铁道有时会发生构筑物破损、车辆碰撞、浸水、火灾等事故。因此也不能说是绝对安全的。由于地震而停电，电车会自动停下来。各车站上都装有紧急时备用的照明设备，在电车内也可以用手来打开车上的紧急照明灯。乘客应该注意地下铁道中架设的高压线有无损坏，如有损坏，这是极其危险的。所以，在乘务员和有关人员还没有指示之前，绝对不要跑到车外，当发生意想不到的涌水和浸水时，要脱险是比较困难的。但是，一旦发出防水的警报，就应该马上通过车站的防水堤或排水泵来进行防御。其次，地下铁道的架线断落、受到外来烟雾的侵袭、发生火灾或产生有毒气体时，靠各自的防御技术是无能为力的，只有听从乘务员的正确指挥，才能妥善处理。不管在什么情况下，发生大混乱都是最危险的，要注意不要被卷入到人流中去。乘地铁时朝着通道坐着或站着的，在还没有发生混乱的情况下，两脚要朝着行车的方向，双手护住后脑部，紧缩身体，在车内躺下来，然后屈身用膝盖贴住腹部，将脚蹬住椅子或墙壁。若车内一片混乱，就应该立即紧缩身体，在人群中用双手抱住后脑部做好防御姿势。

（5）在路上行走时的逃生法

如果在路上步行中遇到地震，会使人失去重心，站立不稳，应抢先离开危险地带。若在城市街道上遇上地震，可以将书包顶在头上，防止大楼的玻璃及墙块、房槽、装饰物等飞落砸伤。要迅速地跑到街心、空旷场地或公园去蹲下，还可以躲进钢筋结构的安全的大楼中躲避。

2. 在交通工具上的逃生法

（1）在火车上的逃生法

当地震发生时，列车司机会紧急刹车，疏散旅客。人们朝行车方向坐着时，要将两脚蹬住座椅，身体向前倾两臂护面，双手抱头并且提防上面物体坠落。背朝行车方向坐着的，要两手护住后脑部，抬腿收腹，紧缩身体；也可以迅速躺下，滚进座席下拉住钢管，脚蹬座椅或车厢，护住头部，见图7-6所示。

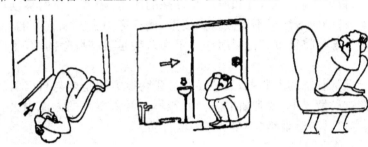

图7-6 地震时在火车上应急姿势

（2）在汽车上的逃生法

当地震发生在行驶的汽车上时，汽车会随着地面颠簸摇晃，难以控制驾驶，而造成跑偏、撞车事故。这时，司机应赶快停车，疏散乘客，关闭发动机跳出车外。遇到桥梁不可强行通过，待地震平静后视情况再行进。在山区公路上要警惕塌方、山崩、滑坡，泥石流及地裂缝等，一旦遇上应紧急避开或排除。

（3）骑自行车时的逃生法

当骑在自行车上遇到地震时，会使骑车者重心不稳，左右摇摆，难以控制。其时要敏捷地观察周围的动向，一经确定是地震，要赶快下车，按上下道方向顺序停车，就地蹲下。这时一定要注意防止上空飞落物的袭击。

3. 在住宅里的逃生法

（1）住在平房的逃生法

住在平房里遇有地震时，要因地制宜，行动果断，就地避震。如果人正处于门窗附近，室外又无障碍的危房、狭窄的巷道，应立即冲出室外。如果房屋、围墙、门垛不高而院子又比较宽敞，那么也可以头上顶着被褥、枕头或戴安全帽，到院子中心去躲避。如果无法从室内跑出，可在室内找一处较为安全的地方躲避，比如桌下、床下或蹲到墙根下（但不要靠近窗户）。

出而复返易惨遭不幸。大地震造成建筑物破坏仅在刹那间，因此切不可出而复返，跑出一人是一人，外面有脱险的还可以营救被砸伤的人。

是躲是逃，相机而行。一般发生一次6级地震，震中区烈度只有8度，2～3类房屋不至于毁坏，且极震区范围一般只有20平方公里左右。因此，盲目外逃的危险性很大,就地避震相对安全一些。

（2）住在楼房的逃生法

地震发生时,住在楼房的居民面临的危险要比住在平房的大得多。但是,也有许多人钻到床、桌底下,或躲到厨房、厕所、通道和墙角等部位而得以幸免,因为这些地方空间小,支撑物又是现浇钢筋混凝土,与四面墙体咬结比较紧密,整体性好,而且上下水管、暖气管道也能起一定的支撑和拉扯、阻挡的作用,暂时躲避相对比较安全,见图7-7所示。

在大地抖动一阵之后的短暂平静中,要迅速地拉断电闸、浇灭炉火、关闭液化气阀门,然后带上震前准备好的提袋、提箱（可用袋、箱护住头部）,按震前选定的疏散路线（或当机立断）向安全区转移,高楼居民下楼时切记不要乘电梯。

同时,一定要注意,地震时千万别跳楼。因为从3楼以上高度往下跳,等于自杀。地震时如果来不及外逃应该就地避震。地震有大、小、远、近之分,不是任何一次地震都会造成房倒屋塌。据唐山震害调查,因跳楼或盲目外逃而伤亡的人员,占6种伤亡形式（直接死亡、闷压致死、跳楼或外跑、躲避地点不利、重返危房、抢救或护理不当）的第3位。

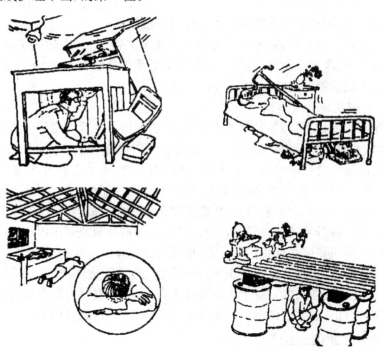

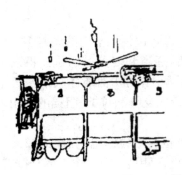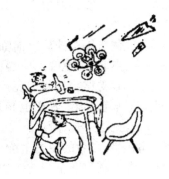

图7-7 地震时室内应急方法

地震发生时,如果恰巧在室外,或者行动迅速已经奔到了室外,那么,就应该在室外合适的地方躲避,而不要因为惦记妻儿老小或因为听到妻儿老小、邻居的呼叫而进入或返回室内。地震发生时,总共不过几秒或几十秒,完全容不得左顾右盼,来不及表现道德与亲情。

每一个人能逃则逃,能避则避,首先要保护自己。道德原则更多的是表现在震后的抢救中,而在震时去顾及他人往往是不成功的。

震时撤离到室外后,并非平安无事了。狭窄的街道、高大的建筑物、高大的烟囱和变压器、高压线附近以及桥上、陡崖下等都是危险地带,应该马上离开,到空旷场地或到疏散区去。

(3)被埋压时的自救法

被埋压在废墟下,即便是身体未受伤,也还有被烟尘呛闷窒息的危险,因此,要用毛巾、衣服或手捂住口鼻,想方设法将手与脚挣脱开来,并利用双手和可以活动的其他部位清除压在身上的各种物体,用砖块、木头等撑住可能塌落的重物,尽量将安全空间扩大些,保持足够的空气呼吸。若环境和体力许可,应尽量设法逃离困境。当无力脱险自救时,则要尽量减少体力的消耗,不要盲目地呼喊乱动。要耐心地静听外面的动静,当有人经过时,再呼喊或敲击出声音以求救。

被埋压期间要设法寻找代用食物,俗话说饥不择食。唐山地震时,有人抱着枕头被压在废墟里,饿了就吃枕头里的荞麦皮、高粱花充饥,渴极了就饮自己排出的尿,直至被成功救出。要千方百计地生存下来,活着就有得救的希望。精神上的顽强和自信、求生的欲望加之乐观必胜的信念,是自救过程中的强大动力。

4. 在厂矿里的逃生法

(1)在车间岗位时的逃生法

在生产岗位上遇到地震时,应该当机立断,就地避震。迅速关闭易燃、易爆和有毒气体的阀门,及时躲避在机械设备下。例如,唐山地震时,某棉纺厂的一个布机车间,30名工人上夜班,除一人因逃离厂房被砸在门前外,其他人都躲在布机下面,厂房倒塌后,无一重伤和死亡。

对已确定为地震危险地区的单位,根据客观条件应采取防范的措施,并实行防震守则。大型工矿企业应在厂内划出一些空地作为震时疏散安全区。车间内可以设置安全岛、防震架,对于地震来了也要坚守的岗位,一定要有确保安全的设施。

（2）在井下作业的逃生法

地震时在井下作业的,千万不可站在洞口、井口、洞内交叉口、丁字接头、断面变化和通道拐弯等部位,支撑的巷道也比那里安全。虽然地下工程相对于地面建筑物较为安全,但上述部位都是地下工程的薄弱环节,在震动时容易产生应力集中,从而引起倒塌或破坏。另外,地震时不要急于向外跑,否则人们拥塞在井口处,一旦塌方,或井口倒塌,就会造成更大的伤亡。

地震发生后,矿井下可能会引起其他的次生灾害,如动力机械系统及通信、照明系统破坏而引起的井下水灾、井下瓦斯浓度升高等。它们也能直接威胁着井下人员和设备的安全。因此,地震后井下人员要尽快撤离,转移到较高的位置。

地震时在矿井下身处绝境的人,只要意志顽强、头脑冷静、采取得当的行动,就有可能延长生命,得到救援。

5. 在野外的逃生法

地震时如果人在森林和树木旁边,应尽快躲到树林中去,树木越多越安全。如果在山坡上或悬崖上,就要注意山崩和滚石,千万不要跟着滚石往山下跑,而应沿垂直于石头滚动的方向奔跑. 如果来不及也可寻找山坡隆岗,暂时躲在它的背后以避危险。

四、地震灾害的现场急救

1. 抢救的组织工作

地震发生后最迫切的任务是对大量埋压在建筑物下的人员进行挖掘,就地急救、救护,争取尽快使他们脱险。在抢救工作初期,必须迅速建立起组织抢救的领导机构,迅速掌握灾情和人员伤亡情况。

要首先抢挖、抢救被埋压的医务人员,在重灾现场建立包扎点、急救站;对有条件恢复的医疗机构采取应急恢复措施,挖掘整理医药器材。外援医疗队到达后,合理调度医疗卫生力量,全面开展现场抢救及救护工作,建立分散与集中相结合的救护站、医疗站,进行现场急救和组织伤员的运送工作。

2. 现场急救的一般特点

地震发生后要首先组织群众自救互救,它能赢得许多宝贵的抢救时机,经大震救灾统计,自救互救率达 40%～80%。在挖掘出受伤人员时,首先确定伤员的头部,以准确、快捷、轻巧的动作暴露出头部,清除口鼻内灰土和异物,暴露胸腹部。如有窒息,应立即进行人工呼吸。为尽快抢救更多的被压人员,当已确定伤员位置后,依次使其头部、胸腹部暴露,多数可自行脱险。凡伤者不能自行挣脱者,不应强拉硬拽,待扒露出全身,查明伤情,进行急救、包扎固定后,迅速采取适宜的方式搬送至医疗站。

3. 急救的处理原则

(1) 窒息和呼吸道梗阻的急救处理

地震时造成窒息的因素很多,包括:砂土等异物直接堵塞呼吸道,埋闭时间长、缺氧性窒息,血气胸影响肺功能,颅脑挫伤昏迷导致舌根后坠,高位截瘫呼吸肌麻痹而导致的窒息等。抢救前应迅速了解呼吸困难的原因,针对病因进行急救,以维持呼吸道通畅。系统检查时,对头面部、颈部、胸部、脊柱作重点检查;了解脉搏心跳、呼吸等生命体征。经初步急救后,转移到安全、通风、保暖、防雨的地方继续抢救。

(2) 创伤性休克的急救处理

严重创伤造成组织广泛破坏、大血管损伤、断肢、骨折、胸腹部内脏损伤引起大出血均可导致创伤性休克。冬季应注意保暖,夏季应防暑,伤员取平卧位,对清醒的伤员可适量饮水,松解伤员衣领、腰带、清除呼吸道异物。妥善包扎、固定骨折可减轻休克,及时包扎止血,用药物止痛,但对颅脑、脊柱或腹部损伤者禁用止痛药物,以免掩盖真实病情。

(3) 完全性饥饿的处理

可针对病情给以输液、给氧、保温,可给热饮料。

(4) 止血、包扎、固定的要求

现场止血多采用指压法,但不能持久。

现场急救时应保护创面,尽量避免伤口污染。同时应利用现有材料(夹板、木板、树枝、对侧下肢等)固定伤肢。包扎时尽量使用消毒敷料,亦可使用干净的毛巾、衣服等。包扎动作要轻柔,固定四肢时应露出伤肢末端,便于观察血液循环。如伤肢出现剧痛、麻木、苍白青紫时,应及时松开予以重新包扎、固定。

五、地震常见损伤的急救处理

对地震时常见各部位损伤的急救要及时、果断、灵活、适当,如处理得当,就会给以后的治疗奠定良好的基础。

地震导致的常见损伤主要有颅脑损伤、颌面伤、颈部伤、胸部伤、腹部伤、四肢挤压伤等,其急救处理见前述有关章节内容。

六、地震伤员的运送

运送伤员时使用担架搬运,对不同部位损伤的伤员,应采用不同的搬运方式和合适的卧姿。对骨折特别是脊柱骨折伤员的搬运严禁徒手抬、肩扛,应用木板担架,4个人配合进行,并予适当固定后再运送。搬运过程中避免震荡、移位而加重脊柱、脊髓损害。在瓦砾堆中搬运伤员时,一般应循原先进入的路线返回。

在重灾与特大震灾中,伤员的批量大、伤势重,完全就地治疗有相当大的困难,因此伤员后送是急救的重要环节。伤员后送有三种形式,即飞机后送、卫生列车后送和普通客车后送。大规模送运伤员是一项系统工程,需要严密的组织领导和密切的协同配合,应设指挥组、运输组、检伤分类组、护送组。运送时医务人员合理配备。疏散时应注意如下原则:

① 运输工具到达后,医疗队长主动与当地转运伤员指挥部联系,了解伤员的轻、重、缓、急的大概情况,明确上车方法及注意事项。

② 各医护小组成员按车上、车下进行分工,紧密配合,根据伤情初步分类,各小组有条不紊地组织上车。

③ 伤员上车时,采取先重后轻、先急后缓的顺序,做到搬运重伤员时稳、准、轻,避免二次受伤。轻:轻抬轻放,对颅脑损伤、脊柱骨折和骨盆骨折的伤员尤应注意。准:搬运方法要准确,搬运脊柱骨折及截瘫伤员时,应平起平放,避免腰部侧弯及扭转。

一、盐酸吗啡

(1) 作用与用途

本品具有强大而持久的中枢镇痛作用,对呼吸中枢和咳嗽中枢有抑制作用。此外还具有镇静作用。主要用于各种剧痛,如严重创伤、烧伤、骨折、晚期肿瘤、心肌梗塞(血压正常者)等,对内脏平滑肌痉挛性疼痛,不宜单用,须与阿托品等解痉药合用。此外,还用于心源性哮喘及麻醉前给药。

(2) 用法与用量

口服:成人每次 5～15 mg,每日 15～60 mg;极量为每次 30 mg,每日 100 mg。皮下注射:小儿每次每公斤体重 0.1～0.2 mg;成人每次 5～15 mg,极量为每次 20 mg,每日 60 mg。

(3) 不良反应与注意事项

本品可有便秘、恶心、呕吐、眩晕、嗜睡、排尿困难等副作用。连续应用易成瘾。支气管哮喘、肺源性心脏病、颅脑外伤、婴儿、哺乳期妇女忌用。

(4) 制剂

片剂:每片 5 mg 或 10 mg;针剂:每支 10 mg。

二、盐酸哌替啶(杜冷丁)

(1) 作用与用途

本品作用与吗啡基本相同,镇痛强度约为吗啡的 1/8～1/10;镇静、镇咳作用较弱。作用维持时间较短,但抑制呼吸作用及成瘾性较吗啡轻。主要用于手术后疼痛、创伤、烧伤等各种剧痛;亦可用于心源性哮喘及麻醉前给药。

(2) 用法与用量

口服:成人每次 50～100 mg,每日 3 次。极量:每次 200 mg,每日 600 mg。肌注:小儿每次每公斤体重 0.5～1 mg;成人每次 25～500 mg,极量每次

150 mg,每日 600 mg。

（3）不良反应与注意事项

一般可见头昏、头痛、出汗、口干、恶心、呕吐等副作用。过量时，瞳孔散大、心率过速、惊厥、呼吸抑制、血压下降。久用亦能成瘾。治疗内脏绞痛时须与阿托品合用。其禁忌症同吗啡。

（4）制剂

片剂：25 mg 或 50 mg。针剂：每支 50 mg 或 100 mg。

三、强痛定

（1）作用与用途

本品镇痛作用约为吗啡的 1/3，对皮肤、黏膜和运动器官的疼痛有明显抑制作用。用于偏头痛、三叉神经痛、炎症性及外伤性疼痛、癌症引起的疼痛。

（2）用法及用量

口服：成人每次 30～60 mg，每日 3 次。肌注：成人每次 50 mg～100 mg。

（3）不良反应与注意事项

少数病人可有恶心、呕吐头昏等反应。长期应用亦可成瘾。

（4）制剂

针剂：每支 2 ml 含 100 mg。

四、苯甲酸钠咖啡因（安钠咖注射液）

（1）作用与用途

本品对大脑皮层有选择性兴奋作用。小剂量能增强大脑皮层的兴奋过程，振奋精神，消除疲劳，改善思维活动；大剂量能直接兴奋延脑呼吸中枢及血管运动中枢。主要用于中枢性呼吸、循环衰竭。

（2）用法与用量

皮下或肌注：小儿每次每公斤 6～12 mg；成人每次每公斤 0.25～0.5 g，极量：每次 0.8 g，每日 3.0 g。

（3）不良反应与注意事项

剂量过大可兴奋脊髓，引起惊厥。小儿高热但无呼吸衰竭时不宜应用，以免引起惊厥。

（4）制剂

针剂：每支 1 ml 含 0.25 g，2 ml 含 0.5 g。

五、山梗菜碱(洛贝林)

(1)作用与用途

本品主要兴奋颈动脉体的化学感受器,从而反射性地兴奋呼吸中枢。作用较弱,维持时间较短。用于新生儿窒息及各种原因引起的中枢性呼吸衰竭。

(2)用法与用量

皮下或肌注:小儿每次 1～3 mg;成人每次 3～10 mg,极量每次 20 mg。静注:小儿每次 0.3～3 mg;成人每次 3 mg,极量每次 5 mg。必要时每 30 min 重复一次。静注须缓慢。

(3)不良反应与注意事项

大剂量可致流涎、恶心、呕吐、腹泻、心悸等;剂量过大亦可引起惊厥。

(4)制剂

针剂:每支 1 ml 含 3 mg。

六、尼可刹米(可拉明)

(1)作用与用途

本品对呼吸中枢有直接兴奋作用,使呼吸加深加快。用于中枢性呼吸及循环衰竭、麻醉药及其他中枢抑制剂中毒。

(2)用法与用量

皮下、肌注或静注。小儿 6 个月每次 75 mg,1 岁每次 125 mg,4～7 岁每次 175 mg;成人每次 0.25～0.5 g,极量每次 1.25 g。

(3)不良反应与注意事项

大剂量可引起阵挛性惊厥。小儿高热而无呼吸衰竭时不宜使用。

(4)制剂

针剂:每支 1.5 ml 含 0.375 g,2 ml 含 0.5 g。

七、回苏灵

(1)作用与用途

本品对呼吸中枢有较强的直接兴奋作用,效力比尼可刹米强,且奏效快。用于各种原因引起的中枢性呼吸衰竭及麻醉药、安眠药所致的呼吸抑制,以及外伤手术等引起的虚脱和休克。

（2）用法与用量

肌注、静注：成人每次 8 mg，静注时以葡萄糖液稀释混合后缓慢注入。重症病人可用至 16～32 mg，以生理盐水稀释混合后作静滴。

（3）不良反应与注意事项

有恶心、呕吐、皮肤烧灼感等；剂量过大可引起肌肉震颤、惊厥。有惊厥病史患者慎用或忌用。肝肾功能不全者及孕妇禁用。产生惊厥时，可用阿米妥等短效巴比妥类药物急救。

（4）制剂

针剂：每支 2 ml 含 8 mg。

八、哌甲酯盐酸盐（利他林）

（1）作用与用途

对大脑皮质和皮质下中枢具有中度的兴奋作用，兴奋呼吸中枢，降低呼吸中枢对二氧化碳浓度的兴奋性。在兴奋中枢神经系统的同时，尚有轻微的增加心率和升压作用。主要用于麻醉过深呼吸抑制，亦可用于发作性睡眠病、各种抑郁症。

（2）用法与用量

口服：成人每次 10 mg，每日 2～3 次。

静注：成人每次 10～20 mg（严重抑郁症）；每次 30～50 mg，30 min 1 次（镇静药过量解毒）。小儿仅用于中枢呼吸衰竭时，与山梗菜碱 12 mg、回苏灵 16 mg、哌甲酯 20 mg 加入 10% 葡萄糖溶液 250～500 ml 作静滴，称之为"呼吸三联针"。

（3）不良反应与注意事项

偶有神经过敏、失眠、眩晕、心悸、厌食、头痛及恶心等表现。长期应用可引起精神依赖和成瘾。注射给药能引起血压明显升高。癫痫、高血压、过度兴奋等患者慎用。

（4）制剂

片剂：每片 10 mg。针剂：每支 1 ml 含 20 mg。

九、肾上腺素（副肾上腺素）

（1）作用与用途

具有较强的 α-受体和 β-受体兴奋作用，能兴奋心脏、收缩血管、松弛胃肠道及支气管平滑肌。用于支气管哮喘、过敏性休克及其他过敏反应，也用于心脏骤停的急救。

（2）用法与用量

皮下或肌注：小儿每次每公斤 0.02～0.03 mg；成人每次 0.5～1.0 mg。必要时 1～2 小时重复注射。静脉心内注射：每次 0.2～1.0 mg（将药液用生理盐水稀释 10 倍后注射）。

（3）不良反应与注意事项

本品可有心悸、头痛、紧张、恐惧、颤抖、失眠等不良反应。用药过量可致血压过高、心律失常等。动脉硬化、高血压、心绞痛、糖尿病、甲状腺机能亢进、洋地黄中毒及严重心脏扩大者忌用。两周内用过单胺氧化酶抑制剂者忌用。

（4）制剂

针剂：每支 1 ml 含 1 mg。

十、去甲肾上腺素（正肾上腺素）

（1）作用与用途

本品主要兴奋 α-受体，对 β-受体兴奋作用较弱。具有较强的血管收缩作用，可使肾血流量降低，用于各种原因引起的休克。不宜大量或长期应用。

（2）用法与用量

静滴：小儿 1～2 mg 加于 5％～10％葡萄糖 250 ml 注射液中，滴速视血压情况调整之；成人 2～4 mg 加于葡萄糖溶液或生理盐水 500 ml 中，注意血压情况调整滴速。

（3）不良反应与注意事项

药液外溢可引起组织坏死。心、肾功能不全患者、孕妇忌用。忌与碱性药液配伍，也不能混入血浆或全血中滴注。

（4）制剂

针剂：每支 1ml 含 1 mg 或 2 mg。

十一、异丙肾上腺素（喘息定）

（1）作用与用途

本品为强力 β-受体兴奋剂，对 α-受体几无作用。它能增强心肌收缩力，加快心率，引起周围血管扩张；对支气管平滑肌有强力的舒张作用；能兴奋窦房结和房室结，改善心脏传导功能。可用于各种原因所致的休克，但不宜首选，还适用于Ⅱ、Ⅲ度房室传导阻滞及心脏骤停。

（2）用法与用量

静注或心内注射：成人每次 0.2～1.0 mg。静滴：成人每次 1～2 mg，用 5% 葡萄糖 250～500 ml 稀释，可根据病情调节滴速。

（3）不良反应与注意事项

常见有头痛、失眠、震颤、心悸、心动过速等。对前列腺肥大患者可引起排尿困难。高血压、冠状动脉硬化、甲状腺机能亢进患者忌用。

（4）制剂

片剂：每片 10 mg。针剂：每支 2 ml 含 1 mg。

十二、间羟胺（阿拉明）

（1）作用与用途

本品为拟肾上腺素药。主要兴奋 α-受体，通过促进交感神经末梢释放介质而起作用。其作用缓和持久，用于各种原因引起的休克。

（2）用法与用量

皮下或肌注：小儿每次每公斤 0.1～0.2 mg，成人每次 2～10 mg。静注：成人每次 0.5～5.0 mg。静滴：15～100 mg，加在生理盐水或 5% 葡萄糖液 500 ml 中进行滴注，根据血压调整滴速。

（3）不良反应与注意事项

可有头痛、眩晕、震颤、心悸、心动过速、胸部压迫感等。严重高血压、冠状动脉疾病、甲状腺功能亢进及糖尿病患者忌用，两周内用过单胺氧化酶抑制剂者忌用。

（4）制剂

针剂：每支 1 ml 含 10 mg。

十三、多巴胺（3-羟酪胺、儿茶酚乙胺）

（1）作用与用途

本品为拟肾上腺素药。主要具有 β-受体兴奋作用，大剂量对 α-受体也有兴奋作用。能增强心肌收缩力，增加心排血量，一般剂量对心率无明显影响。使皮肤和肌肉血管收缩，而对内脏血管（肾、肠系膜、冠状动脉）扩张、血流量增加。本品突出作用为肾血流量增加，肾小球滤过率增加；同时可能直接对肾小管有作用，排钠利尿，使肾功能获得改善。用于各种原因引起的休克，尤其适用于心、肾功能不全的休克患者。

(2) 用法与用量

静滴：成人每次 20 mg，加入 5％葡萄糖 250 ml 中滴注。

(3) 不良反应与注意事项

大剂量可有呼吸加速、心律失常等反应，停药后可消失。嗜铬细胞瘤、心动过速、心室颤动患者忌用。

(4) 制剂

针剂：每支 2 ml 含 20 mg。

十四、恢压敏（甲苯 T 胺）

(1) 作用与用途

本品主要兴奋 β-受体。能增强心肌收缩力，使输出量增加，但加快心率作用不明显。对周围血管收缩作用微弱，对脑、肾及冠状血管有扩张作用。用于心源性休克和伴有心收缩力减弱的休克。

(2) 用法与用量

肌注或静注：小儿每次每公斤 0.25～0.5 mg；成人每次 20～40 mg，必要时 1/2～2 小时可重复一次。静滴：成人每次 60～100 mg，用 5％葡萄糖 250～500 ml 稀释，根据血压情况调整滴速；小儿酌减。

(3) 不良反应与注意事项

本品无显著不良反应。过量应用可引起头痛、焦虑等。高血压、甲状腺功能亢进、两周内用过单胺氧化酶抑制剂者忌用。

(4) 制剂

针剂：每支 1 ml 含 20 mg。

十五、多巴酚丁胺（杜丁胺）

(1) 作用与用途

本品为选择性心脏 β-受体兴奋剂，能增强心肌收缩力，增加心排血量，但对心率的影响较小。对心肌梗塞后、心脏外科手术时心排血量低的休克患者有较好疗效。主要用于心排血量低和心率慢的心力衰竭患者。其改善左心室功能的作用优于多巴胺。

(2) 用法与用量

静滴：成人每次 250 mg，加于 5％葡萄糖液 250～500 ml 中静滴，每分钟每公斤 2.5～10 μg。

（3）不良反应与注意事项

可有心悸、气短、头痛、胸痛现象。不能与碱性药物混合使用。使用时应密切观测血压、心率和心电图等变化。

（4）制剂

针剂：每支 5 ml 含 250 mg。

十六、硫酸阿托品

（1）作用与用途

本品为抗胆碱药。能解除平滑肌痉挛，抑制腺体分泌；解除迷走神经对心脏的抑制，使心跳加快；可使瞳孔散大、眼压升高。此外，尚能兴奋呼吸中枢。主要用于缓解胃肠道、胆道、泌尿道等平滑肌痉挛性绞痛；麻醉前给药以抑制腺体分泌；早期感染性休克时用作血管解痉药，以改善微循环。此外，本品为抢救有机磷中毒、阿-斯氏综合征的基本药品。

（2）用法与用量

因用途不同而异。为缓解胃肠道痉挛和溃疡病疼痛等可用下列通用剂量。

口服：小儿每次每公斤体重 0.01 mg；成人每次 0.3～0.5 mg，每日 3 次。成人极量每次 1.0 mg，每日 3 mg。皮下注射：小儿每次每公斤 0.01 mg；成人每次 0.3～0.5 mg，极量每次 1.0 mg，一般 1 日不超过 4 次。

抗感染中毒性休克：小儿每次每公斤 0.03～0.05 mg；成人每次 1.0～2.0 mg，用葡萄糖注射液 20 ml 稀释后静注，每 15～30 min 1 次。2～3 次后如情况未见好转可逐渐增加用量，至情况好转后即减量或停药。

治疗有机磷中毒：常与解磷定合用，根据中毒程度选择给药途径和剂量，可皮下注射或静注。剂量可从 0.5 mg 至 5.0 mg 不等。

（3）不良反应与注意事项

常见口干、眩晕、面色潮红、心率加快、兴奋、烦躁、谵语、视物模糊等不良反应。青光眼及前列腺肥大患者禁用。

（4）制剂

片剂：每片 0.3 mg。针剂：每支 1 ml 含 0.5 mg、1.0 mg 或 5.0 mg。

十七、盐酸利多卡因

（1）作用与用途

是局麻药物。作为急救药物主要是抗心律失常。利多卡因直接作用心肌细胞膜，抑制心脏的自动节律性，降低心肌的应激性，缩短动作电位的持续时间，延长相对不适应期。在治疗剂量适当时,对房室及心室内传导作用影响极微,不延长 Q-T 间期,不降低血压,亦不减弱心室收缩力。本药可治疗各种原因引起的室性心律失常如室性早搏、室性心动过速、室颤。近年来,人们在急救实践中体会到,利多卡因治疗心室颤动较普鲁卡因、奎尼丁为优。

(2) 用法与用量

静脉注射:一般先用每次每公斤 1～2 mg(成人每次 50～100 mg)于 30 秒至 1 分钟注完。约 15～30 秒后见效,在静脉注射后,应继续静滴,速度为每分钟 1～4 mg,以保持血中有效浓度。主要根据心律失常的消失及反应情况,逐步减量或调整,1 小时内累及量不宜超过 300 mg。

(3) 不良反应与注意事项

本品一般反应有恶心、呕吐等,大剂量可致低血压、嗜睡、抽搐等中枢神经系统毒性症状。严重肝肾功能不全、心力衰竭及高度房室传导阻滞患者慎用。

(4) 制剂

针剂:每支 5 ml 含 0.1 g,10 ml 含 0.2 g,20 ml 含 0.4 g。

十八、呋喃苯胺酸(速尿)

(1) 作用与用途

主要抑制肾小管髓袢升支的髓质部及皮质部 Na⁺、K⁺、Cl⁻ 的主动再吸收,促进钠、氯、钾的排出和影响肾髓质高渗压的形成,从而干扰尿的浓缩过程。此外,还具有静脉扩张作用,还可减轻缺氧后或外伤后脑水肿所致的颅内压升高。适宜于肾功能障碍引起的少尿、无尿、肺水肿、心功能不全及肝性浮肿。静脉给药 5 分钟内开始利尿,30 分钟达到最高峰,3 小时后作用消退。

(2) 用法与用量

口服:成人 20 mg/次,1 日 2～3 次。肌注或静注:每次 20 mg,隔日一次,必要时也可连日注射,每日 1～2 次;静注宜缓慢,且不可与其他药物混合使用。

(3) 不良反应与注意事项

一般有恶心、呕吐、腹泻等胃肠道反应,偶见软弱、疲倦、眩晕、肌肉痉挛、口干、白细胞减少和血小板减少等。用药期间应注意水和电解质平衡。孕妇、哺乳期妇女以及急性肾功能衰竭、超量使用洋地黄、肝昏迷病人禁用。与先锋霉素合用时,能增加肾功能损害。

(4) 制剂

片剂:每片 20 mg 或 40 mg。针剂:每支 2 ml 含 20 mg。

十九、甘露醇

（1）作用与用途

本品静注后在血管内形成高渗，使组织间液向血管内转移，产生脱水作用；另外又可以原形经肾小球滤出，在近端肾小管中造成高渗透压而利尿。用于各种原因所致的脑水肿、急性肾功能衰竭的早期治疗。

（2）用法与用量

静注或快速滴注：成人每次每公斤体重 1.0～2.0 g 于 15～20 分钟内滴注完毕，每 4～8 小时可重复注射，滴注速度以每分钟 10 ml 为宜，每日剂量为 100～200 g。小儿剂量同成人。

（3）不良反应与注定事项

注射过快可引起头痛、视力模糊和眩晕，心功能不全者慎用。有结晶析出时，可用热水温热之，溶解后使用。肺水肿者禁用。

（4）制剂

针剂：每瓶 50 ml 含 10 g，100 ml 含 20 g，250 ml 含 50 g。

二十、醋酸氢化可的松

（1）作用与用途

具有细胞膜稳定作用，扩张血管和保护毛细血管的完整性，并可预防组胺的释放。用于败血症、过敏性休克、重症支气管哮喘、成人呼吸窘迫综合征、急性脑水肿等，还具有消炎和免疫抑制作用，使呼吸、循环稳定，减轻水肿。

（2）用法与用量

口服：小儿每日每公斤体重 4～8 mg；成人每次 20～40 mg，每日 3～4 次。静滴：每次 0.1 g 或遵医嘱。若病情需要每日用量可达 500～1 000 mg。疗程一般不超过 3～5 日。

（3）不良反应与注意事项

长期大量给药的副作用有伤口愈合慢、对感染的抵抗力降低、易发生应激性溃疡、骨质疏松和突然停药易引发的肾上腺皮质功能不足症状，故不宜长期使用。但短期（一周内）或一次大剂量使用不发生上述情况。

（4）制剂

片剂：每片 20 mg。针剂：每支 20 ml 含 100 mg，5 ml 含 25 mg，2 ml 含 10 mg。

二十一、安特诺新（安络血、阿度那、肾上腺色素缩氨脲）

（1）作用与用途

本品可增强毛细血管对损伤的抵抗力，降低毛细血管的通透性，促进毛细血管断端的收缩，故使出血时间缩短。适用于血管因素，特别是毛细血管通透性增加所致的出血。对凝血障碍性出血无效。

（2）用法与用量

口服：小儿5岁以下1.25～2.5 mg/次，5岁以上每次2.5～5 mg，每日2～3次；成人每次2.5～5 mg，每日3次。肌注：小儿5岁以下每次2.5～5 mg，5岁以上每次5～10 mg；成人每次10 mg，每日2～3次。严重病例每次10～20 mg，每2～4小时一次。

（3）不良反应与注意事项

偶有水杨酸样过敏反应，应注意对有癫痫、精神病史患者应慎用。抗组织胺药可降低止血效能，应在使用本药前48 h停用抗组织胺药。

（4）制剂

片剂：每片2.5 mg或5 mg。针剂：每支5 mg或10 mg。

二十二、止血敏（止血定、羟苯磺乙胺）

（1）作用与用途

本品可增加血小板数目，增强血小板功能及血小板粘合力；加速凝血过程并减少血管渗透性，使出血时间缩短。适用于各种原因引起的出血。

（2）用法与用量

肌注、静注、皮下注射：每次0.25～0.5g，每日2～3次。

（3）不良反应与注意事项

本品无明显副作用。静脉注射时偶有休克反应，应注意。

（4）制剂

针剂：每支2ml含250 mg。

二十三、6-氨基己酸

（1）作用与用途

本品能抑制纤溶酶原的激活酶，使纤溶酶原不能被激活转变为纤溶酶，从而抑制纤维蛋白的溶解而起止血作用；也可防止血浆中纤维蛋白等因子受到破坏。

临床用于消化道出血,产后出血,前列腺、肝、胰、肺等手术后及外伤出血。

（2）用法与用量

静滴:成人初次剂量 4.0～6.0 g 以 5％葡萄糖液或生理盐水 100 ml 稀释,15～30 分钟滴完;维持量为每小时 1.0 g 直至出血停止。口服:小儿每次每公斤 0.1 g,成人每次 2.0g,每日 3～4 次。

（3）不良反应与注意事项

常有头晕、呕吐、腹痛、腹泻、血压下降、皮疹、结膜充血等副作用。血尿病人慎用。有血栓形成倾向或过去有栓塞性血管病者忌用或慎用。本品排泄较快,需给维持量,否则其血浆有效浓度很快降低。

（4）制剂

针剂:每支 10 ml 含 1.0 g 或 2.0 g。片剂:每片 0.5 g。

二十四、肝素钠

（1）作用与用途

本品主要通过抗凝血酶而阻止和抑制血液的凝血过程,且能阻止血小板的凝集和破坏。主要用于防治各种原因引起的血栓和栓塞,也可用于各种原因引起的弥漫性血管内凝血。

（2）用法与用量

深部肌注:成人每次 10 000～12 500 U,每 8～12 小时一次。静滴:每次 5 000 U,用 5％葡萄糖或生理盐水 100 ml 稀释,以每分钟 20～30 滴的速度滴注。

（3）不良反应与注意事项

用药过多可导致自发性出血,用药期间定时测定凝血时间。过量中毒可用鱼精蛋白解救。肝肾功能不良及高血压患者慎用。避免与潘生丁合用。

（4）制剂

针剂:每支 1 ml 含 12 500 U。

二十五、氯化钠注射液（灭菌生理盐水）

（1）作用与用途

电解质补充药。用于调节水与电解质的平衡,缺盐性失水症、大面积烧伤、严重吐泻、大量出汗或大量出血后而暂时无法输血者,肾上腺皮质功能不全的低盐综合征及手术后补液等。

（2）用法与用量

静滴：剂量视病情及体重而定。

（3）不良反应与注意事项

心肾功能不全及血浆蛋白过低者慎用。肺水肿病人禁用。

（4）制剂

针剂：0.9％每支 5 ml、10 ml 或 20 ml；每瓶 250 ml 或 500 ml。